中医外交

传统、对话与善意

宋欣阳 等著

广西师范大学出版社
·桂林·

前　言

医疗外交已成为区域性大国外交竞合的“标配”。对比美日两国的卫生外交、印度的医疗外交、韩国的韩医外交等收获的显著成果，中医外交更像一股厚积薄发的新生力量。

《中医外交：传统、对话与善意》(下称《中医外交》)从“中医外交总论”“现代中医外交实践”“中医药参与全球卫生治理”“双边合作与中医外交”“中医外交的推动与展望”五个部分进行介绍。

“中医外交总论”辨析了中医外交与公共外交、民间外交、卫生外交等概念，在此基础上，对中医外交的主体、客体、执行者和内容等方面进行了界定。本书介绍的中医外交多元价值，在卫生外交、经济外交、科技外交、环境外交和文化外交领域内都有体现。

现代中医外交实践的形式十分丰富，《中医外交》对此进行了详细的介绍与分析：(1)对现代中医外交实践及运用策略进行了探讨，将中医外交分为医疗援助型、首脑参与型、多边合作型和支点吸引型四种类型，进行翔实的阐述。(2)通过专门章节探讨了“针灸热”这一现象，并对“尼克松访华验针灸”等案例进行了深入剖析。

中医药参与全球卫生治理是广泛而深入的。本书以中亚、海合会、西亚、北非、中东欧等区域为例，分析当地的卫生治理情况与诉求，结合中医药的优势与特点，研究中医药参与全球卫生治理的路径。

《中医外交》对中医外交基础进行了双边合作分析：（1）对中医药在中东欧地区、上海合作组织、欧盟及非盟框架下的双边合作进行论述，针对不同区域及组织特点，探讨中医药发展存在的问题及对策。（2）选取美国、墨西哥、澳大利亚、南非、朝鲜、缅甸和黎巴嫩为例，既有发达国家，也有发展中国家，既有中医药发展基础良好的国家，也有发展较弱的国家，较为全面地展现中医药海外国别发展现状。

《中医外交》对中医外交的推动与展望进行了有益探讨。包括：（1）对中医外交重要载体中医药海外中心和中医药对外合作基地的建设进行了深入分析，并提出建设意见。（2）对中医药参与“一带一路”经济产业合作和中医药文化传播进行了专题研讨。（3）提出推动中医外交的建议与展望，为中医外交进行顶层设计，针对诸多“痛点”切中肯綮地提出中医外交总体战略，探讨中医外交的基本原则、外交布局、政策保障和推进策略。《中医外交》一书旨在为中医从业者、中医药企业了解中医外交价值，推动中医药“走出去”提供参考；为国际关系学者、外交工作者了解和研究中医外交提供借鉴。本书具有一定的探索性，不足之处，欢迎批评指正。

目 录

第一章

中医外交总论

第一节
概　述

一、中医外交的历史渊源与概念界定 *

2012 年，中医外交的概念由时任全国政协委员、中国中医科学院首席研究员曹洪欣在全国两会上提出。严格来讲，“外交”一词并非现代的概念。外交作为国与国之间交往和交涉的现象，古已有之，甚至在产生国家之前已有外交活动的萌芽。① 中国自古以来就有外交，古代中国称外交为“外事”，清末曾称“外务”。② 中国外交起源于中国历史上汉族政权与其他政权之间的交往，也包括汉族不同政权之间的交往，如春秋战国时期各诸侯国之间的交往。③ 最早的中医药对外交流可追溯到公元前 257 年，中国医生崔伟曾在越南治愈了雍玄和任修的虚弱症，并著有《公余集论》。国人熟知的中外交流往事中，也时常会看到中医药的身影。如：张骞出使西域促进药物交流，鉴真东渡日本为光明皇太后、圣武太上皇诊病，郑和下西

* 本书所收录的若干篇论文所呈现的数据与表述，其时间节点截至发稿之时。须注意的是，该数据和表述与当前数据及状况可能存在差异。为了保持本书的逻辑连贯性和系统完整性，部分论文在收录过程中经历了较大改动。

① 鲁毅、黄金祺、王德仁：《外交学概论》，世界知识出版社，2004 年，第 18 页。

② 同上书，第 2 页。

③ 袁南生：《中国千年外交的历史轨迹》，《同舟共进》2011 年第 8 期。

洋的“设帐施诊给药”等都有中医药国际交流的痕迹。

在我国历史上，近似现代中医外交的案例与实践不胜枚举，出现了现代外交这一近代事物的古代遗存现象。比如，中医曾在北宋、高丽和辽国的政治军事角力场上以卫生外交的形式出现。1010—1016年，辽圣宗耶律隆绪伐高丽，破郭州（今朝鲜平安北道郭山郡），掠获珠宝辎重甚多，高丽死亡数万人。高丽急切地寻求北宋的支持，并在1016年至1022年间恢复大宋年号，表明政治立场，多次以遣使等各种渠道，希望北宋给予高丽军事援助。北宋受制于1005年和辽国订立的《澶渊之盟》“辽宋约为兄弟之国”，应在军事上保持中立，未给予高丽军事援助。但是北宋采取了中医外交的方式，于1016年和1021年两次赠送高丽当时最先进的中医著作《太平圣惠方》，并与之保持外交关系至1030年，后高丽臣服于辽国，双方外交中断。1068年，宋神宗即位后采取联高丽抗辽的政策。1072年，宋辽界河纠纷之时，宋神宗再次运用中医外交，遣中医医官王愉等人赴高丽访问并治疗高丽文宗的风痹症。1073年，高丽遣使回访北宋求医书。1074年，宋神宗派扬州医助教马世安等8人组成中医外交使团赴高丽。中医外交使中断了40余年的北宋和高丽双边关系正常化。1078年，高丽文宗风痹症尚未痊愈，北宋又于1079年派遣翰林医官邢慥等88人带百余种药物前往救治，而后又派马世安前往高丽。[①] 当然，朝中亦有持不同政见者。1093年，苏轼不同意高丽用《黄帝针经》向北宋换取高丽治国理政需要的《册府元龟》《资治通鉴》，为此上书宋哲宗《论高丽买书利害劄子三首》，宋哲宗最终排除众议，换回了《黄帝针经》。苏轼还希望采取措施禁止《太平圣惠方》等相关书籍的对外出口，以尽可能避免中国先进文化科学技术的无偿外流。上述案例仅为古代中医外交实践的沧海一粟。由此可见，中医外交是经过历史反复验证的外交方式。详情可参见本书第一章“中医外交总论”中“中医外交的发展与溯源”一节。

外交是以主权国家为主体，通过正式代表国家的机构与人员的官方行为，使用交涉、谈判及其他和平方式对外行使主权，以处理国家关系和参

① 卢启铉：《高丽外交史》，紫荆、金荣国译，延边大学出版社，2002年，第114页。

与国际事务，是一国维护本国利益及实施其对外政策的重要手段；不同的对外政策形成不同形态和类别的外交。① 简言之，外交指任何主权国家为主体，通过和平方式，对国家间关系和国际事务的处理。② 目前，关于中医外交的概念，国内外学术界尚无明确界定。中医外交是否适用“公共外交”或“卫生外交”，在我国理论界和实践中存在较大分歧。学术概念不清，使中医外交在外交理论和实践中不能得到很好的应用，或仅限于医学技术交流层面，或忽视了其多元价值，“弃宝山而不用”。“有概念，无界定”这一中医外交“走出去”的阻力亟待破解。清晰界定中医外交概念是学术研究的基本需求，也是指导外交实践的依据，故有必要对其概念从更高层级加以阐述。

中医外交具有鲜明的医疗属性，并非传统的政治议题，从此角度看似更接近“公众外交”或“公共外交”范畴。在新型公共外交概念中，国家外交部门无论是在双边还是多边环境中都是举足轻重的角色。这也意味着国家机构在新形势下会不自觉地发挥主导力，通过集中资源优势和政策能力来应对挑战和增强地位。在这一过程中，外交部门需要发挥公共外交在“发展改革”中的作用，以利用这一更开放的平台来释放其机构整体发展动向的话语信息。③ 中医外交具有部分公共外交的特征：（1）中医外交与公共外交一样，是“讲好中国故事”的重要方式。公共外交宽松、生动和灵活，重视各方参与、多方互动，也使中医外交在多元合作中游刃有余、在多边外交中互惠互利、在多极化的世界舞台上崭露头角，十分契合习近平总书记“着力加强对周边国家的宣传工作、公共外交、民间外交、人文交流”的讲话精神。（2）中医外交符合中国公共外交重视人民性的特征。世界各国都重视公共外交，公共外交的重要性及其深远意义不言自明，因为我们党的崇高理念就是“以人为本，执政为民”（李肇星，2010）。党的

---

① 鲁毅：《与时俱进　开拓创新　进一步把中国的外交学学科建设好》，《外交学院学报》2002年第4期。

② 鲁毅、黄金祺、王德仁：《外交学概论》，第5页。

③ 詹姆斯·帕门特：《21世纪新公共外交：政策和实践的比较研究》，叶皓译，南京大学出版社，2016年，第150页。

十九大报告强调“加强中外人文交流，以我为主、兼收并蓄”。（3）公共外交是中国外交重要的开拓方向，是应运而生、正逢其时、大有可为的（杨洁篪，2010）。[①] 中国公共外交为应对全球性挑战提供更多中国智慧、中国方案，为世界的和平与发展做出更大贡献（王毅，2014）。中医外交和公共外交一样可成为国家关系的“稳定剂”、人民友谊的“播种机”、文明对话与人文交流的“传感器”。

中国还经常用“民间外交”这一概念，民间外交是一个非常形象的政治术语，并非一个严格的学术范畴。从外交的严格内涵来说，外交是一种国家特别是中央政府的主权意志表达行为，纯粹民众之间的交往不过是民间交流，绝不是什么外交行为。[②③] 一旦有中央政府意志加入，就不再是中医药国际交流，而是中医外交。中医外交在这一点上亦不同于“二轨外交”组织和参与的非官方性。中医外交虽与中医药国际交流有着密切的关系，但不是中医药国际交流。中华人民共和国成立后，中医药国际交流多次登上外交舞台，不断改善中国与世界的关系。仅根据网络资料的不完全统计，以对象国首脑参与中医治疗或相关活动的数量为例，中医外交中的首脑外交自 2011 年至今的数量已超过 1949—2010 年的累计数量，很多外国政要如苏加诺、西哈努克、李光耀、金日成、叶利钦等都曾向我国请求派遣中医药专家进行诊治，加深和发展两国外交关系之余，也使中医药文化在这些国家有了越来越深厚的民意基础。[④] 同时，部分国家首脑甚至直接参与了中医药教育和推广。如土库曼斯坦总统别尔德穆哈梅多夫受聘北京中医药大学名誉教授（2014）、塞舌尔前总统詹姆斯·曼卡姆受聘南京中医药大学董事会名誉董事长（2014）、柬埔寨国王诺罗敦·西哈莫尼受聘江西中医药大学名誉教授（2015）等，以中医外交为纽带拉近了双边的友好关系。

---

① 高伟浓：《中国东盟关系发展的民间机制与公共外交——以中国东盟友好协会为基础》，《东南亚纵横》2010 年第 11 期。

② 韩方明主编：《公共外交概论》（第 2 版），北京大学出版社，2012 年，第 11 页。

③ 张晓静：《穆巴拉克时期美国对埃及的公共外交研究》，硕士学位论文，郑州大学，2014 年。

④ 陈志敏、肖佳灵、赵可金：《当代外交学》，北京大学出版社，2008 年，第 305 页。

中医外交可以纳入“卫生外交”的框架，作为中国特有的卫生外交方式。“卫生外交”这个概念早在19世纪中叶就已经出现，相近的词语还有医疗外交（Medical Diplomacy）、国际卫生外交（International Health Diplomacy）、全球卫生外交或全球健康外交（Global Health Diplomacy）。①② 随着全球公共卫生问题的加剧，卫生外交已成学界的热点之一，并在各类全球卫生事件中不断实践。全球卫生外交是在维持和加强国际关系的同时，尤其在冲突地区和资源匮乏环境中，满足提升全球健康双重目标的一种政治改革活动。需要指出的是，不是所有的健康外交都是为了获得全球健康目标，越来越多的国家使用健康干预支持其未来外交政策目标。③ 与全球和地区层面上的公共卫生外交比较起来，双边公共卫生外交更具有灵活性和多样性。这种双边层面上的公共卫生合作，不但是全球公共卫生治理中的一个重要环节，而且对双方之间全面关系的巩固也是一种促进。卫生外交虽属“低级政治”领域，但正在对中国产生多方面的重要影响。在经典的国际外交理论基础上，卫生外交的价值正逐渐提升，这为中医外交提供了必要的学理基础。

外交主体是一切外交行为中的行为者，中医外交实际上具有卫生外交和公共外交的双重属性。这一双重属性是由中国外交的人民性特色与中医外交的多种内涵所决定的。中医外交的主体既不应局限，也不应泛化，中国为中医外交最重要和最主要的主体，中医外交的客体是其他国家或国家级国际组织。中医外交的执行者包括官方外交执行者（国家的官方机构）和非官方外交执行者（各种非外交专职部门、半官方机构、团体和个人）。中医外交的内容可参照卫生外交，包括两方面：一是利用中医药促进国家对外交往（为外交的中医药）；二是促进中医药海外发展（为中医药的外

---

① 张清敏：《外交转型与全球卫生外交》，《国际政治研究》2015年第2期。

② Kickbusch, I., Silberschmidt, G., Buss, P., “Global Health Diplomacy: The Need for New Perspectives, Strategic Approaches and Skills in Global Health”, in *Bulletin of the World Health Organization*, No. 85, No. 3 (2007), pp. 230–232.

③ 郑晓瑛、韩优莉、Ilona Kickbusch 等：《全球健康外交：公共卫生全球化和现代外交发展的结合》，《人口与发展》2011年第5期。

交）。但本书讨论中医外交的主要目的是促进国家对外交往，而非通过外交来服务中医药发展。故中医外交的概念可定义为：国家以中医药服务、产品、理念等为载体促进对外交往，从而影响国际关系、服务人类健康的外交形式。

二、开展中医外交的背景与基础

中医外交是我国参与世界“医疗外交”竞合亟须的新载体。疾病和健康等卫生问题是穿越国界的、关系所有国家的问题。健康与外交政策的紧密联系已持续多个世纪，无论是作为全球健康目标还是作为外交政策的工具，都是为了确保国家的经济或安全利益，以及在相互竞争利益的集体谈判中取得预期的结果。早期许多来华的西方传教士往往通过行医进行传教活动，如天主教耶稣会传教士邓玉函（Johann Schreck，1576—1630 年）所著的《泰西人身说概》向中国人介绍了西方的生理学和解剖学知识。[①] 20 世纪至今，海外卫生外交的理论和实践日趋成熟。有观点认为“医学外交”的概念由美国前总统卡特的卫生特别顾问彼得·伯恩（Peter Bourne）于 1978 年提出。但早在 1881 年，美国就首次主办了关于黄热病跨国控制问题的国际会议，此举标志着其卫生外交的正式开始。[②]1902 年，美国主导建立了泛美卫生组织（Pan American Health Organization，PAHO），总部设在华盛顿。1946 年，纽约国际卫生会议通过世界卫生组织（World Health Organization，WHO）宪章。1961 年，美国国会通过的《对外援助法案》及其修正案第 104 条有关于卫生援助的内容，直接表明了美国在全球开展对外援助的意愿。此后，美国政府越来越重视通过卫生外交的手段为其全球战略目标服务。在伊拉克战争和“阿拉伯之春”之后，美国政府通过向海外派遣训练有素的医生和医疗团队，培养当地人民对美国的“好

① 熊志勇等：《中国近现代外交史》，北京大学出版社，2014 年，第 13 页。
② 余康慧：《中国卫生外交探析》，硕士学位论文，华中师范大学，2019 年。

感”，渗透所在国的决策者，从而为美国施加影响力提供绝佳的机会，维持美国与相关国家的“友好”与可持续关系。[①]2003 年，小布什政府启动了“美国总统防治艾滋病紧急救援计划”。在奥巴马政府时期，美国在 2009 年 5 月 5 日宣布了“全球卫生倡议”(Global Health Initiative)。2019 年 5 月 9 日，美国时任总统特朗普签署发布《全球卫生安全战略》(GHSS)。该战略的核心目的在于维护美国地缘政治利益、国家安全利益以及其全球影响力。然而，在全球疫情中该战略未能有效“加强全球预防、发现和应对传染病威胁的能力，无论这种威胁是自然的、意外的还是蓄意的”，相反，该战略在某种程度上为美国推卸责任、污名化中国的行为提供了技术支持。

卫生外交已成为区域性大国外交竞合的“标配”。

（1）日本情况。2010 年，日本发布的《日本全球卫生政策 2011—2015》(Japans Global Health Policy 2011-2015）使其成为亚洲首个出台全球卫生策略的国家。2013 年 6 月，日本外务省发布了《日本全球卫生外交策略》，将全球卫生作为日本外交优先领域。2015 年，日本制定了全球卫生策略《和平与健康的基本方针》。《和平与健康的基本方针》基于人的安全概念促进卫生开发合作，通过卫生援助提高卫生水平，帮助消除贫困，根据不同国家地区设定不同优先策略。[②]此外，日本对汉方药的国际化采取了“专利先行”战略，在日本国内积极注册汉方药相关专利的同时，也向海外提出相关专利申请，以便进入他国市场。据有关数据统计，平均每项日本专利申请进入 1.8 个其他国家，且 58% 的申请至少进入 1 个其他国家。[③]

（2）韩国情况。韩国政府 1993 年成立了大韩韩医义诊团（KOMSTA），长期活跃于国际舞台，已覆盖 20 多个国家和地区，组团开展医疗活动约 200 次，实现了三点外交价值：一是为韩国在联合国、世界卫生组织就职的高级别岗位官员输送打下了良好的外交基础；二是兼具文化外交价值，不仅

① 余泳：《中国对阿拉伯国家的公共外交：实践与评估》，《辽宁大学学报》(哲学社会科学版）2014 年第 3 期。

② 李达、池迅由之、陈英耀：《日本全球卫生策略及特点》，《中国卫生政策研究》2017 年第 11 期。

③ 张芙婧、谌侃：《中日两国中药 PCT 专利申请比较研究》，《中国医药生物技术》2017 年第 1 期。

宣传了源于中医的韩医，甚至在针灸起源、药材等方面与中国形成一较高下之势；三是促进了韩国健康产业的发展，高丽参、本草药妆等创造了极高的附加值。2009 年 7 月 31 日，韩国《东医宝鉴》成为世界上第一部被列入联合国教科文组织世界记忆遗产名录的医学著作。（3）印度情况。2014 年 12 月 11 日，联合国第 69/131 号决议将 6 月 21 日设为国际瑜伽日。“以瑜伽外交（Yoga Diplomacy）作为国家品牌已逐渐取得政治影响”（Edwards，L.，2016）。2015 年 5 月，印度政府正式修订完成了第 12 期《AYUSH 国际合作提升计划》（AYUSH 指传统医学部），计划充分考虑了印度传统医药在国际发展中各类参与者的诉求，鼓励包括政府官员、外交使团、制药企业、研究机构、出版社、留学生等不同群体与组织参与 AYUSH 的国际推广工作；提出通过国际交流窗口（如会议、展览等）、扶持机构研究、吸引留学生、产品打入国际市场等方式，多维度搭建其他国家从了解 AYUSH 的基本情况，到接受 AYUSH 疗法进驻其卫生体系的平台和途径。值得警觉的是，藏医药在印度被称为索瓦日巴（Sowa-Rigpa Medicine），2010 年藏医药被正式纳入印度医疗体系。2017 年，印度政府向联合国教科文组织提名将藏医药列入非物质文化遗产名录，理由之一是藏医经典著作《四部医典》直接采用了《八支心要本集》的内容，且其全名《甘露精要八支秘诀续》还具有阿育吠陀式特点，以至于部分国外学者持有“藏医源于印度”的不客观观点。印度政府传统医学部出版的《2018 年印度传统医学部》（*AYUSH in India 2018*）明确将索瓦日巴写入其部门名称中，即 Ministry of Ayush（Ayurveda，Yoga & Naturopathy，Unani，Siddha，Sowa-Rigpa and Homoeopathy），Government of India。①2019 年，印度在争议地区成立国家索瓦日巴研究院，并由时任国防部部长尼玛拉·西塔拉曼宣布该消息，这一行为具有强烈的外交色彩。

医疗援助是卫生外交的主要方式，更多依赖其执行者的工具性，也是近年来国际重要的外交手段，具有超越政治的便利性，能够起到上层政治黏合剂的作用。国际上，援助政策的制定有三种类型：外交部独立制定、

---

① Ayush，*AYUSH in India 2018*，New Delhi：Ministry of Ayush，Government of India，2019.

发展部独立制定以及外交部与其他公共部门（如财政部、工贸部等）共同制定。援助政策的执行则由一个或多个独立的部门负责。该模式将政策制定与业务执行分离，其最大特色是专业性非常强，采用此种模式的国家有美国、法国、德国、日本、西班牙、葡萄牙、奥地利、比利时、卢森堡、瑞典等。著名的国际发展援助机构如美国国际开发署、法国开发署、德国国际合作机构、日本国际协力机构均雇用了大量专业人员，在发展中国家进行田野作业，取得了丰富的国际发展援助实践经验。① 仅 1986 年到 2013 年 10 月，日本国立国际医疗研究中心共向 139 个国家派遣了 3 595 人次的专家，同时在 1986—2012 年期间接收了来自 142 个国家 3 482 人次的海外研修人员。② 美国通过向外派遣医疗专家和团队培养当地民众对美国的好感。③ 古巴更是自从“古巴革命”开始，就不断向拉丁美洲、非洲和大洋洲国家派遣国家医疗队，一定程度上打破了美国的外交封锁，实现创汇从而提高国际地位的目标。④ 抗击埃博拉疫情中，古巴派出了 400 多名医护人员，其所提供的优质服务被学者认为是“小古巴提供了大教益”。⑤ 甚至，古巴的一系列“埃博拉外交”行动被学者称为“实现古美关系正常化的序曲”。⑥ 详情可参见本书第二章“现代中医外交实践”。

对比美日两国的卫生外交、印度的瑜伽外交、韩国的韩医外交等收获的显著成果，中医外交更像是一个有待发声的“朋友圈”。主要的制约因素是中医外交的实施框架缺失，缺少顶层设计。以最基础的中医外交形式“首脑参与型——中医药服务外国政要”为例，仍处在“被动、随机、低水平”的阶段：（1）大部分对象国政要慕名而来，向中国政府提出中医诊疗

---

① 黄梅波、韦晓慧：《援外管理机构：主要类型和演化趋势》，《国际经济合作》2013 年第 12 期。

② 贺平：《日本的“国际健康外交”辨析》，转引自《复旦国际关系评论》（第 19 辑），上海人民出版社，2016 年，第 35—56 页。

③ Arne，R.，Ronald，L.，Raphael，L.，et al.，“Global Health Diplomacy：Acritical Review of the Literature”，in *Social Science and Medicine*，No. 155（2016），pp. 61–72.

④ 孙洪波：《古巴的医疗外交》，《拉丁美洲研究》2007 年第 5 期。

⑤ 林灯辉：《全球治理视角下的中国卫生外交探析——以埃博拉为例》，硕士学位论文，外交学院，2016 年。

⑥ Anderson，J.L.，“Cubas Ebola Diplomacy”，in *The New Yorker*，November 4，2014.

诉求，使得中医诊疗服务处于“被动应答”的状态；（2）多数外国友人对中医药的了解不多，而采用中医药治疗往往因为偶然事件，如里约奥运会美国游泳选手菲尔普斯背部的火罐印通过电视曝光，才使世界对中医火罐疗法关注升温；（3）对象国政要接受的中医治疗，多为本国“洋中医”、韩医或华侨中医，很难代表中国中医的最高水准。

中医外交的基础体现在两个方面，一是价值基础。中医外交具有多元价值——“中医药是我国独特的卫生资源、潜力巨大的经济资源、具有原创优势的科技资源、优秀的文化资源、重要的生态资源”（刘延东，2014），在卫生外交、经济外交、科技外交、环境外交和文化外交（斯德哥尔摩人类环境会议，1972）领域内，中医外交都有体现。中医的卫生外交价值来自临床疗效，验案众多，无需赘述，其他领域情况介绍如下：（1）经济外交价值。经济外交有两种不同的含义和性质：第一种为利用经济手段达到特定的政治目的或对外战略意图；第二种则意味着在对外关系中着重发展同各国的经济联系，以发展本国的经济并通过外交手段处理经济事务，修正和协调经济政策，维护国家对外经济关系中的权益，增进国家的经济利益。① 虽然某些中药材曾多次出现在中美双方的提高关税清单中，但中医外交的经济外交价值仍主要体现为维护和增进国家的经济利益，如发展中医药在世界各地的服务贸易和货物贸易。据统计，2017 年我国中医药大健康产业的市场规模已经达到了 17 500 亿元，根据《中国的中医药》白皮书介绍，到 2020 年突破 3 万亿元，年均复合增长率保持在 20%。目前，我国已同国际组织、外国政府和地区签署了 86 个中医药合作协议，世界中医药服务市场估值达到每年 500 亿美元。商务部等 14 部门联合出台《关于促进中医药服务贸易发展的若干意见》说明了中医药服务贸易中所蕴含的经济价值已受到国家高层的注意和重视，针对其进行了战略部署，成为中国发展经济实力新支点。②（2）科技外交价值。科技外交是指以主权国家的国家元首（政府首脑）、外交机构、科技部门、专门机构（如中国科学院、国家

① 何中顺：《新时期中国经济外交研究：理论与实践》，博士学位论文，中共中央党校，2005 年。

② 武锋、金今花：《中医药服务贸易面临的问题与发展对策探讨》，《北京中医药》2015 年第 1 期。

自然科学基金委）为主体，以促进科技进步、经济和社会发展为宗旨，以互利互惠、共同发展为原则而展开的与世界其他国家或地区以及国际组织等之间的谈判、访问、参加国际会议、建立研究机构等多边或双边的科技合作与交流。英国皇家学会报告认为，科技外交包括三个方面的内容：一是通过科学咨询，为外交政策提供信息；二是促进国际科技合作；三是利用科学技术合作改善国家间的关系。[①][②] 从社会与经济发展角度看，大力加强与发展中国家在科技与高技术产业方面的合作，应是拓展中国科技外交工作空间的重要战略。[③]2015 年，屠呦呦因青蒿素抗疟获得诺贝尔生理学 / 医学奖。在获奖演讲中，屠呦呦说早在公元前 2 世纪，《五十二病方》一书中就对青蒿素有过记载，自己是从中获得了启发。中医药作为我国自主知识产权完整的科技体系，其科技研究成果和创新药物使中国在全球生物医药和医疗科技领域占据一席之地，既可以在"科学技术的外交"中发挥价值，也可以作为"外交的科学技术"发挥价值。（3）环境外交价值。环境外交是以主权国家为主体，通过正式代表国家的机构和人员的官方行为，运用谈判、交涉等外交方式，处理和调整环境领域国际关系的一切活动。其主要内容包括：寻求加强国际环境合作的方式；国际环境立法谈判；国际环境条约的履行；处理国际环境纠纷和冲突等。[④] 环境外交已经成为国际事务和全球治理的优先议程，受到人类社会的重要关注。[⑤] 中医的环境外交价值主要体现在治理荒漠化这一世界性的难题。自 20 世纪 60 年代开始，国际环境治理工作持续开展。近年来，有不少学者发现中药能够有效地处理水环境污染、土地石漠化等问题，如肉苁蓉、甘草等中药在全球荒漠化治理中发挥了明确作用，向他国提供了治理环境的范式。在中医外交进程中的环境价值不仅可以为对象国的环境带来有效的改善且在经济收益上能

---

① 钟雪：《我国科技外交的发展历程及其未来展望》，《林区教学》2015 年第 6 期。

② 赵钢：《科技外交的理论与实践》，时事出版社，2007 年，第 30 页。

③ 马颂德：《对新时期科技外交的思考》，《外交评论：外交学院学报》2006 年第 1 期。

④ 张海滨：《中国环境外交的演变》，《世界经济与政治》1998 年第 11 期。

⑤ 汪万发、于宏源：《环境外交：全球环境治理的中国角色》，《环境与可持续发展》2018 年第 6 期。

够起到鼓励当地人民种植，一定程度上解决了就业问题，一举两得。中医外交的价值体现根据不同的外交场合有所侧重，但绝非单一价值，其具有复合性和跨界性。详情可参见本书第一章“中医外交总论”的第三节“中医药在外交中的价值存在与发展展望”。

价值基础还体现在中医外交是中国的软实力。全球卫生外交的作用是多重的，从其对中国的影响可以看出，它可以作为一个国家推行其外交政策的工具，可以影响一个国家的对外关系、国家的形象塑造，进而影响一个国家的软实力。[①]“软实力”指的是“一种常常源于文化和价值观念并在大多情况下被忽略的吸引力”，而一个国家吸引他国的能力源于其文化、价值观、国内实践及其被视为具有合法性的外交政策。在中华民族伟大复兴和大国崛起的过程中，软实力是中国在外交中应着重加强的领域。卫生进入了全球发展议程，成为千年发展目标的核心；超越国界的疾病威胁全球人民的健康，成为重要的非传统安全问题；国民健康是生产力的源泉，投资健康就是促进经济增长；卫生关系社会公正，消除健康不公平，国际社会义不容辞；卫生体现国家软实力，是外交政策的组成部分。[②]中国在跨文化背景下参与多边卫生援助的管理能力、谈判能力、语言能力、外交素养也亟待提高。[③]2010 年 6 月 20 日，时任中国国家副主席习近平在澳大利亚出席由南京中医药大学与皇家墨尔本理工大学合办的“中医孔子学院”授牌仪式并发表重要讲话，提及“中医药学是中国古代科学的瑰宝，也是打开中华文明宝库的钥匙”，“中医孔子学院把传统和现代中医药科学同汉语教学相融合，必将为澳大利亚民众开启一扇了解中国文化新的窗口，为加强两国人民心灵沟通、增进传统友好搭起一座新的桥梁”。软实力的核心是价值认同，在全球化和文化多元化时代，以“和”为核心的复杂的中国传统文化价值观，通过中医外交能够大道至简，由“一根针”“一把草”“一套养生功法”直观代言。中国“和谐世界”理念实际上是中国传统文化价值观在新时代的创造性表述，对促进世界和平、发展与合作具有十分重要

① 罗艳华：《试论“全球卫生外交”对中国的影响与挑战》，《国际政治研究》2011 年第 2 期。

② 陈竺：《中国卫生外交》，《中国卫生人才》2012 年第 7 期。

③ 杨肖光、陈文：《全球卫生治理视角下的中国经验与策略》，复旦大学出版社，2017 年，第 11 页。

的意义。[1]2019年10月印发的《中共中央 国务院关于促进中医药传承创新发展的意见》指出，“传承创新发展中医药是新时代中国特色社会主义事业的重要内容，是中华民族伟大复兴的大事”，“弘扬中华优秀传统文化、增强民族自信和文化自信，促进文明互鉴和民心相通、推动构建人类命运共同体具有重要意义”。在外交工作中，文化差异是不可避免的。这是由各国的语言文化、传统习俗、宗教信仰、历史演变所造成的。文化力可使一国在国际舞台上控制他国外交政策，使他国采取其希望的行动，实现预想目标。[2]故在进行对外交流与合作中打破文化差异的天然壁垒显得格外重要。

从中医切入文化，可规避不同文化的正面冲突，让外国民众能更好地理解“和谐世界”“和平崛起”等观念，让西方政府了解、理解除了“零和博弈”还有“共生双赢”。毋庸置疑，中医外交所蕴含的文化价值符合我国外交以文化先行的总体策略，中国一直致力于签署国家间的文化合作协定；建立中美、中俄、中欧等世界范围内的双边、多边人文合作机制；积极举办各类“国家年”“文化节”“文化年”等大型文化交流活动。外交是一种充满活力的机制，作为国家之间进行和平交往的渠道、发展国际关系的手段，它既有延续性又有变化性。当代外交方式的变革是人类物质文明进程与精神文明进程的客观需要，因此，一个国家的外交手段、方式越丰富越有利。中医作为中国软实力代表之一，中医外交丰富了中国外交的方式，在外交中发挥着独特的作用，以中医作为中国软力量的突破口独具优势。

中医外交的基础的第二个方面，是民间基础。中医药已经传播至183个国家和地区。两千年来，中国通过陆上丝绸之路和海上丝绸之路与东南亚、中西亚、南亚有过颇多的交往，中医脉诊、针灸、推拿、胎产等技术，以及大量的药物和医籍从这里传到阿拉伯国家和西方国家。反之，很多外来药物也不断充实着中医药资源，如中亚地区就盛产甘草、麻黄、黄芪等

---

① 周丽娟：《对外文化交流与新中国外交》，文化艺术出版社，2010年，第242—243页。

② 张宗明：《中医药文化是中华文化“走出去”的先锋》，《南京中医药大学学报》（社会科学版）2020年第2期。

常用中药材，而可用的药物种类可达 2 014 种。中医在世界范围内深厚的民间基础，源于中医的医疗属性关切民生，易于被民众接受。176 项中医优势病种（国家中医药管理局，2012）均有牵头单位和专家队伍，形成了一批特色疗法和特效药物。卒中后遗症、眩晕、帕金森病、失眠、自主神经功能紊乱、慢性肾衰、慢性前列腺炎、肝硬化、风湿、痛风、肿瘤预后、某些血液病和妇科疾病的中医治疗都曾经得到外国政要的赞赏，为中国外交做出贡献。如瑞典是医疗条件优越而思想又比较保守的国家，以前人们把针灸称为“魔针”，听到针灸时纷纷摇头，更认为中国医学是天方夜谭。许多患者抱着“试试看”的心态求诊，结果，卓越的疗效成为中医最生动的口碑，引来更多求诊者。20 世纪 90 年代以来，海外大批非华裔不再把中医药当作“神秘疗法”，或斥之为“东方巫术”，开始逐步理解、接受中医。现在，越来越多的瑞典人愿意选择中医的天然疗法和天然药物。①

中医得到众多国家的认可，为开展中医外交提供了良好的基础。据不完全统计，全球约有 89 个国家在相关法令中，对针灸执业进行监管，部分国家甚至颁布了针灸师注册细则。约有 24 个国家在相关法令中，承认了中医的合法地位，对其执业进行监管。以澳大利亚为例，1887 年维多利亚金矿区就已经有 50 名中草药医师从业。② 澳大利亚前总理霍克长年腰疾，尝试针灸疗法得以痊愈，在澳大利亚掀起了“针灸热”。1992 年，维多利亚大学开设第一个中医学位课程。1993 年，皇家墨尔本理工大学开展中医五年制本科学历教育。目前，皇家墨尔本理工大学、悉尼科技大学与西悉尼大学为澳大利亚最主要的三所开展中医药教育与国际交流的综合类高校。2000 年 5 月，澳大利亚成为首个中医立法的西方国家。中医药在中东欧、欧盟、非盟、上海合作组织等区域和国际组织中的基础也不断被夯实，虽然有各种不确定因素的影响，但中医的海外发展趋势是总体向好的。详情可参见本书第四章“双边合作与中医外交”。

---

① 周丽娟：《对外文化交流与新中国外交》，文化艺术出版社，2010 年，第 234 页。

② GARVEYM, “The Transmission of Chinese Medicine in Australia”, in *Journal of Multidisciplinary International Studies*, Vol. 8, No. 2 (2011), Portal.

三、中医外交的实践与挑战

随着全球化进程的加速，世界面临更多的健康问题，如新发和复发传染病不断涌现，非传染性疾病负担日益增加，健康不公平广泛存在等问题，需要各国政府、国际社会及相关方共同协调解决。全球卫生治理以及卫生外交日益成为卫生和外交领域的重要议题，卫生不仅局限于纯粹的技术领域，而且已逐渐扩展到社会发展和外交领域。[①] 当今卫生治理的全球化是每个国家开展卫生外交的背景，特别是对一个崛起中的大国而言，全球卫生外交更是彰显综合国力和国际影响力的一个重要方面。[②] 但是在全球卫生治理方面，相较于较发达国家，中国起步晚、介入浅、缺少原创技术和药品，很难取得国际话语权。中医参与全球卫生治理有助于中国摆脱在全球卫生治理中话语权缺失的窘境，并成为中医外交的重要实践形式。中医外交符合中国全球治理观。在全球治理观方面，我们需要知道，解决全球性问题需要开展全球合作；全球治理的目标是推动建设持久和平、共同繁荣的和谐世界；全球治理的主导力量是联合国；全球治理的准则是《联合国宪章》以及和平共处五项原则。[③] 本书就中医药参与中亚、西亚—北非、海合会和中东欧国家卫生治理进行了较详细的论述，此处不再赘述，详情可参见本书第三章。

中医外交可分为医疗援助型、多边合作型、首脑参与型和支点吸引型四种类型。

（1）医疗援助型。对外援助是中国外交战略的重要组成部分，对维护世界和平与发展、提升中国国际形象和国际地位具有重要意义。[④] 近 60 年

---

① 洛-贝尔：《创新卫生伙伴关系：多元化的外交》，北京大学医学出版社，2014 年，前言。

② 林灯辉：《全球治理视角下的中国卫生外交探析——以埃博拉为例》，硕士学位论文，外交学院，2016 年。

③ 曲星、钟龙彪：《当代中国外交》，中国人民大学出版社，2012 年，第 353 页。

④ 张春：《医疗外交与软力量培育——以中国援非医疗队为例》，《现代国际关系》2010 年第 3 期。

来，我国所派遣的医疗队一直活跃在世界的各个角落，其中中医针灸是独具特色的“中国名片”。中国外交坚持和平共处、与邻为善的方针，在和平共处五项原则的顶层设计下，通过中医医疗援助更好地促进了中国与他国的友好合作关系。在第 26 届联合国大会上，阿尔及利亚与阿尔巴尼亚等 23 国提出恢复中华人民共和国在联合国一切合法权利的提案，其中 11 个是中国曾派医疗队的国家。[①] 在中国援助的 121 个国家中，非洲国家占 51 个，中医领域的援助方式主要为运用中药提取物青蒿素治疗当地高频发作的疟疾。[②] 如马拉维，全国 1 600 万人每年约有 600 万人次被疟疾感染。2007 年 12 月 28 日，中国与马拉维正式建交，仅半年后（2008 年 6 月），中国便派出了援助马拉维的医疗队，带去了治疗疟疾的中医特色药物和疗法。截至 2017 年，中国已先后向马拉维派出了 5 批医疗队，帮助马拉维的疟疾发病率降低了 21%。

（2）多边合作型。多边外交是指两个以上的国家进行磋商、协调及通过国际会议的形式，针对共同关心的问题展开讨论并寻求解决方案的过程。[③] 多边性是全球化时代卫生外交开展的应有之义。北京大学曾多次举办“全球卫生外交培训班”，基于亚太经合组织、东盟“10+1”、中非合作论坛等地区性组织和论坛开展卫生合作交流活动[④]，但中国卫生外交在应对传染病等突发公共卫生事件时，仍然倾向于单边的派遣医疗救助或接受救助以及双边的合作交流。中国所开展的双边层面上的卫生外交主要集中在中美公共卫生合作和中非公共卫生合作两个方面[⑤]，在国际机制中的行动仍较为缺乏，发挥的作用亦不明显。为全球提供中国特色的公共卫生产品，是中国新时期卫生外交的发展方向。

中医药参与多边合作不仅符合中国外交的理念，亦契合构建“人类命

---

① 李安山：《中国援外医疗队的历史、规模及其影响》，《外交评论》2009 年第 1 期。

② 中华人民共和国商务部对外援助司：《中国的对外援助（2014）》白皮书（全文），http://www.cidca.gov.cn/2018-08/06/c_129925028.htm，访问日期：2024 年 5 月 10 日。

③ 宋晓芹：《日内瓦会议：新中国多边外交的初步尝试》，《当代中国史研究》2004 年第 6 期。

④ 林灯辉：《全球治理视角下的中国卫生外交探析——以埃博拉为例》，硕士学位论文，外交学院，2016 年。

⑤ 晋继勇：《全球公共卫生治理中的国际机制分析》，博士学位论文，复旦大学，2009 年。

运共同体”的宗旨，为世界解决全球卫生治理问题提供“中国答案”“中国方案”。在多边合作方面，中医药的文化价值与科学价值正逐渐引起世界卫生组织、国际标准化组织（ISO）和联合国教科文组织等国际组织的高度关注。上海合作组织会议、金砖国家领导人会晤、中阿国家合作论坛、澜湄合作机制中都设立了传统医学议题。如：2015 年 12 月，中俄两国联合在莫斯科举办的首届上海合作组织、金砖国家、欧亚经济联盟国家传统医学大会上，中医成为主要议题，并受到广大与会者的高度关注。此外，国际组织也出现了助力中医药发展的新趋势。2011 年 5 月，《本草纲目》和《黄帝内经》被列入“世界记忆名录”。“中医针灸”和“藏医药浴法”分别于 2010 年和 2018 年被列入联合国非物质文化遗产名录，增进了中国传统文化与世界其他文化间的对话和交流。2017 年 3 月，国际标准化组织发布了中药编码规则国际标准①，该标准是我国主导完成的第一项中医药国际标准，也是国际标准化组织内部两个委员会共同承担的首个国际标准。国际标准化组织 / 中医药技术委员会（ISO/TC249）秘书处在上海中医药大学设立，扮演着 ISO 国际标准的“出口角色”。2019 年 5 月，以中医药为代表的传统医学被首次纳入世界卫生组织国际疾病分类代码（ICD-11）。

（3）首脑参与型。首脑外交是首脑个人参与国家对外关系进程，是一种古老的实践。首脑外交不仅具有礼仪性和象征性，而且对解决重大的双边或多边国际问题的影响逐渐加强，发挥着举足轻重的作用。②近年来中医药的疗效得到部分国家首脑及其家属的广泛关注与认可，如 2016 年 G20 峰会期间，土耳其第一夫人阿米娜·埃尔多安携土耳其副总理夫人、外交部部长夫人等 20 余人组团到杭州胡庆余堂感受中医药文化。中医外交的运用显著促进了中国与对象国之间的友好关系与交流合作，成为中国与世界各国首脑增进友谊的桥梁与纽带。

---

① Pei-Kai WU, Liao Li-Ping, Mei-Qu XU, et al.,“Comparison of National Standard GB/T31774 and Internation Alstandard ISO18668 for Chinese Medicine Scoding System”, in *China Journal of Chinese Materia Medica*, No. 14（2017）, pp. 25–27.

② 鲁毅、黄金祺、王德仁：《外交学概论》，第 151 页。

（4）支点吸引型。2016年由国家中医药管理局、国家发展和改革委员会共同发布的《中医药“一带一路”发展规划（2016—2020年）》指出，“到2020年……以周边国家和重点国家为基础……合作建设30个中医药海外中心……建设50家中医药对外交流合作示范基地”。因此可结合中医外交的实践需要，在国外分类布局于发达国家和发展中国家，依托中医药海外中心、中医药对外交流合作示范基地为支点开展中医交流。详情可参见本书第五章。

中医外交实践类型丰富、作用独特，但由于中医药海外发展仍然存在一些瓶颈，制约了外交功能的发挥。主要集中在：中医药海外发展风险问题、海外中西医合作发展问题、海外中医药教育标准化认证问题、中医药外向型人才培养问题、中医药的立法准入问题、中医药的国际市场竞争问题等。如近年来日本提出了将专利申请与保护提升到国家战略层面的政策，意图以“知识产权立国”。其中，制定规则是国际合作话语权的核心所在。规则制定权能彰显中国的软实力，要发挥中医作为中国自主知识产权的优势，积极参与国际规则、标准的研究与制订，如：中医药产品和服务的国际标准、中医药贸易的国际定价权、中医药国际知识产权和传统医学的国际标准等。详情可参见本书第五章。

四、中医外交的政策保障与推进策略

中国作为构建人类命运共同体的首倡者，在加强全球卫生治理方面将承担越来越多的国际责任，“通力合作、发展共赢、实现全球卫生公平”是中国对外卫生合作与交流的原则。[①] 结合我国外交理念与中医特点，在此提出中医外交的基本原则“立足传统，互惠包容，精诚仁爱，以和为贵”，供学界探讨斧正。

---

① 罗斯坎、基克布施：《全球卫生谈判与导航：全球卫生外交案例研究》，郭岩译，北京大学医学出版社，2014年，前言。

中医外交的布局方面。中华人民共和国成立以来，中国一直坚持走和平发展道路，奉行“结伴不结盟”的国际交往原则。2017 年 1 月，国家主席习近平在联合国日内瓦总部发表了题为“共同构建人类命运共同体”的主旨演讲，指出：“中国将进一步联结遍布全球的‘朋友圈’。”中医外交可在三个层次进行布局：（1）区域合作：积极运用中亚与独联体（上合组织）、南亚（孟中印缅经济走廊合作机制）、东南亚（中国—东盟“10+1”合作机制）、西亚（中阿合作论坛、中国—海合会合作机制）、中东欧（“16+1”合作机制）、非洲（中非论坛）、拉美（中拉论坛）及金砖国家等合作平台；（2）双边合作：分类布局于发达国家、发展中国家和最不发达国家，依托海外中医药中心、海外中国文化中心开展中医外交；（3）国际组织：与世界卫生组织、联合国教科文组织（UNESCO）、世界贸易组织（WTO）、联合国难民署（UNHCR）、红十字会与红新月会国际联合会（IFRC）、国际植物药监管合作组织（IRCH）、国际药品认证合作组织（PIC/S）、世界知识产权组织（WIPO）、国际奥委会（IOC）、世界旅游组织（UNWTO）等重要国际组织开展合作。

中医外交的政策保障方面。中医外交应得到法律保护和政策支持。如在《中华人民共和国中医药法（2016）》和相关外交法规的基础上，探索中医外交的政策保障，建立中医外交的政策基础。

中医外交的推进策略方面。中医外交的应用应积极推动。（1）服务“一带一路”。根据《中医药“一带一路”发展规划（2016—2020 年）》，将中医药海外中心作为中医外交的民心工程和文化亮点。我国召开“一带一路”国际合作高峰论坛作为中国主场外交，为中医外交提供了平台和机遇。（2）纳入部际协调。中医外交应作为重要议题，积极纳入部际协调机制。“进一步完善国家中医药工作部际联席会议制度，由国务院领导同志担任召集人”（国务院，2016）。（3）创新外交手段。借鉴 PPP 模式（Public-Private Partnership）、CTP（Capital Technic Policy）等新理念突破中医药贸易壁垒，运用“互联网 +”和新媒体技术进行中医药文化海外传播。（4）探索发展路径。当前的外交活动涵盖了从民间到官方、从“低级政治”到“高级政治”、从中国主动到全球主导等多条路径。（5）把握“关键少数”。为对象国政要这一“关键少数”提供一站式中医药诊疗“服务包”，不断充实外交“成果实例”。本书亦对如何开展中医药“一带一路”经济产业合作、如何进行文化宣传等议题进行了探讨，并提出了推进策略与展望。详情可参见本书第五章。

第二节
中医外交的发展与溯源

一、古代中医外交

（一）战国至汉（前 257—220 年）

1. 战国

越南史书记载，崔伟是一名中国医生。公元前 257 年，他治好了雍玄和任修的虚弱症，并写下了《公余集论》。①

2. 秦朝

《后汉书》记载，公元前 219 年齐地人徐福（市）等人上书说在海中发现三座神山，秦始皇知晓后让他们出海寻找仙人，众人后出海不归。传言徐福精通医术，特别是采药和炼丹，那时的日本人把徐福看作“司药之神”，在阿须贺神社建有徐福宫，蓬莱山旁也曾有过徐福祠。②

3. 汉朝

据张华的《博物志》记载，汉代时传染病一度肆虐，月氏国曾派使臣

---

① 马达：《历史上中医中药在越南的传播和影响》，《医学与哲学》（人文社会医学版）2008 年第 5 期。

② 梁勇：《徐福东渡，海上丝路前奏》，《当代人》2016 年第 5 期。

渡过弱水向汉朝进贡返魂香用作防疫。在《汉武内传》中有对返魂香的描述：返魂树形状如同枫、柏，花叶的香味可以传到百里之外，将根茎煮水炼成汁液，加漆之后返魂香就做成了。① 汉武帝时期，中国传统医药学随着中国文化传入越南，同时越南的象牙、犀角、珍珠、玳瑁、龙眼、槟榔、菖蒲、薏米等物品也传入中国，反映了汉朝中外医药交流的史实。②

汉明帝在位时期，为了寻求佛像与佛经曾派遣蔡愔等人到访印度，随后印度僧人随同汉使来到中国，并在洛阳翻译佛经，宣扬佛法。因此佛经中记载的有关医药卫生的知识就在中国流传开来，之后的中国医者写下的医书中就有了"百一"、"四大"（地、水、火、风）、"医方明"（为佛教五明之一）等出自印度佛经的名词和内容。除此之外，还有南印度达罗毗荼国国王派遣使臣来汉朝献犀角等中医药交流的事迹。③

4. 丝绸之路

在欧亚大陆北部有一条跨越洲际板块的通商之路叫作陆上丝绸之路。在汉武帝时，张骞首次打通了前往西域的商路，将中国的丝绸与瓷器等运往西域国家换取香料以及其他商品，因此这条商路被后人命名为"丝绸之路"，随后中国和中亚、欧洲的商业往来愈加频繁。丝绸之路不仅促进了物资与文化的交流，更促进了沿途各国的医学交流，对中国传统医药学的形成、发展、完善起到了推动作用。

随着与西域国家的交流往来，大量新奇名贵的药材从西域输入到汉朝，使得中药学内容愈加丰富，药物学知识也越来越完整，推动了中医药的发展。其中最著名的应当是《本草纲目》中收录的胡蒜，《开宝本草》和《图经本草》同时收录的胡桃都是由丝绸之路传入的西域药材。《开元释教录》也载有在东汉末年，名医安世高曾把印度的医药翻译成汉语介绍到中国的

① 方玲、刘公望：《古代文化交流与中医药学术之形成》，《天津中医学院学报》2004 年第 3 期。

② 赵跃丽：《中医的中外交流历史与现状研究》，硕士学位论文，南京中医药大学，2007 年。

③ 丁树栋、管恩兰：《试论秦汉时期中医药的国内外交流》，转引自第七次全国中西医结合变态反应学术会议、辽宁省首届中西医结合变态反应学术会议、沈阳军区首届免疫学及变态反应学术会议论文汇编，2015 年。

事例，这些行为拓宽了中国医药学内容。

通过官方途径进行中阿药用植物交流有据可考的最早史实是在张骞两次出使西域时，除了牛羊、钱币、陶瓷、火药、指南针、印刷品和丝织品外，还把中草药作为礼物送给阿拉伯国家官员和酋长，而阿拉伯国家用胡荽、胡蒜、苜蓿等植物，以及葡萄等水果作为回赠。①

（二）三国至唐朝（220—907年）

1. 魏晋南北朝

魏晋南北朝时期，中医药在中国与周边国家的交往中取得了长足的发展。在此期间，特别是与朝鲜的医药交流非常密切，包括中国政府派医师赴朝鲜，以及陶弘景的《本草经集注》中对朝鲜药材如五味子、昆布、芜荑等已有记载。中国政府向日本传播先进的中国医术，包括赠送医学书籍，如《针经》等。②562年，吴人知聪将《明堂图》及其他医书160卷带到日本，推动了日本古代医学的发展③，中医药的针灸医学也对其本土医学产生了深远的影响，并催生了一批著名的医学专著和医家，比如后来出现的日本汉方医家。

当时，除了药材的进口，还有外来药用植物的引进和栽培。据《拾遗记》记载，宫人将浮支国进献的夜来香种植在宫中。这一时期，在佛教的影响下，中医学说具有明显的印度医学特征。《华阳陶隐居集》中的"百一"一词，就是由佛经中所说的"一百一病"发展而来的。印度佛教"四大"学说认为，"地""水""火""风"中，"一大"可导致一百一病，"四大"可导致四百四病。④晋代葛洪的《肘后备急方》受印度"四大"学说的影响，经南朝宋人陶弘景整理后更名为《补阙肘后百一方》。对中医影响

① 吴富贵：《中医药合作与交流：盛开在阿拉伯世界的奇葩》，《国际经济合作》2004年第1期。
② 常学辉、位磊：《丝绸之路与中医药学》，《中医药管理杂志》2015年第20期。
③ 杨晶鑫：《近世日本汉方医学的变迁》，《日本学论坛》2006年第3期。
④ 杨富学：《佛教"四大"与维吾尔医学》，《五台山研究》2008年第1期。

较大的是眼科，古印度的名医龙树（一说龙木）的眼科著作，也曾在这一时期输入我国。《隋书·经籍志》中载入许多印度医书，如《龙树菩萨方》《婆罗门药方》《龙树论》等，还有印度古代耆婆所授的医著如《耆婆所述仙人命论方》《耆婆脉诀》等。其中《耆婆脉诀》由后秦朝著名译师鸠摩罗什所译。①

越南在古代属于交州地域，在两晋南北朝时期有一些有关交州的记载中是与医药有关的。《异物志》中对交州的椰树有相关记载，说它“如瓠系于山头……食其肤，可以不饥；食其汁，则愈渴”。《齐民要术》中还提到了像扶留藤、槟榔、鬼目等交州特产都可以作为药材，还有一些香药如沉香、苏合香等也是当时从交州传入。南齐时，有位号苍梧的道士林胜在越南行医颇为出名，下腹胀满的病人来找他，他用温白丸对症治疗十分有效。此外《南齐书》包含交州丧葬等卫生习俗的相关记载。据《南史》记载，扶南（即今柬埔寨）国王也曾派遣使者给中国送来郁金、苏合香等。

我国传统医学在两晋南北朝时期也传到了阿拉伯地区。在这一时期，《脉经》传入阿拉伯，并在阿拉伯医圣阿维森纳的《医典》中形成了脉象的内容。②另外，我国还从其他国家带回了一些医方书。比如在后来的《隋书·经籍志》中就包含了《乾陀利国治鬼方》10卷、《新录乾陀利治鬼方》5卷，根据相关考证，书中所提到的乾陀利在南北朝的刘宋时期时叫作干陀利。③

2. 隋唐时期

隋唐是我国历史上经济文化的繁荣时期，也是传统中医药承前启后的全面发展时期。随着当时的经济、社会、文化的发展以及交通运输的逐渐成熟，带动了中医药的高速发展，在融合互通中逐步达到历史新高度。

607年，隋炀帝派遣一众主事带着大量的礼物出使赤土国。他们从广州乘舟出发经过越南最终抵达赤土国境内，赤土国对我朝使团的到来给予

① 李成文主编：《中医发展史》，人民军医出版社，2004年，第16—19页。

② 沈玉洁：《两宋时期中日、中韩、中阿诸国医药学交流研究》，《中国医药导报》2011年第4期。

③ 严耀中：《古代中国医药及养生术里的婆罗门教影响》，《传统中国研究集刊》2014年第1期。

了最高规格的接待。使团离开时，赤土国王让其王子携带文书、金芙蓉冠和龙脑香等香药作为礼物随程回访中国。同时期，暹罗也向隋朝进贡了种类繁多的药材。①

唐朝的中医外交典型则是鉴真东渡。鉴真出生于唐垂拱四年（688年），卒于763年。他自幼出家，游历洛阳、长安等地。在研习佛法的同时，鉴真也悉心研究中医药和庙宇建筑。他回到家乡扬州时，在大明寺讲律传法，成为知名的受戒大师。鉴真经常亲自配调药物给百姓治病，在民间有着很高的声誉。后来日本僧人荣睿、普照来唐学习佛法时，想请鉴真亲自到日本宣传佛法。鉴真欣然同意，并克服种种困难，历经风雨，多次东渡日本，受到热烈的欢迎，朝野称他是"过海大师"。鉴真在传法过程中，为日本的文化也带去了巨大的影响。特别是医药学，他曾参与日本光明皇太后兴办的悲田院、施药院活动，用自己的中医药知识为日本民众治病，深受大众欢迎。

鉴真对日本的本土医术文化留下了深刻的影响，直到一千多年后日本的部分药袋上还印有鉴真和尚的图像。据《续日本纪》中记载，鉴真曾为光明皇太后、圣武太皇诊治看病。他虽双目失明，但是靠手摸、鼻嗅、口尝就可以准确辨认药物。

鉴真东渡日本带给日本辨别药物和辨其真伪的知识并带去大量中药，这些知识和中药使得中医药在日本广泛流传，最终形成了具有日本特色的汉方医学。鉴真被列入日本皇国名医之一，以肯定自他东渡后传授医药学术，带领日本医药走出草味时代的功勋。时至今日，日本人仍尊鉴真为医药鼻祖。

1963年，鉴真圆寂1200周年时，中日的文化界、佛教界、医史学界等，分别举行了纪念活动，这些活动都表明中日人民对鉴真大师的由衷景仰和深切缅怀。②

同时，隋唐时期的中国与朝鲜半岛上的高句丽、百济、新罗等国家的

---

① 冯立军：《清代以前中泰中医药交流》，《南洋问题研究》2004年第4期。

② 傅维康：《"过海大师"与中医药传日——鉴真东渡日本1250周年》，《上海中医药杂志》2003年第11期。

医药交流也十分密切，大量中医古籍如《黄帝内经》《伤寒杂病论》《诸病源候论》等输入朝鲜半岛。新罗仿照唐朝，设立了医事制度。与此同时，朝鲜半岛的药物也被引入中国，如白附子、元胡索、新罗人参等。朝鲜半岛医学也传入中国。如《外台秘要》记载："此方是为起死，是高丽老师方。"说明该方在唐显庆年间（656—661 年）之前已传入我国并广泛应用。又如《证类本草 · 威灵仙》下记有："所亲置之道旁，以求救者。遇一新罗僧见之，告曰：此疾一药可活，但不知此土有否？因为之入山求索，果得，乃威灵仙也。使服之，数日能步履。"由此可以看出新罗僧人在公元 8 世纪时已在中国活动并进行一些医疗活动。同时唐政府颁行了《广济方》，提倡应用高丽昆布来治疗膀胱结气者，说明朝鲜半岛药材在唐代医家受到了信任和重视。[①] 除医方之外，药物的交流更为丰富，《唐会要》等文献记载了 714—749 年间的 35 年，中朝使节互访频繁，有时甚至一年之内进行两次访问。在此期间朝鲜半岛的人参、牛黄、昆布、芝草等草药大量输入，如唐高宗龙朔二年（662 年）金庾信赠定方、牛黄九两；唐高宗咸亨三年（672 年）新罗文武王献针四百枚。"开元十二年（724 年），兴光遣使献……牛黄、人参、头发。天宝七载（748 年）遣使献……牛黄、头发、人参"，"天宝八载（749 年）遣使献牛黄……鱼牙细等"。唐代宗大历八年（773 年）四月新罗惠恭王遣使献牛黄。

同时期，本草著作中也经常出现朝鲜半岛药材的身影，比如《本草拾遗》中记载的新罗产药材蓝藤根、大叶藻和昆布；《海药本草》里载有白附子等。

隋唐时期，中越之间的交往也更频繁，中医药也随着国内众多名士的出行如沈俭期、刘禹锡、高骈等人传入越南。据文献记载，当时有中国人曾治愈一例越南人的脑痛证，甚至在越南先医庙中供奉的医神是唐代名医孙思邈。在此期间，越南的医药也不断地传入中国。《唐六典》中记载有越南贡龟壳、槟榔、鲛鱼皮、蚺蛇胆等。在《新修本草》《本草拾遗》等唐代

---

① 李德杏、孙中堂：《浅析隋唐时期中外医药交流的若干实现途径》，《江西中医学院学报》2008 年第 4 期。

本草著作中记载了很多越南药物，如白花藤、白茅香、毗黎勒、丁香、棚木、诃黎勒、苏方木等。在中越医药交流过程中，既有中医药向越南的输入，也有越南医药向中国的输入，如沉香、苏合香及玉龙膏等。①

中印两国的医疗交流也在不断深化。中国医学专家翻译了印度医学书籍等。受到印度医学的影响，中医的眼科技术、穿颅术和出血疗法有了很大发展。公元 7 世纪，唐朝僧人玄奘在印度取经，《大唐西域记》不仅记述了他取经历程和途经各地的风俗，还讲述了印度医学随着佛教而传入唐朝的具体脉络信息。如该书记叙“馔食：……饮食既讫，嚼杨枝而为……”，“药之性类，各种不同；医之工伎，占候有异”。上述饮食习惯、口齿卫生、僧侣兼医、卫生习惯及医疗用药等均对我国有所影响。同时我国的许多药物，如人参、当归、远志、细辛、茯苓等，也在同时期传入印度，被赞为“神州上药”。②

这一时期，中国与阿拉伯国家的医学交流十分活跃。中国的炼金术传入阿拉伯国家，影响了世界药物化学的发展③，脉诊和麻醉也被引入阿拉伯医学界的临床应用。阿拉伯国家的药物如乳香、没药、葫芦巴等也经丝绸之路传入中国。

隋唐时期，我国与诃陵、堕婆登（南海古国）、狮子国（斯里兰卡）等古国的交往也相当紧密。关于与诃陵的交流有以下记载，“元和八年，遣使……频加鸟并异香”，“十三年十一月……理盖、生犀等”。此外还有诃陵商人传入的医方，记载在苏颂的《图经本草》中，到现如今都是临床中常用的温补肾阳用方。④

据文献记载，堕婆登曾在唐太宗贞观二十一年（647 年），向我国进贡古贝、象牙、白檀等。

处于丝绸之路中段的吐火罗、罽宾、泥婆罗等古国，在此时期与中国

---

① 李未醉、余罗玉：《简论古代中越医药交流》，《东南亚纵横》2004 年第 6 期。
② 梁红娇：《唐代中外科技史交流简析》，《沙棘》（教育纵横）2011 年第 4 期。
③ 郭萍：《从道教炼丹术看中国古代化学发展》，《青年与社会》（下）2013 年第 8 期。
④ 戴铭、夏琰：《唐宋元明之际中国与印度尼西亚的传统医药交流》，人类健康理念国际论坛，学术年会，2009 年。

也时常往来，各国的医药也随之交流发展。如吐火罗，每次进贡给中国的贡品中就有大量的药材，唐玄宗开元八年（720 年），派遣使者进贡胡药乾陀罗等；开元十八年，派遣使者进贡红颇梨、碧颇利、生马脑、金精及质汗等。[①] 据史书记载罽宾与中国也有交流，唐太宗贞观十六年（642 年），献一奇鼠能食蛇，其尿液能除去蛇螫咬后留下的疮口。贞观二十一年，泥婆罗（今尼泊尔），进献波棱菜、浑提葱。据当时文献古籍中所记载的内容，与中国有医药交流的邦国还有昆仑、拂菻等。古时候我们把黑皮肤的人叫作昆仑人，同时昆仑也泛指现今非洲的部分国家。因此，唐代与昆仑的医药交流记录间接证实了中国唐代与非洲在医药方面的交流。据文献记载，唐高宗显庆元年（656 年）曾前往昆仑诸国采寻异药，以及武后当政时在广州与昆仑交易等。很多来自昆仑的药物大都记载在《唐本草》中。隋唐时的东罗马帝国我们称之为拂菻，其领土除在亚洲外，也包括欧洲，其地域为今之巴尔干半岛、小亚细亚、叙利亚、巴勒斯坦、埃及、美索不达米亚以及外高加索的一部分。所以，隋唐时与拂菻的交往，除阿拉伯外，也包括了与欧洲国家之交流。明天启三年至五年（1623—1625 年）间在西安附近出土的“大秦景教流行中国碑”中有记载：“景教寺院……依仁施利。”此处大秦据考证为叙利亚，当时东罗马的一部分。景教之东传过程中，随着其医疗活动的开展，异域药方和药材知识也传入中国。据古籍记载，拂菻有“善医能开脑出虫，以愈目眚”的穿颅术，并在此时期传入中国。根据《旧唐书》的记载，早在 7 世纪中期，含有鸦片的底也伽已经从拂菻传入唐朝。[②]

李约瑟曾指出：一位伟大医师和炼丹术士穆罕默德·伊本·查卡利亚·拉齐（Muhammad ibn Zakariya Al-Razi，805—925 年）说过，他曾为将要离开巴格达的一位中国学者译过盖伦的著作，该学者用“速写”的方法将内容完全记录了下来。这说明盖伦的著作在唐末已引起在巴格达访问的中国学者注意，因而特地请教并予以记录，但这位学者此后是否回国及

---

① 姚大学、张甜甜：《唐代中国与吐火罗的文明交往及启示》，《内蒙古民族大学学报》（社会科学版）2019 年第 1 期。

② 赵跃丽：《中医的中外交流历史与现状研究》，硕士学位论文，南京中医药大学，2007 年。

是否传播了盖伦的著作，未见记载。正因有这些求知若渴的学者，才促进了中外医学的交流和共同提高。

（三）宋朝至元朝（907—1368年）

1. 宋朝

在455—563年百余年间，乾陀利共五次派使者到建康（今南京）访问，赠送了香药等珍贵礼物。

婆利国（今印度尼西亚的巴厘岛），其国王于473—584年，派遣使者到建康供奉香药等。

529—534年间，槃槃国王三次到建康进贡沉香、檀香、詹糖等香药数十种。

唐末五代至宋初，中国与日本的交流变得渐渐稀少。医药文化处于衰退、整顿、复兴时期，而日本正是藤原时代文化鼎盛阶段，第19次遣唐使船因奏报唐国内乱未成行，从此日本采取了闭关锁国的政策。因而这段时期中日医药的交流也受到日本政策的影响一度暂停。南宋时期，北方被金、元所踞，中原国势益弱，但作为文化形态，很有特色的宋朝新文化已经形成。日本历史亦进入"武家兴盛期"，平清盛等采取颇为进取的政策，大力鼓励对外贸易，派出大批日本商船访华，允许日僧等如同遣唐使一样到中国汲取宋朝新文化，中日医药交流焕发生机。但是这些交流大多只是僧人和商人在沿海的省份进行，中日的医药交流在这段时期内收获甚小。

宋朝和坦桑尼亚的往来密切。据《诸蕃志·层拔国》记载，坦桑尼亚盛产象牙、生金、龙涎、黄檀香，这些珍贵药材吸引了众多华商前去采购。①

再看宋朝与高丽的关系。据《高丽史》卷十载，北宋时，高丽使节出使北宋，宋仁宗希望高丽把所藏的中国书籍送给北宋。后来高丽呈送的书籍目录中，包括《古今录验》《张仲景方》《九墟经》《小品方》《黄帝针经》《陶隐居效验方》等中医传统医学典籍。

---

① 朱德明:《古代中国和非洲的医药交流》,《中华医史杂志》1997年第2期。

1092年，高丽宣宗派使节出使中国，进献《黄帝针经》和其他书籍，要求跟中国交换《资治通鉴》和《册府元龟》。①

两宋时期，中国向高丽输送了种类繁多、数量庞大的药材。宋孝宗隆兴元年（1163年），徐德荣奉孝宗旨意，将盛满沉香之金银器赠给高丽毅宗帝。宋代商人将南方盛产的香料药材传入高丽，而高丽的香油、人参、松子、水银、麝香、榛子、石决明、松塔子、防风、白附子、茯苓等药材传入中国。宋仁宗天圣八年（1030年），高丽遣293人来宋朝廷献人参、硫磺等药；宋神宗熙宁三年（1070年），高丽遣柳洪、朴田亮等人来宋朝献人参千斤，熙宁五年（1072年），高丽金悌来宋朝献人参千斤。②

1136年，南宋僧人明空治好了越南皇帝李神宗的“心神恍惚”，明空因此被封为越南的“国师”。③

此时宋代与暹罗古国的交流也记载在史金纳的《古代暹罗的华侨》一书中，阿瑜陀耶城中，中医成了最受尊敬的医师甚至是国王的御医。④

宋时称阿拉伯帝国为大食，《宋史·外国列传》说其国有若干不同的部属，该传所载的勿巡、俞卢和地等国，一般认为在当时也是属于阿拉伯势力范围。

宋代时中国与大食的交通更为方便，贸易往来也更加便利，随之医药的交流也愈加频繁。至道元年（995年），宋太宗接见大食商人蒲押陀黎，曾问其国所产，蒲押陀黎回答说：“惟犀、象、香药。”⑤根据宋朝赵汝适记载的大食产的药物有：象牙、犀角、乳香、没药、血竭、芦荟、龙涎、安息香等。当时也有很多医学典籍记载了这些药材的功用和采集的方法。如宋朝周密《志雅堂杂钞》对“押不卢”有记载，《本草衍义》对波斯的珊瑚

① 钱超尘：《〈灵枢〉回归北宋考》，《北京中医药大学学报》2007年第1期。

② 陈红梅、石青青、王勤龙等：《宋朝与高丽间的医药文化交流及影响》，《中华医史杂志》2017年第2期。

③ 冯立军：《古代中越中医中药交流初探》，《海交史研究》2002年第1期。

④ 许永璋：《中医中药在东南亚的传播和影响》，《黄河科技大学学报》2004年第1期。

⑤ 李德杏、刘公望、王玉兴：《浅析中国与阿拉伯医药交流的实现途径》，《天津中医药大学学报》2004年第3期。

有记述。[①]《宋史·外国列传》还记载了广州有一130岁的大食国长寿老人的逸闻。另外，该传还记述了层檀国（黑衣大食境内，由塞尔柱族 Saljūk Turks 所建立的政权）与拂菻国所产的药物如木香、血竭、没药、鹏砂、阿魏、薰陆及珍珠、千年枣、巴揽等。《太平广记》则记载了拂菻国所产的阿勃参一药及其功用。971—1167年间，阿拉伯国家通过进贡给中国输入药材的记录就有十余次。

2. 元朝

1206年，蒙古三次西征，给无数人民带来灾难与创伤，但是也打开了东西方交流的大道，一定程度上推动了与阿拉伯国家的医药交流和发展。出于诸多考量，军队对医生和一些匠艺人员采取了特殊关照和保护措施，并在其征服的地区召寻当地医生为统治者服务。如为元太祖成吉思汗（1206—1227年）服务的就有信奉景教的回族医生。成吉思汗次子察合台病重时，给他诊治的是一个叫麦术督丁的波斯医生。据《史集》记载，其第三子元太宗窝阔台身边也有一位精通阿拉伯诗歌的回族医生。1220年3月，其第四子拖雷病，由撒麻耳干（当时中亚伊斯兰教大帝国花剌子模的新都，今撒马尔罕）名医撒必替他祈祷，尔后被治愈，于是撒必被封以最为尊贵的封号"答剌罕"，并任为太医。窝阔台的长子元定宗贵由深受景教的影响，为他服务的医生大部分也是景教徒。同时，在这些最高统治者身边，又有不少汉族医生。成吉思汗身边有侍医刘温（字仲禄），察合台身边也有汉族医生。《长春真人西游记》中又有"三太子之医官郑公"的记载，此郑公即郑景贤（景贤为其字，名无考，号龙冈），以医事窝阔台，太宗待他甚厚。又如名医许国祯及其母均侍奉过托雷之妻唆鲁禾帖尼。虽然上述回族医生与汉族医生之间的具体交往活动尚乏记载，但诸多域外回族医生以医药服侍于统治者，和汉族医生共同给统治者治病，间接促进了中国与阿拉伯医药交流。[②]

忽必烈于1271年建立元朝，被尊称为元世祖，1279年灭南宋。他在

① 郑怀林：《医药卫生人类学视野语境中的回族医药文化》，第三届全国回医药学术论坛暨中国民族医药学会回医药分会成立大会，2013年。

② 程龙：《开拓与传通——中医学的中东之旅》，博士学位论文，北京中医药大学，2007年。

位时期，继承并扩大了太祖所推行的重视医学、积极开放交流、兼容并蓄等政策，给中国和其他国家的医药交流提供了良好的条件。

元朝时期与高丽的医药往来仍时有发生，元世祖至元六年（1269年），忽必烈先后四次派遣医师、太医前往高丽，为其王室成员治病。彼时元世祖生病高丽也派来医师为其治疗，精湛的医术也得到了忽必烈的赏赐。元朝与高丽医生的来往促进了双方医学的交流和发展。①

此时，元朝与欧洲各国医药交流频繁，西方诸国曾派遣传教士来到中国，并在北京设有主教和教堂。这一切都促进了东西方医药的交流。法兰西国王圣路易命令传教士卢白鲁出使鞑靼，此行中他写下的《纪行书》谈到了中国的风土人情和医药情况，惊叹中国传统医药的神奇和本草的使用。1289年，意大利天主教士约翰·孟德高维诺被派往东方，携带国书呈递给忽必烈大汗，并最终在北京任总主教。元朝时，因为西方的医学著作都由阿拉伯人翻译，所以大都把西方医师和阿拉伯医师视为同类，且在回族医药中，西方医学体系占据了更为主要的地位。元代有许多欧洲旅行家来到中国，带回了中国的丝绸工艺品和药物。他们的游记也使我们看到了当时中国的风俗习惯，最负盛名的是《马可·波罗行记》。它记载了中国社会用以保持清洁卫生的器具，如口鼻套“凡伺候大汗之饮食……其口与鼻，乃套以绣丝及金之巾，俾气息不能外透，致染御食”，涎杯“各领袖及贵人在朝，皆有一美丽的小盂以备吐痰。……盖无人敢地上吐之者……吐完，（入器中）则盖之，放在一边”，金牙“此地之人皆有镀金之齿，各人皆以一种金匣套其齿者，上下齿皆然”，以金辅齿实是近代牙科的著名发现，但在他的游记中可见元代中国人已懂这一技术。不过，是用作保护牙齿，抑或显身份地位高，待考。《马可·波罗行记》还记载了中国与西方之间大宗药材的交易情况，马可·波罗特别提到了姜、茶、高良姜、胡椒、大黄、麝香、肉桂等中药材的交易情况。

据史籍记载，除了越南向元朝的进贡，也有元世祖回赐等事。如1263年，赐给来使玉带、缯帛、药饵、鞍辔等；1267年，赐陈光昺玉带、金缯、

---

① 方玲、刘公望：《古代文化交流与中医药学术之形成》，《天津中医学院学报》2004年第3期。

药饵、鞍辔等物。[①]

（四）明朝至鸦片战争前（1368—1840年）

1. 明朝

明朝经济繁荣，海陆交通发达，郑和七次下西洋，使得中国与世界的联系达到了封建社会的顶峰，同时大大促进了中外医药交流。朝鲜（原高丽，明代更名为朝鲜）医师来中国学成归国后，编纂了《医方类聚》《东医宝鉴》。朝鲜世宗推崇中国法医制度，吏科和律科的考试项目纳入了中国的《无冤录》一书。1438年，《无冤录》被增改为《新注无冤录》，作为国家法律书之一颁行全国。[②]之后又把中国的《疑狱集》和《棠阴比事》两书作为法医验证的参考书。明英宗天顺八年（1464年）五月，朝鲜将中国医学著作如《小儿药证直诀》《产科直指方》《疮疹集》《张子和方》《外科精要》《妇人大全》《素问》《铜人经》《伤寒论》《脉经》《大观本草》等，作为医学取才课目。在医药方面，中国曾两次应朝鲜求药的请求，捐赠了麻黄、甘草、蝎虫等中药。这一时期，中国医书《医学入门》《景岳全书》传入越南，《海上医学心领》即为越南名医在这些医学著作的基础上写成的。

中日交流更加频繁，许多名医赴日行医、讲学，如江右人许仪明、杭州人陈明德、杭州人戴曼公、明末张若水；许多日本医家在中国行医，有的甚至为皇帝治过病，如田宗桂曾经为明朝皇帝治病。1370年，竹田昌庆曾经跟随道士金翁学医十年，治好了明朝太祖皇后难产，令母子平安，被赐封为安国公。在中国八年后，他带了一批中医书籍及铜人图回到日本。其中的铜人图被认为是元代仿天圣铜人的复制品，初次传到日本后大大影响了日本的针灸学。竹田昌庆治疗日本北朝后园融天皇有功，任左卫门督。其子直庆、善庆、昭庆，均善医，因为小松天皇、将军足利义政等治病获效，受封。昭庆博学，世称“才能之士”，著《延寿类要》一卷。竹田昌庆

① 冯立军：《古代中越中医中药交流初探》，《海交史研究》2002年第1期。

② 丁树栋：《试论明代中朝间的医药交流》，转引自第二十次全国儿科中西医结合学术会议资料汇编，2016年。

实为日本人华习医之先驱。

这一时期，许多传教士为了中西医学的交流汇通，到中国办医院，将西方的医学著作如《泰西人身说概》《人身图说》等传入中国，并与名医交往，如王肯堂所著《疡医准绳》中记载的人体骨骼形状和数目，此书就是在西洋解剖学影响下完成的。①

医药交流方面，传向欧洲的中国药物中，以人参尤为被西方认可。西洋药物学也传入了中国，西洋药物中金石为多，不少草药被制成药露。

2. 郑和下西洋

1405 年，郑和第一次出使西洋，在其后 28 年间共七次下西洋。远洋航海很重视医药人才准备，会招募大批医官、医士、御医、民医等医药人才。据文献记载，最多的一次配备医官、医士多达 180 人，平均每艘船有两三名医生，船队每 150 人就配备一名医生。② 随船的医生中还有名医陈以诚、陈常、彭正等，另有专人对西洋各国贸易的药材进行鉴定。船队还带去了众多的中草药和中成药，与航路上的海外国家进行医药贸易往来。随船医务人员在保障船员健康的同时，对所到地区的流行病和地方疾病进行了分析，时常举行“设帐给药”的“义诊活动”，并为当地培养“稳婆”（助产士）等医务人员。当时郑和船队的医疗队伍和体制可以称得上是航海史上最为强大的。郑和在七次下西洋期间，将番木鳖子、大枫子、苏合香、奇南香、藤黄、降香、芦荟、脑柴等亚非各国特有的珍贵药材带回了中国。

明朝是中国和阿曼交流最为频繁的朝代。根据《明史》记载，郑和下西洋到达阿曼时，国王让当地百姓拿出乳香、没药、苏合香、安息香等香料同郑和的商队进行贸易，并派遣使臣带去乳香、鸵鸟等当地特产回赠中国。我国的瓷碗和当年的乳香仍被珍藏在当地的博物馆中。乳香在我国是常用的中药材，而在阿曼国内很少被使用，一般都在清真寺及嫁娶喜事时用，添加少许乳香到火炭上，点燃后四处飘香。大量乳香被阿曼出口到中国，曾是我国和阿曼友好往来的历史见证。③

---

① 周明忻：《我国近代中西医汇通史》，《中医文献杂志》2001 年第 4 期。

② 朱德明：《古代中国和非洲的医药交流》，《中华医史杂志》1997 年第 2 期。

③ 吴富贵：《中医药合作与交流：盛开在阿拉伯世界的奇葩》，《国际经济合作》2004 年第 1 期。

3. 清朝

清朝时期西方资本主义国家兴起，纷纷向海外寻求市场，清统治者有感于威胁，实行了严格的闭关锁国政策，导致中外医药交流基本中止。然而，在清初和清朝中期，中外医学交流仍取得了一些进展。例如，清初西方国家出版了有关中医、针灸、脉学等医学书籍，如波兰传教士布弥格在维也纳出版《中国植物志》，英国医生弗洛伊尔的《医生诊脉表》。甚至在19世纪的法国，一些大医院已经开展了针灸治疗。① 随着外国传教士用西药奎宁（金鸡纳霜）治愈康熙皇帝的疟疾，西药在中国得到了短暂的传播。欧洲的药物如奎宁、氨水、硝酸等被赵学敏的《本草纲目提要》收录；汪昂、方以智、王清任等接受了西医学提出的“脑为记忆之官”，并在自己的著作中进行了发挥。

清康熙二十四年（1685年），在边境的雅克萨城爆发了一场战争。俄国士兵被清军包围，风湿和传染病爆发。俄国使节抵达北京进行外交谈判，签署了合约。康熙皇帝派了两名中国医生到雅克萨城治疗清军士兵。他们还平等对待俄国士兵，为其治疗，反映了中国医生的人道主义精神。从那时起，两国关系恢复。

中国和朝鲜之间的医疗交流仍比较密切。朝鲜李朝的景宗自幼身体虚弱，在登基后病情恶化。清康熙六十一年（1722年），康熙皇帝派了许多医生到朝鲜为其诊治，但都无力回天。同年10月，朝鲜翻译家黄夏成返回朝鲜，清廷赠送了他《赤水玄珠》51卷。18世纪，《医宗金鉴》传到日本，人痘接种术在日本广为流传，后此法又传入朝鲜。朝鲜法医学家在中国法医著作的基础上，结合实际情况撰写了《增修无冤录》，两次在该国公布并刊行。同时，朝鲜医书也传到了中国。清乾隆三年（1738年）清朝使节从朝鲜回国时，朝鲜赠送了25册《东医宝鉴》，对中国的医学研究起到了重要作用。乾隆三十一年（1766年）进行了翻刻，在以后的近300年里再版了25次。此后，《广济秘笈》《济众新编》《医宗损益》等医学书籍陆续传入我国。

---

① 常学辉、位磊：《丝绸之路与中医药学》，《中医药管理杂志》2015年第20期。

明末清初，中西医学交流十分频繁，主要是传教士将西医知识引入中国。然而，自雍正后，传教士感到在中国开展医学传教工作很困难。他们转而研究中医脉诊、针灸、中药等，向欧洲介绍中医知识。清康熙十五年（1676 年），米兰出版了意大利译本《医论》，这是第一本介绍脉学的书。在这本书的影响下，英国著名医生弗洛伊尔致力于脉象的研究，于康熙四十六年（1707 年）出版了《医生诊脉表》。①

二、近代中西医学交流举隅

（一）传教士

在近代，传教士对中药密切关注。1911 年，美国的师图尔（George A. Stuart）医生出版了被《中国医史》称为这一时期“最有价值的医书”——《中国药物学：植物类》。遗憾的是，师图尔因去世而未能继续他原来的全面研究中药的计划。

伊博恩（Bernard E. Read）是英国伦敦会的一名传教士，是研究中药的领军人物，发表了大量论文和著作。1923 年 7 月，他与实验室工作人员进行了有效的合作，并推动了中药方面的研究，列出了中药目录，并规定了送检时的具体要求。伊博恩认为，有兴趣购买药品的人应该更加关注中国批发市场纯正的中药材。1931 年，他发表了《动物中药材研究》。英国长老会的马雅各（James L. Maxwell）认为这本书成功地收集中国使用的动物药物的丰富信息，是非常有价值的。与传教士先前对动物中药的否定相反，马雅各还认为“现在有一种明显的趋势，就是回归到基于科学实验的动物制剂的使用。尽管在中国，动物制剂的过度使用已经让很多人觉得这几乎是不能理解的，但我们还是需要进一步理解中医，正确认识中医”。这一举动在医学传教士中具有改变立场的象征意义。

---

① 李娜、田原、刘桂荣：《明末清初中西医汇通思想的萌芽》，《医学与哲学》2017 年第 13 期。

医学传教士为了赢得本国教会的支持，常常强调当地中医和外科技术的落后，夸大使用中药和针灸的悲惨后果。即便中医在某些方面存在不足或效果有限，也非全然无效，偶尔也能取得良好疗效。本文旨在阐述传教士医学期刊对中医观念的转变。

民国时期，教会大学发展迅速。这一时期出现了一个值得注意的现象，那就是教会大学医学院的院长相继以著作的形式发表了对中医的看法。

巴慕德（Harold Balme）曾任齐鲁大学医学院院长，他在山东行医多年后，于1921年发表了《中国和现代医学：医学传教发展的研究》。他对中医的理解始于对西医的反思。在文中，他提到了中医过去的领先地位。中国的医学知识并不落后于任何其他国家。中医的知识是建立在经验的基础上的，很难用现代科学来解释，但其中的许多知识又无疑是准确的，对病人极为有益。

在长期的医学实践中，湘雅医院、湘雅医学院创始人胡美（Edward Hicks Hume）发现，一些当代西医的治疗方法在中国古代就已经存在。胡美读过张仲景的《伤寒杂病论》，它是一位患伤寒的女孩的父母在给她治疗时带来的，胡美发现其对伤寒症状描述非常准确。中国医生使用同一种药物不同的形式已经有几个世纪了，例如麻黄，麻黄素就是从麻黄中提取出来的。另外，中医意识到许多动物可以用来治疗疾病。

胡美还发现，中医可以解决西医无法解决的问题。一个妇女妊娠中毒，胡美认为必须通过流产的方式救她，否则她将处于危险之中。但病人后来向一位中国医生求医，六个月后产下一名健康的男婴。胡美对中医的用药很是好奇。

胡美通过中西医的联合会诊发现，虽然诊断方法不同，但中医、西医都能得出正确的结论。湖南省的司库病了，请了长沙著名中医王医生与胡美一起诊断，希望通过“中西医结合”帮助治疗。王医生用中医四诊方法得出的诊断与胡美经实验室设备检验的诊断相符。

近代来华的传教士有着大量与中医有关的非学术性记录，如论述、回忆录、书信等。19世纪初，由马礼逊（Robert Morrison，1782—1843）编辑的英文出版物《印支搜闻》向欧洲介绍了中国传统医学的情况。19世纪

30年代，由美都会传教士裨治文（Elijah Coleman Bridgman，1801—1861）创办的《中国丛报》，收录了大量与医疗传教有关的内容，包括对医疗传教策略的探讨，以及对中医的负面评论。

1867年，《教务杂志》出版后，相关讨论更加丰富。德贞（John Dudgeon，1837—1901）的长篇论文《中国的医术》（*Chinese Arts of Healing*）于1869年起在《教务杂志》上连载，是当代医学传教士对中医研究中最具代表性的一部著作。德贞认为，世界文明的医学发展过程是普遍的，中国和欧洲也不例外，但是中国的医学因为清朝的闭关锁国而远远落后于欧洲。

19至20世纪，许多医学传教士的工作报告、传记、自传、回忆录陆续出版。这些原始材料具有极高的参考价值，其中有伯驾（Peter Parker，1804—1888）、雒魏林（William Lockhart，1811—1896）、马根济（John Kenneth Mackenzie，1856—1888）、司督阁（Dugald Christie，1855—1936）、胡美（Edward Hume，1876—1957）等著名传教士的文字。①

（二）万国博览会

1851年，英国举办了历史上第一次万国博览会，展示了英国的财富和科技成就，标志着英国在工业革命后的繁荣昌盛，是名副其实的“世界工厂”。

万国博览会由东道国政府组织或政府授权的有关部门举办，它最初以展示美术和传统工艺为主，后来逐渐成为一个集科技和工业技术于一体的综合性展览，成为培养工业人才和普通市民启蒙教育的最佳场所。

1851年，徐荣村带着12袋中国名产“荣桂湖丝绸”参加了伦敦的万国博览会并获得了金奖和银奖。此后，中医药也走出国门，在万国博览会上亮相。1915年，荣获万国博览会金奖的有江苏泰兴县泰昌药酒、广西黄

① 梁珊：《伦敦会来华传教士伊博恩与他的中医药研究》，转引自多学科视野下的中国基督教本土化研究学术研讨会，2012年。

卓伦药果酒和广西百色吴宝森药果酒。山东阿胶作为中国优质产品的代表荣膺金奖。

（三）协和医院

北京协和医院是中国第一个承担外宾医疗任务的单位，它的前身是成立于1906年的协和医学堂。1917年，洛克菲勒基金会将其改组为私立的北京协和医学院。台湾著名作家柏杨先生记录了老洛克菲勒与中医结缘以及接管协和医学堂的故事。《投奔中医记》记载美国第一个石油大王洛克菲勒的儿子，前副总统洛克菲勒的父亲不幸罹患眼疾，走遍了英、法、德、奥等国都没有治愈，但是一位中医用普通的草药使他重见天日。他非常崇拜中医，想建立一个专门的中医研究所。当时，“北平协和医学校”由英美两国的5个教会团体共同组建。1919年，他让洛克菲勒基金会驻华医社接管了“北平协和医学校”，并将其更名为“北京协和医科大学”，即今天的北京协和医院。①

协和医院的改组过程中，伊博恩做出了巨大的贡献，并被派往美国学习。20世纪初，美国药物学家米尔斯（Ralph Mills）致力于将《本草纲目》翻译成英文。他已经翻译了40多卷，但由于某种原因不得不返回美国，中断这个庞大的项目。1920年，米尔斯将手稿和实物标本交给伊博恩，伊博恩也踏上了研究中药材的漫漫征程。1922年，施米特（Carl Frederic Sclmitt）受洛克菲勒基金会派遣建立了一个药理系，并开设了药理学课程，陈克恢受聘为北京协和医学院药学系助教。从1923年开始，三人共同研究中药，首先选择当归和麻黄作为研究对象。对当归的研究虽然在药理学上的工作比较详细，但其活性成分在化学上还未提取得到，因此1924年发表的有关当归的报告并没有引起世人注意。然而，陈克恢与施米特的麻黄素在世界上引起了轰动。在他们离开协和之后，接替药学系主任的伊博恩继续研究麻黄素的各种问题。他与赵承嘏、冯志东、

① 张存悌：《名人与中医》(1)，《辽宁中医药大学学报》2008年第1期。

朴柱秉等人合作，并扩展到其他中药领域，使协和因其对中药的研究而闻名于世。

伊博恩对中医药的研究堪称当时的佼佼者。他认为，古代中国医生的医疗实践如今仍被延续着。虽然在他所处的年代，中国的 1 880 种医疗方法中被现代科学所认同的有效方法只有 60 种，中国传统文化的独特性深深吸引了他，他认为中医疗法并非无用，只因其价值还没有被发现。

当时有关中医药文献的国人著作较少，且存在不同程度的瑕疵。袁淑范毕业于满洲医科大学，1920 年年初在《民国医学杂志》上连载了 66 种中医药相关研究，后因在日本深造而中断。但这些几乎全部是日本学者的研究成果。1935 年，由上海中医陈存仁主编的《中国药学大辞典》附中药标本图片。虽然这本大辞典是一本巨著，但它在引用科学文献时有许多错误，医学解释也牵强。而伊博恩对传统本草典籍，如《本草纲目》《救荒本草》等的研究和整理填补了传统中药研究的空白。

伊博恩用科学的方法对中药的文献进行了整理，所著的《荒年可食之植物》的副标题“Giring Their Identity, Nutritional Values and Notes Oll their Preparation”精确地概括了书中所包含的研究对象、研究方法与研究目的。该书用现代植物学为《救荒本草》中的药物进行了新的定义，确定其营养价值，并提供采摘和食用方法。书中还绘制了植物图例便于在收集过程中识别。

（四）中医著作外文翻译

雒魏林是伦敦会的医学传教士，他最早关注《达生编》的研究。1842 年，他翻译了道光五年版（1825 年版）的《达生编》。他的朋友丘吉尔（F. Churchill）将其发表在《都柏林科学杂志》上。1881 年，英国军医戈登（C. A. Gorden）将这一翻译纳入了《海关医务官报告》。

1859 年，嘉约翰（J. G. Kerr）创办广州博济医院，并担任院长。1860 年，在博济医院的嘉约翰为一个孕妇做难产碎胎术。她的丈夫在旁边一直阅读《达生编》，试图解决胎儿下巴卡在骶骨的问题。

嘉约翰在阅读《达生编》之后颇感兴趣，为了介绍该书在难产方面的各种解决方法将其翻译成英文书稿，并寄送到美国与同行分享。不幸的是，这个译本当时没有出版。后来，费城医生哈里斯（Robea P. Harris）对其手稿进行了润色，并于1881年发表在《美国妇产科与疾病》杂志上。美国妇产科学界直到1894年才注意到嘉约翰翻译的《达生编》。在费城产科学协会举办的年会上，嘉约翰被邀请出席并就《达生编》和中国产科现状发表了自己的看法。后来，嘉约翰翻译的《达生编》发表在《妇科儿科年报》和《美国妇产科学杂志》上。①

① 李计筹、郭强：《近代来华医学传教士对〈达生编〉的翻译传播及对中国产科的评价》，《广州中医药大学学报》2016年第6期。

第三节
中医药在外交中的价值存在与发展展望*

作为“打开中华文明宝库的钥匙”，中医药已不仅是治病救人的传统医学，而是秉承中国哲学体系的，兼具对外交流与沟通使命的“外交使节”。这是由中医药的根本性质决定的，中医药既具有医学的实用价值，又具有文化的传播价值、外交价值。随着卫生部与国家中医药管理局联合制定的《中医药对外交流与合作中长期规划纲要（2011—2020）》中提出“到2020年，中医药国际标准被更多国家认同，对外服务范围领域进一步扩大，对外交流与合作工作对中医药事业发展的贡献率显著提高”的目标，中医药正以其“双重价值”存在于国际外交中。

一、中医药外交的双重价值

（一）卫生外交价值

卫生外交指有重大传染性疾病发生或者当地卫生状况较差时，大国独

---

* 原文刊载于《中医药导报》2017年第15期。

自或相互合作派出医疗队伍参与救治，从而推动两国外交关系的发展的外交形式。[①]卫生外交是嵌入目的性的过程模式，以医疗援助为主要方式，因此医疗援助作为医疗外交的具体实践形式[②]，更多依赖其执行者的工具性。卫生外交的执行者必定是有着强大医疗卫生基础的国家。中医药是中华民族数千年来消除疾病痛苦、保生长全的医疗技艺。其自成阴阳五行、五脏六腑、辨证论治的基础理论体系，并且发展出了理法方药的内治疗法、针灸推拿的外治疗法，无病防病、已病防变的预防疗法。对中医药、药理、毒理的研究推进了许多中医药注射剂、针剂和特效药的研发和产出。2016年，诺贝尔生物学与医学奖便授予了从中药青蒿中提取出青蒿素特效抗疟药的中国科学家屠呦呦。这也是医学界对中医中药的最高认同，说明中医药可以担当应对重大疾病预防的任务，中国也有能力、有基础形成一支能够有效从事当地疾病预防、提高受援地区卫生状况的医疗援助队伍。历史上，中医药曾经纳入对非卫生外交援助计划，对改善当地卫生状况有卓越贡献。但中医药不仅有胜任小型单方面卫生外交任务的能力，也有能力代表中国与他国开展合作，组成医疗队共同完成卫生外交任务，提高中国的大国地位。

（二）公共外交价值

公共外交，即政府、团体和民众通过影响他国政府和民众的观点和态度，进而对其外交决策施加影响的行为。[③]文化外交在某种程度上属于其范畴。“文化如水，润物无声”，加之中医药在传播文化之余还有治疗疾病的实用价值，在公共外交中的潜力就更胜一筹。澳大利亚前总理霍克长年腰疾，尝试针灸疗法得以痊愈。

另外，中医药在对外关系中有传播中华文化的极大潜力。中国与世

---

① 罗艳华：《试论“全球卫生外交”对中国的影响与挑战》，《国际政治研究》2011 年第 2 期。

② 罗王畅：《中美对非医疗援助比较分析》，《国际研究参考》2013 年第 10 期。

③ 菲利普·赛博、谢婷婷：《中国公共外交战略与文化外交之我见》，《公共外交季刊》2012 年第 3 期。

界大国间的文化交流频繁，交流机制也十分丰富。[①]中国与大多数国家都签署了国家间的文化合作协定，建立了中美、中俄、中欧等双边、多边人文合作机制，中国与法国、俄罗斯、美国等许多大国也相互举办了“国家年”“文化节”“文化年”等大型文化交流活动。

中医药以文化交流的一面参与外交，出现在国际舞台上，并非意味着其抛弃本质的“复古”。恰恰相反，中国对外关系呼吁着中国化要素的增加，这是全球化大背景下的文化自觉与自我认同的要求。可以说，全球化的文化舞台给了中医药一个位置，而中医药在公共外交的价值是巨大的。

二、中医药国际外交存在度和特点

（一）以民间外交为主

民间外交是中医药国际外交的主要体现。在中国外交部网站中搜索“中医药”，其中 80 条检索中，地方交流和大使参加中医药组织活动占比不少。由此可见，民间外交在中医药外交中占有普遍地位，其以合作办学、中医药组织建立和医疗进驻为主。例如，2015 年成都中医药大学与什蒂普大学签署中医学中心合作备忘录、中医药店和诊所如北京同仁堂分店在迪拜医疗城开业、荷兰华人中医药学会借元首互访的机遇成立等。中医药在外交中展现的形式多以论坛交流或协议签署为主，我国与外国的中医药的协议签署具有很长的历史。[②]1987 年，在邓小平同志的指示下，国家中医药管理局就曾和坦桑尼亚卫生部签署了中医研究院与坦桑尼亚国立莫西比利医院合作开展中医药治疗艾滋病项目的协议。[③]学术论坛在外交场合的开

① 刘清才、曲文娜：《中国文化外交的基本理念与开放格局》，《吉林大学社会科学学报》2013 年第 5 期。

② 李思乐、顾赤、毛和荣：《我国“中医外交”初探》，《时珍国医国药》2016 年第 5 期。

③ 朱佳卿、李强：《亚太地区传统医药（中医药）治疗艾滋病的现状及问题研究》，《亚太传统医药》2005 年第 3 期。

展也逐渐增多。2015 年，博鳌亚洲经济论坛年会上的“面向未来：中医药的国际化”活动成为中医药行业在国家级论坛上发声的里程碑。而第六轮和第七轮中美战略与经济对话框架将中医药领域合作作为附录条款，更是说明中医药在大国外交中的声音逐渐显现。

（二）不同的角色和特点

中医药在中非外交中的发展最令人称赞。中非的中医药外交发展已经形成双边协议合作历史悠久、学术研讨持续跟进、医药贸易广泛发展的上行下效的态势，存在度较高。①外交部前部长李肇星曾说：“在那里［非洲］最受欢迎的中国人就是中医。”中非实施中医药外交“官民并举，上行下效”的成果有目共睹，但是中非间的国际外交仍以中国援助为主，对世界大国外交的影响较小，中医药的国际外交地位很难通过在中非外交中的成功得到本质上的提升。在中欧、中亚外交中，中医药产业主要以医疗事业发展协议签署和民间中医药贸易的形式存在，但是在此期间，我国较少与各国签订纯粹的合作协议，常借领导人会晤的契机进行协议商讨，中医药在官方外交中存在度低。在欧洲和中东地区，中医药的存在形式以民间为基础。在外交部官方通报的欧洲中医药外交活动里，大部分是大使与当地民间中医药组织的交流报道。总体来看，中欧、中亚的中医药国际外交呈现“民间热，官方冷”的形势。中美外交是国际外交中瞩目的焦点，中医药在这样的大国外交中还未能扮演较好角色。美国作为世界上数一数二的医学发达国家，对中医药价值的承认度不高。②中国与美国的外交合作也主要集中在经济合作方面，这就造成了中美双方以中医药为主题的协议或备忘录较少，美方也仅承认针灸推拿等少数中医药的治疗方式。

---

① 杨继红、宋强：《中医药在非洲的发展概况》，《世界中西医结合杂志》2013 年第 2 期。

② 高雅培、高金柱、苗青：《中医药在美国的发展现状》，《世界中医药》2013 年第 8 期。

三、中医药国际外交策略存在的问题

虽然有政府的大力发展和对外推广交流，中医药在国际外交中的整体存在感仍然较低，特别是在中美、中英等官方外交中，中医药仍不能发挥出其能力，研究分析后，得出国际外交策略存在以下一些问题。

（一）存在标准化误区

站上国际外交舞台的中医药，首先要形成一个世界各国都能承认、理解的体系。而在许多中医药交流论坛上都出现过没有中医理论基础的外国人员，无法从常识上理解“气”“血”“津液”等中医概念的情况。中医药在国际上的交流往往将解释并要求对方接受中医基础理论作为前提，但这也造成了中医药国际合作的误区。我们常认为理解并且掌握中医基础理论内涵后，才能接受中医相关技法和诊疗方案，而这便是双方交流最大的困难。此时交流双方的立场是相对的，特别是在与有西方医学思想基础的国家交流时尤为显著，对中医药科学性和安全性的质疑也就由此产生。文化与科学的两重性是中医药的一大特色，但也限制了中医药自身在医疗方法传播、药品认证和学术认可方面的发展，很容易造成“文化一头雾水，技法一窍不通”的尴尬情况。所以，寻找解决中医药国际化、标准化问题的方法是突破中医药国际外交存在的瓶颈的关键。

（二）过于依赖国家政府，忽视民间热潮

中医靠其优异的疗效在各国民间都享有盛名，而其文化方面的外交发展却仍限制于政府主办的活动。“中国文化年”“中国文化节”等活动均是依靠政府规划和推动的，民间、企业和中医社会组织尚未展现出积极性。民间的热潮是不能小觑的，1971 年美国《纽约时报》记者詹姆斯·赖斯顿

在中国采访期间突发阑尾炎住院，在手术后出现了腹胀转而接受中医针刺和灸法治疗，症状得以缓解。他回国后将亲身经历刊登至《纽约时报》，掀起了美国民间的“针灸热”，迅速带动了针灸在美国当地的产业发展。

（三）过于依靠中国单方面推动

中医的交流是双向的，是互通有无的交流，习近平总书记在谈及中医药交流时强调要“走出去”和“引进来”相结合。中医药在外交上可以改变以往的中方单方面推送形式，让其他国家以自己的方式演绎中医药文化、推动中医药技术的创新与发展。以海外中医中心等机构为支点，国内中医人才为基础，吸引国外热爱中医的当地人从事中医药行业的研究，从而促进双向交流。同时，这些支点可根据“一带一路”建设布局的特点，配合“一带一路”大布局推动中医药的双向交流。官方交流搭配民间自主交流的组合拳，才能让中医交流实现官方和民间同“热”的长效化发展轨迹。

四、加深中医药外交存在度的四个发展方向

（一）大力推进中医药的国际标准化

拥有与他国的“共同语言”是中医药在国际外交上的立足之本。相关统计显示，在国内通过国家、地方和企业制订的中医相关标准已经达到了639项。① 但是这些标准仅在国内通过并实施，国际认可的标准仍然缺乏。2016年3月，国际标准化组织发布了中药编码规则国际标准。② 该标准既是我国主导完成的第一项中医药国际标准，也是国际标准化组织内部两个委员会共同承担的首个国际标准。目前，推进中医药标准化仍是中医外交

---

① 常凯、王茂、马红敏等：《中医药标准体系表研究》，《中医杂志》2014年第2期。

② 任壮、丁洋、吴培凯等：《ISO发布中药编码规则国际标准》，《中医药管理杂志》2016年第7期。

亟待解决的问题。

（二）继续提高中医药文化的公共外交价值

中医药因其文化技术两面性而具有很高的公共外交价值。提升公共外交价值，就是在技术方面发展中医药的长处，鼓励中医药从业者在海外从治病救人方面“润物细无声”地传播、发展中医药理念；在文化方面创新对外宣传方式，讲好中国故事，改变传统“我说你听”的传播习惯，加强互动，鼓励西方人讲述东方故事，鼓励西方艺术家对中医药进行内化理解和自由创作。这样可以增强公共外交的效果。

（三）创新中医药文化表现形式

基于中医药文化所创作的漫画、动画、电影等传媒作品质量未能达到很高水平。在这方面，中医药要学习日本、韩国等文化传播事业优秀的国家。[①] 要在文化产业上将文化和商品输出相互联结，创新商业化传媒的表现和承载形式，在影视作品、动漫作品的人物中夹杂中医药的文化和思维模式，从受众心理出发，贯通东西方审美，正如日本将其代表性的《铁臂阿童木》《聪明的一休》等动漫作品带向世界，波兰前总统图斯克将富含自己国家文化特色的电子游戏《巫师 2：国王刺客》作为国礼赠送给美国前总统奥巴马一样。有创新性的文化作品承载，中医药才能在国际外交中保持常态化的存在度。

（四）加深中医药产业发展

作为“打开中华文明宝库的钥匙”，中医药的外交发展必然是全面的、产业化的。中医药国际发展不能简单定义为零散的、局部的、随机开展的、

---

① 詹德斌：《韩国文化战略与文化外交》，《国际研究参考》2013 年第 11 期。

特定的中医药产品贸易、健康服务和交流合作。① 而是在国家及行业主管部门的指导下，系统、全面、综合、可持续地在海外推进中医药医疗、保健、教育、科研、文化、产业“六位一体”全面发展的系统工程。② 让国际社会承认、使用中医药，并且推进政治、经济、文化的交流合作，需要一个完整中医药产业链的支撑。这样的产业链应当因地制宜，不仅仅局限于本国，而是要放眼世界、扎根外国，中医药才能在两国外交间扮演越来越重要的角色。

五、小　结

毋庸置疑，中医药这一承载着文化、技术两重性的中华瑰宝有着极大的卫生外交价值和公共外交价值，其在国际外交舞台上潜力巨大。但作为一个几千年的“老人”，要适应新时代的潮流，将“他”胸中如海洋般丰富的内涵展现出来是不容易的。中医药在外交中的存在度虽然仍是“小国热，大国冷”，在大国间“民间热，官方冷”的现状，但我们坚信在未来的推动发展中此类情况能得到很好的改善，中医药在国际外交的存在感也必然提高。

① 杨逢柱、王芳：《中医药国际服务贸易发展战略刍议——以“一带一路”为例》，《湖南科技学院学报》2016 年第 4 期。

② 周雪松：《“中医药外交”助力中医药国际化》，《中国经济时报》2017 年 1 月 6 日第 6 版。

第二章

现代中医外交实践

第一节
现代中医外交实践及运用策略探讨*

外交是国家为实行其对外政策，由国家元首、政府首脑、外交部、外交代表机关等进行的诸如访问、谈判、交涉、发出外交文件、缔结条约、参加国际会议和国际组织等对外活动。① 中医外交的发生形式多样，实践方式可分为医疗援助型、多边合作型、首脑参与型以及支点吸引型等。目前，中医外交正凭借上述四种方式促进中医药国际合作协议的签署和相关领域合作工作的开展，使中医药在海外进一步发展，成为一支体现我国文化软实力、服务我国外交大局的有生力量。

一、医疗援助型

（一）医疗援助型概况

医疗外交是近几年国际上常见的重要外交手段。美国通过向海外派遣

---

* 本文曾刊载于《复旦国际关系评论》(第 23 辑)，上海人民出版社，2018 年，第 270—284 页。

① 周培源：《国际关系视域下对公共外交的理解》，《学理论》2014 年第 16 期。

医疗专家培养当地民众对美国的好感①；古巴则通过派遣国家医疗团队突破美国的外交封锁，实现创汇，从而实现提高国际地位的目标。中医药作为我国独有的传统医学，是宝贵的卫生医疗资源，其 176 项优势病种均有牵头单位和专家队伍。中医药蕴含了中国传统哲学的基础理论，如阴阳和谐、辨证论治、五行生克等。②中医药的特色外治疗法更是受到世界的关注，针灸和推拿在治疗慢性病、卒中后遗症、老年病等方面得到了全球从业者的普遍认可。正因如此，中医外交常以医疗支援的方式发生。1963 年，中国医疗援助队向阿尔及利亚提供了中医医疗援助服务。2014 年发布的《中国的对外援助》白皮书中提道："自 1963 年至 2012 年中国对外派遣援助医疗队共计 55 支，总计医疗人员 3 600 名，医疗援助国家达到 54 个，医疗机构 120 家。"③近 60 年来，我国所派遣医疗队的身影一直活跃在世界的各个角落，其中中医针灸是独具特色的"中国名片"。中国外交向来坚持"与邻为善、以邻为伴"的方针，在和平共处五项原则的顶层设计下，中医医疗援助更好地促进了中国与他国的友好合作关系。

（二）中药治疟援助

在中国援助的 121 个国家中非洲国家占 51 个，中医领域的援助方式主要为运用中药提取物青蒿素治疗当地高频发作的疟疾。④如马拉维，全国 1 600 万人口每年约有 600 万人次的疟疾感染。2007 年 12 月 28 日，中国与马拉维正式建交，仅半年后（2008 年 6 月），中国便派出了援助马拉维的医疗队，带去了中医药治疗疟疾的特色药物和疗法。截至 2017 年，中国已经

---

① Arne, R., Ronald, L., Raphael, L., et al., "Global Health Diplomacy: A Critical Review of the Literature", in *Social Science and Medicine*, No. 155 (2016), pp. 61–72.

② 刘哲：《中医理论的发展特点及其思想文化基础研究》，博士学位论文，北京中医药大学，2017 年。

③ 中华人民共和国商务部对外援助司：《中国的对外援助（2014）》白皮书（全文），http://www.yws.mofcom.gov.cn/article/m/policies/2014/200822172.shtml，访问日期：2024 年 5 月 10 日。

④ 同上。

向马拉维先后派出了 5 批医疗队，帮助马拉维的疟疾发病率降低了 21%。

2017 年 4 月 8 日，应马拉维卫生部的邀请，时任中国国家中医药管理局局长王国强率中医药代表团访问该国，在马拉维时任总统穆塔里卡的见证下签署了《中国国家中医药管理局与马拉维卫生部关于传统医学领域合作谅解备忘录》。此备忘录在中马建交的 10 周年之际签署，见证了中医药在对外交流中的重要作用。中医药治疟援助为中马友谊打下了坚实的基础，增加了双方在未来加深合作的可能。

在政府间进一步推进传统合作的意向框架下，高校、企业也逐步与非洲国家开展合作。广州中医药大学与马拉维卫生部疟疾控制中心已建立合作机制，数年来开展青蒿素复方控制疟疾试点项目。广州中医药大学李国桥教授、宋健平教授等带领的青蒿素抗疟团队在科摩罗两岛救助人数达到了 40 多万。该团队正以完全清除当地人民体内疟疾虫为最终目标努力。①这份医疗援助成果促成了科摩罗副总统向李国桥和宋健平颁发总统奖章，标志着科摩罗对我国中医医疗援助的认可，既是中国与科摩罗的友谊象征，也是中医外交实践效果的良好体现。

随着医学的进步与发展，目前主流医学越来越重视对中医药的研发，特殊疾病治疗中都有特色的中医药产品出现。中医药加强了中国在国际医疗援助上的能力，尤其是在欠发达国家和地区，形成了一种惠及民生的外交实践方式。

二、多边合作型

（一）多边合作型概况

中医外交实践可以有效地参与多边合作。世界卫生组织、联合国难民

① 王泽议：《广州中医药大学非洲抗疟取得重大成效——科摩罗副总统亲赴我国为两位专家授总统奖章》，《中国医药报》2013 年 8 月 29 日第 8 版。

署、红十字会和红新月会国际联合会、比尔及梅琳达·盖茨基金会、联合国教科文组织、世界贸易组织、国际植物药监管合作组织、国际药品认证合作组织、世界旅游组织、国际奥委会、世界知识产权组织等国际组织都提供了良好的合作范式。①同时，中国外交主张与他国合作共赢，积极参与多边外交，统筹与周边国家关系、同大国关系、同发展中国家关系。中医药参与多边合作不仅符合中国外交的理念，亦契合“人类命运共同体”的利益，为世界带来解决全球卫生治理问题的“中国答案”“中国方案”。

（二）世界卫生组织合作

中医药在世界卫生组织中的战略地位上升。2017 年 1 月 18 日，国家主席习近平在日内瓦访问世界卫生组织并会见陈冯富珍总干事。其间双方共同见证《中华人民共和国政府和世界卫生组织关于“一带一路”卫生领域合作的谅解备忘录》等协议的签署。双方出席了中国向世界卫生组织赠送针灸铜人雕塑仪式，为针灸铜人揭幕。这标志中国将与世界卫生组织就中医药交流进行深入合作，表明了世界卫生组织对中医药发展持支持认可的态度。同年 7 月 5 日，世界卫生组织向中国政府颁发“社会健康治理杰出典范奖”，以纪念中国爱国卫生运动开展 65 周年，表彰中国爱国卫生运动取得的辉煌成就。中国通过世界卫生组织的国际平台向整个世界发声，宣扬中医药和中国蓬勃的医疗卫生事业。在国际舞台上，中国倡导继承好、发展好、利用好传统医学，以开放包容的心态促进传统医学和现代医学更好融合。②

全世界人民获得高水平的健康是世界卫生组织的宗旨。以中医为代表的传统医学近年来愈发受到世界卫生组织的重视。《世卫组织传统医学战略

① 黄祎晨、李绵绵、宋欣阳等：《中医药参与国际医疗多边合作策略分析》，《中医药导报》2017 年第 17 期。

② 侯惠荣：《推动优秀传统文化在“一带一路”沿线国家的交流与合作》，转引自《统一战线与“一带一路”：2019 统一战线前沿问题研究文集》，2019 年，第 131—139 页。

（2014—2023年）》（下称《战略》）中提出：促进传统和补充医学纳入各国的卫生系统；加强产品研究与实践形成传统和补充医学指南；倡导合理使用传统和补充医学、传播传统和补充医学的信息。① 在《战略》中明确指出传统和补充医学在经济上的重要性日益增长。同时，肯定了中国传统医学卫生服务的整合情况"在公立及私立医院提供藏医学、蒙医学、维吾尔医学和傣医学，使患者可自由选择传统医学或常规医学卫生保健服务"。随着《战略》的发布，中医在传统和补充医学中的地位得到认可②，对中国卫生服务和监管力度的表彰使中国拥有在该领域一定的话语权与示范作用，亦是对中国在全球医疗地位的肯定③。

（三）联合国教科文组织与国际标准化组织合作

中医药的文化价值与科学价值正逐渐引起国际组织的重视。2010年"中医针灸"申遗成功增进了中国传统文化与世界其他文化间的对话和交流，更帮助中医从不同的文化层面进行传播，为针灸的传统理论和操作技术提供平等存续及发展环境。

国际标准化组织（ISO）是国际上标准化领域的权威组织之一，负责多个领域的国际标准制定。众所周知，标准是在该领域内的话语权体现。中医药积极争取国际标准时，中国的话语权亦有所提升，在与他国的中医药贸易谈判或是中医药科研合作中可提供助力。

---

① Smith, M., Burton, A., Falkenberg, T., "World Health Organization Traditional Medicine Strategy 2014—2023", in *Herbalgram*, Vol. 102 (2014), p. 24.

② Burton, A., Smith, M., Falkenberg, T., "Building WHO's Global Strategy for Traditional Medicine", in *European Journal of Integrative Medicine*, Vol. 7, No. 1 (2015), pp. 13–15.

③ 张建忠、卞跃峰、宋欣阳：《中医在国际组织中的话语权现况与提升策略》，《中医药导报》2017年第16期。

三、首脑参与型

（一）首脑参与型概况

首脑个人参与国家对外关系进程是一种古老的外交实践。[①] 在东西方的外交史中，关于皇帝、国王、君主、教皇及当代的总统、首相、总理的外交实例比比皆是。首脑参与型指首脑或其夫人以个人名义体验中医治疗，因参与者地位特殊、效果直接、关系重大，其成为现代中医外交的主要方式。根据资料，对现代对象国首脑体验中医治疗情况进行整理，发现 2011 年至今的数量已超过往年数量的总和，可见近年来中医药的疗效已得到多国国家首脑的广泛关注与认可，中医外交的运用显著增长亦促进了中国与对象国的友好往来与交流合作，成为中国与世界各国增进友谊的桥梁与纽带。

（二）针灸医治外国元首

中医药以“药”与“针”闻名世界。“金针拨障术”是中国中医药的传统针灸技艺之一，可在短时间内无痛无创治疗患者白内障，术后效果好。其最早见于唐代王焘的《外台秘要》，在之后有关该项技艺的记载越来越多，如宋代《龙木论》、明代《银海精微》、清代《张氏医通》中均有记载。正是各类专著的记载使该项中医传统治疗技术得以传承，并能够让小小的金针在外交的大舞台上发挥更大的作用。

针灸与阿尔巴尼亚前总理穆罕默德·谢胡。阿尔巴尼亚与中国于 1949 年建交，并于 1954 年互派大使签署政府间的文化合作协定，此后陆续签署了 8 个年度的交流计划。在当时，两国具有较为密切的关系。谢胡于 1954

① 张鹏：《中国对外关系展开中的地方参与研究》，博士学位论文，上海外国语大学，2013 年。

年 7 月出任阿尔巴尼亚部长会议主席。1956 年 8 月，患有白内障的谢胡首次来华访问。在访问中谢胡主动提出利用针灸治疗其疾病的意愿，韦文贵大夫作为其主治医师利用“金针拨障术”治愈了谢胡的眼疾。该国的随行记者以“不用开刀，治好白内障”为题进行了匿名报道。谢胡对此多次表达诚挚的谢意。这次的治疗经历直接投射到阿尔巴尼亚在外交上对中国的支持。1960 年 6 月，由 12 个社会主义国家的共产党、工人党在罗马尼亚召开的布加勒斯特会议上，阿尔巴尼亚代表团力排众议公开发表了不同意苏共批评中国的做法，这标志着中阿双边关系的紧密与牢固。根据时间脉络梳理，从 1954 年起，中国开始援助阿尔巴尼亚；两年后，中国中医利用“金针拨障术”治疗谢胡的疾病；1960 年，阿尔巴尼亚与中国统一战线；1961 年，中国加大对阿尔巴尼亚的援助，中国的针灸技艺在其中发挥着助推作用。一国元首的眼睛能够托付给中国医生治疗，是当时中阿互信关系的有力佐证。

“金针拨障术”在国际上并非只有此次的昙花一现。无独有偶，在 1972 年我国中医唐由之先生运用“金针拨障术”治愈了柬埔寨前首相宾努的白内障，术后受到宾努的高度赞扬。中国与柬埔寨的关系向来友好，在 2012 年举行的东盟国家峰会上，柬埔寨作为东道主，直接否决了在峰会上讨论南海问题。从针灸治疗的应用，到维护彼此利益与相互支持，柬埔寨与中国的关系堪称“铁杆朋友”。

（三）外国元首与中医药教育

早在 20 世纪就有在海外开展中医药教育的实例。1969 年，美国已有大学开设了中医针灸课程，1976 年更是成立了由政府批准的针灸学校。随着中医药国际化的步伐逐步加快，中医药教育也在世界各国如火如荼地展开。在中医药教育全球化的大背景下，一些国家元首甚至直接参与中医药教育和推广。其中，土库曼斯坦总统别尔德穆哈梅多夫、塞舌尔前总统詹姆斯·曼卡姆、柬埔寨国王诺罗敦·西哈莫尼就是典型代表。

土库曼斯坦前总统库尔班古力·别尔德穆哈梅多夫受聘中医学教授。

土库曼斯坦位于中亚，于1991年宣告独立，拥有着丰富的石油天然气资源，储备量排名世界前列。别尔德穆哈梅多夫毕业于土库曼斯坦国立医学院，曾在卫生和医药工业部任职长达27年，自2007年当选总统后，于2012年和2017年连任。医学背景的出身和医药部门长时间的任职经历使其对中医药有所了解并很感兴趣。2014年5月12日，别尔德穆哈梅多夫访华，与国家主席习近平进行会谈并签署了《中土友好合作条约》。次日，时任国务院副总理刘延东出席了在人民大会堂举行的授予土库曼斯坦总统别尔德穆哈梅多夫北京中医药大学名誉教授称号仪式。这是首位由他国国家领导人直接担任中医学教授的事例。同年8月与11月，两国副总理及外交部部长分别进行了中土合作委员会第三次会议和阿富汗问题第四次外长会。此后两国高层来往频繁。别尔德穆哈梅多夫担任北京中医药大学名誉教授的事例不仅证明中国中医药在世界上的影响力，也是土库曼斯坦对中国的友好表示，对中医的认可与支持的背后是对中华传统文化的肯定。中医药更可能是中土双边贸易打开的新窗口——将中医药纳入两国双边贸易中来挽救进出口的下降趋势。此外，此举扩大两国传统医药领域互学互鉴，加强了人文交往，将中土自1992年建交以来的友好关系进一步巩固与发展，促进“一带一路”推进。①

塞舌尔前总统詹姆斯·曼卡姆受聘中医院校董事。塞舌尔位于西印度洋，1976年宣告独立并与中国建交。2011年，塞舌尔曾邀请中国在马埃岛设立军事基地以加强打击海盗的力度。詹姆斯·曼卡姆为塞舌尔于1976年独立后的第一任总统，其具有中国血统，中文名为“陈文咸”，祖籍广东顺德。2014年9月20日，詹姆斯·曼卡姆访问江苏南京时，受聘南京中医药大学董事会名誉董事长。这位拥有四分之一华人血统的开国总统，在受聘仪式上回顾了自己年幼时接受中医治疗的经历和感受，对与南京中医药大学进行相关领域合作表现出浓厚的兴趣，并且希望推动中医药走向世界。

苏里南前总统陈亚先获得中医学位。苏里南在人口和面积上都是南美

---

① Shaikh, F., Ji Q., Fan, Y., et al., “Modelling an Optimal Foreign Natural Gas Import Scheme for China”, in *Journal of Natural Gas Science & Engineering*, Vol. 40 (2017), pp. 267–276.

洲最小的一个国家，它曾作为荷兰殖民地，于 1975 年宣告独立。苏里南与中国有很深的情结，国内约有 70% 的人口为亚裔，一直以来对中国甚是友好。2014 年 4 月，通过法律程序将春节立为苏里南的永久法定节日。① 苏里南的第二任总统陈亚先为苏里南华裔，祖籍广东惠阳，他曾在中国南京中医药大学进行学习，获得医学博士学位。陈亚先就任期间组建苏里南政策中心后，将其变更为最高磋商委员会。近年来苏里南与中国的服务贸易持续增长，中医亦是活跃在两国之间的重要角色。2015 年 8 月 31 日和 2017 年 6 月 8 日，中国的中医专家义诊团、关怀团分别前往苏里南为当地居民进行中医健康咨询与义诊服务，深受当地居民欢迎，日接诊量达到了 300 余人。② 在政策上，两国曾签订中华人民共和国国家中医药管理局与苏里南共和国卫生部共同起草的《关于传统医学领域合作的谅解备忘录》。双方同意根据各自国家的法律和法规，在平等互利的基础上促进和发展传统医药领域的合作，合作双方将建立政府间的直接联系与交流，在医疗、科研、教育等领域开展合作。

四、支点吸引型

（一）海外支点布局

2016 年国家中医药管理局、国家发展和改革委员会共同发布的《中医药"一带一路"发展规划（2016—2020 年）》指出，"到 2020 年，中医药'一带一路'全方位合作新格局基本形成，国内政策支撑体系和国际协调机制逐步完善，以周边国家和重点国家为基础，与沿线国家合作建设 30

---

① Stenström, M. L., "Education and Inequality — International Encyclopedia of Education (Third Edition)", in *International Encyclopedia of Education*, Vol. 409, No. 1 (2010), pp. 272–281.

② 苏里南《中华日报》:《国侨办中医关怀团在广义堂举行义诊活动》, http://www.chungfadaily.com/info.asp?id=13142，访问日期：2018 年 4 月 17 日。

个中医药海外中心。”① 该规划极大地推动了中医药事业的发展。结合中医外交实践需要在国外分类布局于发达国家和发展中国家，依托中医药对外交流合作示范基地、中医药海外中心、海外中国文化中心为支点开展中医外交。②

目前已经成立的中医药海外中心已基本联通了“一带一路”，支点覆盖五大洲，其中所在地国家为联合国安理会常任理事国3个，G20国家7个，亚太经济合作组织国家7个，上海合作组织国家3个，中东欧“16+1”合作机制国家3个。中医药海外中心的建设是极具针对性的，这些布局的支点中有些已经成熟，有些尚处于探索阶段，正因如此，它们拥有发展潜力，能够拓展“六位一体”的创新功能，促进医疗、保健、科研、教育、产业、文化的协调发展。但在南美洲等地仍缺乏中医药海外中心，针对该区域建立海外中心是下一步发展的计划。借助特区模式、优良的服务使海外中心成为中医外交的民心工程和亮点工程，是中医外交实践的有效模式。

（二）国内支点发力

根据2016年发布的《中医药“一带一路”发展规划（2016—2020年）》中提及“到2020年将建立50家中医药对外交流合作示范基地”。目前，国内中医药对外交流合作示范基地数量已超过30个。③ 已建成的国内基地发挥出其支点吸引的功能，包括吸引国外高层人物访问基地并在基地内接受中医药健康体验。近四年来，位于三亚市的中医药健康旅游示范基地已经接待了来自吉尔吉斯斯坦、塔吉克斯坦等9个不同国家的政府高层

① 郑扬康、詹杰：《提高中医孔子学院教学质量，推动中医药国际化发展——伦敦中医孔子学院教学引发的思考》，《时珍国医国药》2018年第5期。

② 姚月明：《中医院走向“一带一路”的国际化策略分析》，《江苏卫生事业管理》2018年第5期。

③ 卞跃峰、魏浩然、宋欣阳等：《中医药对外交流合作示范基地现状与展望》，《中医药管理杂志》2017年第20期。

人物。同时，国内其他医疗机构也在中医外交的实践中发挥着重要的作用。如位于大连的神谷中医医院注重发挥中医药特色，在中医药外交的实践上体现出吸引力。外国元首高层多次访问神谷中医医院，体验中医诊疗，其中不乏外国媒体对其进行报道宣传。2017 年，神谷中医医院借助在大连举办的夏季达沃斯年会，向来自世界各地的与会嘉宾推广中医，其中包括世界经济论坛主席施瓦布及夫人、摩尔多瓦前副总理屋大维·卡尔梅克、俄罗斯前教育与科学部部长 / 前总统助理安德烈·富尔先科等。北京广安门医院数年来屡次接待他国卫生部部长及高层，马其顿前卫生部部长（2010 年）、阿根廷前卫生部副部长（2013 年）、蒙古国前卫生部部长（2014 年）、新加坡中医管理委员会代表团（2016 年）、伊朗前卫生部部长（2017 年）等政要。国内基地良好发展，注重自身特色和国内外资源的整合，是中医外交实践的有效载体。

五、中医外交运用策略

（一）服务“一带一路”，纳入经济走廊建设

《中医药“一带一路”发展规划（2016—2020 年）》指出，“到 2020 年，中医药医疗与养生保健的价值被沿线民众广泛认可，更多‘一带一路’合作伙伴承认中医药的法律地位，中医药与沿线合作实现更大范围、更高水平、更深层次的大开放、大交流、大融合”。“一带一路”国际合作高峰论坛、金砖国家峰会、上海合作组织峰会和博鳌亚洲论坛等中国主场外交，为中医外交实践提供了平台和机遇。

中医外交实践要将医疗援助与多边合作融入“一带一路”。我国已经认识到援外过程中多边合作的重要性，提出实现“六个结合”。2013 年设立的中国—欧亚经济合作基金，2014 年成立的丝路基金，2015 年设立的中国气候变化南南合作基金、中国—联合国和平与发展基金及南南合作援助基金等标志着中国今后对外援助的重要方式与引擎将依靠以基金为主要形式的

投资。[①] 此外，中国通过以亚投行为代表的多边援助方式，树立了参与援助治理体系的新模式，开创了在亚洲地区援助治理体系的先河。这不仅对西方国家主导的全球援助体系有补充作用，还有助于把握发展中国家的地区性特征。

六大经济走廊是“一带一路”倡议不可或缺的部分。中医外交既要加入经济走廊合作，又要随着“一带一路”一起走出去。对中蒙俄经济走廊，要利用大型华商市场，形成集群效应。以蒙医作为切入点，共同建设专业的蒙医医疗、教育和研究机构逐渐让蒙古国人民了解中医、信任中医。2020 年，蒙古国多位副总理先后访问了“中国—蒙古中蒙医药医疗保健服务基地”，中医药再次进入了蒙古国高层的视野。新亚欧大陆桥走廊则可结合陆大道院士的点轴理论，以大陆桥为轴，进行多种形式的中医药布局。对于中国—中亚—西亚经济走廊，要选取哈萨克斯坦、沙特、以色列、阿联酋为四大支点国家。中国在该地区有许多基础设施建设项目，储备了大量中国和当地工人，中医药可依托产业园和大型项目进行海外基地的发展。这样既可以规避风险，又保障了一定的需求，还为中国员工和当地百姓提供就业机会。中南半岛经济走廊则可通过“大医院 + 小医院”模式建立传统医学跨境医疗服务共同体，采用“公司 + 产业园”模式搭建合作平台。如从政策、人才等方面促进中医药产业在中南半岛发展，以“中医院校 + 传统医学学校”模式开设网络课程、派遣师生，帮扶教育，培养海外中医人才，打通中巴经济走廊，建设中医药海外进出口母港。孟中印缅经济走廊亦可借鉴相关经验，从孟加拉国和缅甸入手。

（二）把握关键少数，提供一站式中医药诊疗服务包

外交部信息显示，我国越来越多的驻外使领馆外交官正积极参与到所在国家和地区中医机构的相关庆典活动，或与有关国家领导人探讨中

① 白云真：《“一带一路”倡议与中国对外援助转型》，《世界经济与政治》2015 年第 11 期。

医药领域的合作事宜。[①] 所在国的社会名流多次被邀请参与中医药文化的相关活动。我国政府曾邀请奥地利、阿尔及利亚、西班牙等驻华使馆和联合国驻华机构的多位大使、参赞、使馆工作人员及其家属亲自体验中医药文化。这些活动对相关国家的领导人都起到了宣传普及中医药文化的作用，一定程度上缓解了中医药国际交流中“民间热，官方冷”的尴尬。

中医外交的运用策略应集中于服务对象国首脑或者高层人物及家属，即把握关键少数。世界上很多国家领导人，尤其是医疗卫生事业欠发达的一些国家领导人曾主动邀请过我国的中医药专家为其治疗，均取得了不错的疗效。中医药疗效在外国政要中的良好口碑是中医外交最坚强的后盾。据相关统计，外国政要中包括越南前国家主席胡志明、朝鲜前国家领导人金日成、莫桑比克前总统希萨诺与前总统格布扎、几内亚总统阿尔法·孔戴、厄立特里亚总统伊萨亚斯·阿费沃基、纳米比亚前总理西奥-本·古里拉布、马达加斯加前总统卡哈等都接受过中医药治疗。另外，应我国领导人邀请，哈萨克斯坦前总统纳扎尔巴耶夫、塔吉克斯坦总统埃莫马利·拉赫蒙在内的多国政要都曾专门到我国三亚开展过中医药疗养活动。[②] 我们在了解各国政要身体状况的前提下，可邀请对象国首脑参加中医医疗旅游、参观中医中心和中医医院等。建议以针灸推拿先行，中药颗粒剂为辅，评估要客身体情况后有针对性地推出中医药“服务包”。

（三）培养国际化复合型人才，保障中医外交实践可持续

培养国际化复合型人才对中医外交实践至关重要。只有确保良好的人才培养工作，才能保证新鲜血液的输送使该行业具有活力与发展潜力。要保障中医外交的未来发展需要培养国际化的复合型人才。中医蕴含中国丰富的传统文化，其中又有着特殊的医疗价值、环境价值、科技价值和经济

① 李思乐、顾赤、毛和荣：《我国“中医外交”初探》，《时珍国医国药》2016 年第 5 期。

② 同上。

价值等。其本身就是一门专业性强又能跨界交流的学科。因此，有效运用中医对外交流需要对中医有深厚的了解，这样才能在不同的场合环境中发挥其作用。无论是为外宾提供服务，还是在政府医疗援助团队或国际组织中任职，中医外交中国际化复合型人才的选拔仍应以中医能力为核心。

中医外交中国际化复合型人才需要具备扎实的专业知识，这就要求中医药人员对中医基础理论以及中医经典著作等基础课程有过系统的学习。在以西医为主流的现代生物医学世界里，中医药走向世界难免会遇到西方医学各方面的挑战。在拥有扎实的中医理论知识和技能的同时，也需要具备一定的现代医疗知识，掌握现代医疗技能。此外，一名优秀的中医药外交人才，还必须具备一定的医学人文知识，能够阐释中医药文化的以人为本、道法自然、医者仁心仁术等核心价值观念、文化精神和思维模式，实现传播中医药文化博大精深底蕴的目的。①

我国在培养本土化中医药人才方面具有一定的基础，目前有数百所中医药院校分布在全球 30 多个国家和地区。对我国而言，培养方案的短板在于国内中医药院校的功能型人才培养还无法满足中医外交的需求，特别是在契合国家“一带一路”倡议和“健康中国”规划方面。因此，需要加强对人才的外语能力和外事能力的培养，在中医药大学开设相应课程，通过外聘教师的方式引入相应的外事处理知识，丰富人才培养体系，为中医外交培养国际化复合型人才，输送新鲜血液确保中医外交永葆活力。

（四）重视中国传统文化，夯实中医外交根基

中医学在形成和发展过程中，主要的思想都来自中华传统文化，形成了认识生理病理、指导预防治疗的特殊思维模式。中医将人看成形神合一、天人合一的整体，用整体动态思维看待生命的变化。中医教育特别重视中

① 吴青、蒋明佳、林建平：《中医药专业人才国际交流能力要素探讨》，《国际中医中药杂志》2012 年第 10 期。

医基础理论及传统文化的传授，旨在帮助学生尽快形成传统思维模式，从而更好地理解和掌握中医理论。若从人类非物质文化遗产的角度来看，传统文化在中华民族几千年的生命认知、健康维护、疾病防治的过程中，以中医药这一独特的精神财富和物质形态为载体，展现了中华民族内在的精神和思想底蕴，而传统文化也培育了中医所蕴含的独特人文精神。中医药文化作为中国传统文化的重要组成部分之一，千百年来在中华文明的进步和保护人民健康的过程中发挥了突出作用。①

中华传统文化是中医外交的根基，需要重视与传承。2018 年 4 月 11 日，中医药作为中国传统文化代表之一亮相于博鳌亚洲论坛，全国 60 多名中医专家在会议期间为参会嘉宾提供诊疗，而在每一位嘉宾的房间中也配备了中医药文化宣传手册。国家对中医药文化的重视在此体现。中医药文化的继承需要一个全面的、有体系的框架，亦需要一定的运作模式作为支撑和支持。就当下而言，现代科技的发展和西方文化的盛行对中医传统文化的继承产生了较大的影响。如何在这样的大环境下传承和发展中医药是许多业内人士思考的重点问题。中医药的传承和发展有多种途径，其中最为瞩目的就是立足中医根本，结合临床实际，联系现代科学，发展具有新时期特色的中医文化。作为自然科学和社会科学的结合体，中医药在各个发展阶段都会受到当下对客观世界认知水平的影响。因此，传承中医药文化要以中华优秀传统文化为根基。

目前中医药文化的传承工作主要集中在高校和社团组织之中，展望未来，政府主导和多方协作的模式也将成为中医药文化传承的关键途径。一方面，高校有丰富的教育资源，其受众主要集中在知识分子阶层，这一群体是传承中医药文化的主力军，也是能够深入参与中医外交实践的潜在人群。另一方面，发挥高校特有的优势，通过中医药文化教育培养留学生，向对象国高层输送中医药文化人才，已被历史证明为一条行之有效的渠道。

---

① 金阿宁：《中医学“卓越医生”培养模式研究》，博士学位论文，中南大学，2013 年。

六、结　论

自 1949 年以来，中医外交实践以四种不同形式活跃在中国与他国的外交过程中。通过治疗他国元首和政要、提供医疗援助、签署合作备忘录等形式，中医外交加深了中国与对象国的友谊，提高了中国在国际舞台上的影响力以及话语权。近年来，中医外交的发展呈现出爆发式增长的趋势，这不仅反映了中医事业的蓬勃发展，也是中国综合国力日益强盛的必然结果。由此可见，现代中医外交实践有着相当大的作用与潜力，一根银针、一剂药方、一味中药都有可能在广阔的国际外交平台上发挥出影响深远的作用。为了有效运用中医外交服务于中国“一带一路”倡议，应有选择性地在“六条经济走廊”上开展工作；同时，要把握关键人物，提供一站式中医药诊疗服务包。在人才建设方面，不仅要注重国际化复合型人才的培养，更要强调具备中医知识背景的人才，以确保中华文化的传承。综上，以中医外交为新途径、新载体充实中国外交软实力，这一做法值得国际关系学、传播学和中医学三方学者给予重视，并进行更深入的研究。

第二节

中医外交与针灸热

一、针灸纪录片获菲尼克斯电影节奖

针灸纪录片《9 000 根针》曾获 2010 年菲尼克斯电影节及其他多个电影节的最佳纪录片奖。该纪录片讲述了美国的健美运动员戴维·迪尔思，由于脑干大出血，经过紧急处理后得以幸存，但中风后遗症使其生活不能自理，站立困难，右下肢肌力为零。保险公司拒绝支付其中风后康复治疗的费用。戴维·迪尔思饱受折磨，几近绝望。万般无奈下，戴维·迪尔思和家人来到中国天津，寻求中医针灸医师的帮助。经过 9 000 多针的治疗，他康复了，从不能自理到能够下地走路，堪称医学奇迹。戴维·迪尔思回到家乡后，人们为他的康复欢呼，并且惊叹于针灸的神奇疗效。

二、加拿大安大略省“高林事件”

1981 年，“高林事件”是加拿大安大略省中医针灸发展的转折点。[①] 高

① 王方、吴滨江:《加拿大安大略省中医针灸发展概述》,《中国针灸》2012 年第 4 期。

林是一名法籍针灸医生，曾在安大略省渥太华行医，并以“非法行医”“非法使用医生名衔”的罪名，两次被安大略省西医协会告上法庭。法官认为“针灸不是西医的一个部门”，“任何拥有正式学位或博士学位的人都可以被称为doctor，但不能被称为西医”。因此，高林博士被无罪释放。而后，安大略省卫生部在西医管理法的“除了有权执业的西医，任何人都不能使用利器穿透皮肤”后面加上了“针灸除外”的法律条文。“高林事件”突破了西医控制和垄断的局面，可谓意义重大。“高林事件”后，中医针灸在一个更加宽松的环境中迅速发展起来，借助于20世纪八九十年代“移民潮”，中医针灸师也可以开设诊所为人们服务。据加拿大的人口统计：1981年中国移民人数约为30万，1991年增加到62万以上，2001年激增到100多万。在华人移民中，30%的人受过大学教育。迅速扩张的华人社区为中医针灸提供了广阔的市场。高质量移民群体的到来迅速壮大了中医针灸团队，安大略省的中医诊所如雨后春笋般涌现。为了共同的利益和行业的发展，专业组织、学会等机构应运而生，例如“加拿大中医针灸学会”（约1 600名会员）、“加拿大中医针灸协会”（约2 200名会员）和“加拿大中医协会”（约1 500名会员）。他们建立学校，培训新人，召开学术会议，争取保险公司支付针灸治疗费用。① 在此期间，社会对针灸的认可提高了，接受针灸治疗的人也增加了，针灸在加拿大的发展取得了丰硕成果。

三、保加利亚的针灸科研

1975年以来，保加利亚对针灸的重视程度日益提高，许多卫生部门都不同程度地发展了针灸业务。保加利亚医学院和一些科研机构也把针灸作为主要课题。保加利亚大约有150名高级针灸师，建立了各种学术针灸小组。在日常工作中，他们除了应用各种先进的针灸技术外，还定期举办各种针灸学术活动。在世界针灸学术会议上，保加利亚展出了由电子实验中

① 王方、吴滨江：《加拿大安大略省中医针灸发展概述》，《中国针灸》2012年第4期。

心专家设计和研究的电针、经络神经刺激器、激光针灸、穴位测量仪等针灸仪器。为了发展针灸事业，保加利亚投入大量资金建立了外语针灸论文翻译机构，并举办了几次大型针灸学术会议。为进一步发展针灸产业，保加利亚的针灸专家建立了交流网络，相互交流临床经验和科研成果。

四、荷兰的针灸教育

20 世纪七八十年代，受世界范围内“中医热”的影响，荷兰也出现了“针灸热”。随着中国的改革开放，中国的对外交流日益频繁，从事中医工作者移居欧洲数量不断增加。统计数据显示，1970 年，荷兰只有 5 名针灸师，而到了 1987 年，针灸师增加到了 200 多名。因此，20 世纪 80 年代，荷兰针灸的发展程度日益提高。当时，荷兰的针灸学校为三年制，有 7 所。上海针灸经络研究所和荷兰格罗宁根州立大学口腔系共同建立了荷兰第一个官方认可的针灸中心“荷兰—中国华佗针灸中心”。该中心集教学和医疗于一体，是欧洲第一个被正式认可的针灸中心。在校期间，想学中医的学生可以选择在当地学习，也可以申请在上海学习半年，上课时间可以折算学分。

针灸治疗不仅受到荷兰普通民众的喜爱，而且受到了官方的关注。相关数据显示，1990 年，约有 0.7% 的荷兰人愿意接受针灸治疗，到 2002 年，这一比例上升至 1.4%。2010 年至 2012 年，荷兰约有 100 万人接受中医替代治疗，其中 25% 接受针灸治疗，这是所有替代治疗中比例最高的一项。到 2011 年为止，荷兰已注册约 300 名针灸师。也就是说，约 0.5% 的荷兰医生使用了针灸作为诊疗手段。

五、德国的针灸止痛

20 世纪 70 年代末，德国建立了许多针灸协会来教授针灸，短期内增加了数千名针灸师。由于有关针灸的学术论文在西方医学界引起了广泛的争议，一些大学，如吉森大学和海德堡大学开始研究针灸疗法，并开设了提供针灸治疗的门诊。一些医疗保险公司开始支付部分针灸费用，一些公司也在法院判决后承担部分针灸费用，使得德国公众开始尝试使用针灸来缓解疼痛。

20 世纪 80 年代以后，全世界关于针灸治疗的研究日益增多，人们对针灸镇痛的原理已经有了初步的共识。针刺镇痛在德国急速发展，许多麻醉师把针灸列为镇痛方法之一。德国医师会还开发了更详细更严密的针灸训练内容，开始增加训练时间。德国独有的医疗执照“自然治疗师”（Heilpraktiker，HP）被允许从事针灸治疗。中德针灸诊所和研究机构数量显著增加。

进入 21 世纪以来，大学和保险公司共同参与大规模针灸科学研究，针灸治疗也被德国医学界广泛认可，作为某些病种的推荐疗法被纳入德国的社会医疗系统。

六、丹麦的针灸定位

丹麦政府规定，针灸医生原则上需要毕业于正规西方医学院校，工作 1—2 年和有一定临床经验的医生。同时，丹麦政府还规定，那些没有取得注册医生资格但接受过特殊专业培训的人也可以申请注册行医，不过其执业范围受法律限制。1981 年，丹麦高等法院裁定针灸是一种外科手术，强调针灸医生必须接受正规的医学教育和针灸训练才能从事医疗工作。目前，丹麦有自己的针灸学会，负责与各国医学界的官方合作和学术交流，不定期举办针灸学术研讨会和培训班以提高针灸医生的医术水平。丹麦普通医师可以自由参加国内外任何地方不同层次、不同时间的理论和临床研究。

目前，在丹麦从事针灸师培训工作的导师多为中国针灸学会会员，他们都曾在中国学习过针灸。他们不仅精通针灸疗法的理论，而且在针灸实践中积累了一些临床经验。没有接受过针灸训练的医生，只要在这些专业医生的指导下学习 18 个月，基本上都可以取得当地医疗部门批准的针灸医生许可证，从事正常的针灸治疗。

近年来，随着丹麦和中国在中医药领域的合作不断加深，越来越多的丹麦医生来中国进行研究和深造。其中，每批 2—3 人，或者 10 人以上。他们对针灸技术的掌握程度不同，通常到中国学习 3 个月，并参加系统的初级和高级针灸培训。部分已经在丹麦工作多年的医生会随团访华，以了解中国针灸的发展现状和相关的临床治疗知识。

七、阿尔及利亚的针灸碰撞

1963 年，中国根据阿尔及利亚民主共和国政府的要求，正式向阿尔及利亚派遣了中国医疗队，这也是中国政府派往非洲的第一支医疗队。援阿医疗队由湖北省卫生和计划生育委员会选派，有 3 080 名医疗人员共 23 批次赴阿尔及利亚进行为期两年的援助活动，共接诊病人 2 500 多万人次。1997 年，响应阿尔及利亚民主共和国政府的请求，援阿医疗队非常罕见地增加了中医针灸专业医疗队。此次针灸医疗队共有 7 名成员，其中针灸医生 5 名，分别负责穆斯塔法医院、本阿克农专科医院和卫生部院长办公室的针灸医疗工作，同时负责对同胞的针灸治疗和一些特殊病人的出诊，平均每天治疗人数超过 100 例，最高达 150 例。针灸作为传统中医的一种特色疗法，在阿尔及利亚当地人中很受欢迎，他们亲切地将中国针灸称为“依布拉-丝医尼”。20 世纪 90 年代中期，阿尔及利亚卫生部正式批准针灸在医院门诊可以作为辅助疗法使用。

八、厄瓜多尔的针灸潜力

随着针灸在世界范围内的兴起，厄瓜多尔政府大力支持针灸治疗，当地媒体也积极推广。针灸以其可靠的疗效和合理的价格得到了越来越多厄瓜多尔人的认可，并想要学习针灸。自1999年起，厄瓜多尔每年推荐1—2名西医临床医师，在中国的资助下前往广州中医药大学进行为期6个月至1年的短期针灸培训。与此同时，中厄两国政府签署了合作协议，由中方派遣一支针灸医疗队赴厄瓜多尔开展针灸临床工作。在接下来的9年里，中国先后派出6批针灸医生赴厄瓜多尔工作，每批为期1.5年。2001年，厄瓜多尔首都基多的西蒙玻利瓦尔大学开设了第一个临床针灸专业，获得医学学士学位的医学生可以学习针灸，毕业后将被授予针灸学士学位，这标志着厄瓜多尔针灸治疗进入了新的发展阶段。

九、突尼斯针灸案例

（一）针灸现状

从1973年派出第一批中国援突尼斯医疗队起，针灸便正式传入突尼斯。虽然只有短短50余年，但是针灸与突尼斯本土医学具有相通性，容易被突尼斯人民接受，且一经传入，针灸在临床上便取得了非常好的疗效，特别是针对风湿病、肥胖症等当地多发病方面疗效显著，于是在短时间内，大量病人纷纷涌来。[①] 据统计，1979年至1980年间，坚杜拜（Jendouba）医院的两名中国针灸医生每天要治疗100多个病人。于是，1980年，突尼斯神经医院的教授聘请中国医疗队的6名针灸专家到其医院工作，其初衷是以临床治疗为主，并肩负起教学的任务，目的是通过中国针灸专家帮助突尼斯培养一批本土的针灸临床医生。但事与愿违，由于没有正规法语版的针灸教材，以及中国专家的法语语言能力存在问题，教学任务最终落空。

目前突尼斯还没有像国内正规中医药大学那样的针灸本专科教育。但

---

① 佚名：《"神奇中医药"走向世界越走越宽》，《亚太传统医药》2018年第2期。

是，从 1994 年开始，突尼斯卫生部决定在突尼斯医学院开设针灸学习班，聘请马尔萨（Marsa）针灸中心的中国针灸专家担任教学工作，每一期教学周期为 2 年。凡是已经取得医师资格证的临床执业医师都可以自愿报名参加，每期招收 15 名学员。这些学员进行为期 1 年至 1 年半的针灸理论学习，然后在针灸中心进行不少于 50 个工作日的临床实习，在通过毕业理论考试以及针灸专业论文答辩后，由突尼斯医学院颁发毕业证书，学员可凭此证书在医院或诊所从事针灸临床治疗活动。

（二）发展前景

针灸在突尼斯很受欢迎，且有很好的群众基础，当地人民群众认为针灸非常神奇，可以治百病，甚至到了依赖的地步。有些病人每隔一段时间就会因为旧病复发而到针灸中心进行治疗。突尼斯人民对针灸的信任和对医生的尊敬使针灸发挥出了很好的疗效，这就是中医所说的“调神”，有利于针刺的“守神候气”。①在突尼斯针灸治疗的病种非常广泛，临床发展潜力很大，突尼斯的总统、部长、市长、海关总长等都曾接受过针灸治疗，针灸为中突人民的友谊和我国的外交事业做出了积极的贡献。②

突尼斯政府非常重视针灸。2006 年 10 月 28 日，突尼斯公共卫生部时任部长里达·凯什里德陪同中国人民对外友好协会会长陈昊苏参观针灸中心。他表示，在医疗合作方面，突尼斯与中国已合作了 30 多年，双方的合作始于针灸，中国针灸已经取代了部分西药和外科手术，帮助许多突尼斯人治疗好疾病，而且效果显著。突尼斯希望能将目前的针灸中心扩大成中医中心，加深同中国在中医领域的合作。同时，针灸中心所在医院也在制定中医药发展规划。其内容包括：与中国在中医药领域密切合作，将针灸中心的活动扩展到中医药、医疗保健等其他领域；将中医药引入突尼斯，在突尼斯发展中医药企业，建立基于植物药物的中药加工厂，等等。③

---

① 王欣、崔华峰、单秋华：《试述神与针刺》，《实用中医药杂志》2006 年第 3 期。

② 曾士林、许金水：《针灸在突尼斯》，《中国针灸》2013 年第 4 期。

③ 同上。

十、案例：以“纵波模型”分析尼克松访华验针灸

本文对1972年尼克松访华前后的针灸故事进行描述与研究。中医针灸在美国发展较好，在尼克松访华前，民间的科学家和大学的学者都对针灸进行了一定的研究并打算在大学开设专门课程。尼克松访华时曾提出观看针灸麻醉技术一事，回国后的相关宣传报道掀起了美国民众的“针灸热”。同时，科学界、教育界、政治界都将目光聚焦于针灸，中医针灸在美国得到了极大的发展。本文以“纵波模型”对这一事件的前后故事进行分析，并加以论证。

1. 中美建交背景

冷战时期，美国外交政策的核心目标，即为遏制共产主义，争取冷战竞争的胜利。在此背景下，美国使用了一切能够想到以及能够使用的工具。20世纪60年代末，尼克松当选总统后，对美国在亚洲的政策进行调整，有意改善中美关系，开展“均势外交”，同时遏制苏联发展。

1971年4—5月，中国和美国政府在北京进行公开会谈，就解决两国分歧问题，达成一致意见。双方领导人会晤被提上日程。随后，基辛格博士秘密访华，中美双方讨论了国际形势及中美关系问题，并就尼克松访华一事正式达成协议。1972年2月21日上午11时30分，美国时任总统尼克松乘坐的“空军一号”飞机在北京降落，中美两国领导人的手握在一起，结束了20多年的隔绝状态，标志着中美关系一个新时代的开始。①

在这场具有里程碑意义的世纪会晤之后，引发了一系列相关事件，并吸引了全世界的广泛关注。中国中医独有的针灸也随之登上了政治舞台，在美国一度掀起了“针灸热”，乃至今日，美国仍然是世界上针灸发展较好的国家。笔者前往美国的尼克松博物馆，收集到了中美会晤前后有关针灸故事的第一手资料，通过对这些资料的翻译与分析，提出了“纵波模型”

① 纪彭：《美英列强破冰而来　只有永恒的国家利益》，《文史参考》2012年第22期。

的外交概念，即领导人外交中的举动势必反映了民间的需求，而这类举动会给民间带来反馈，进而引发更为显著的后续效应。

2. 民间蓄势——宣传针灸麻醉

1958 年，毛泽东提出“中国医药学是一个伟大的宝库，应当努力发掘，加以提高”。在这一号召之下，中国的首例针麻成功掀起了针刺麻醉的“群众运动”。从 1958 年到 1989 年的 30 年间，中国在针刺麻醉下施行的手术已达 200 多万例，手术种类多达 100 余种，不仅用于甲状腺摘除手术、颞顶枕区及后颅窝手术、前颅凹颅脑手术、颈椎前路骨科手术、肺叶切除术、剖宫产、腹式子宫全切除术、胃大部切除术、全喉切除术、斜视矫正术、拔牙术[①]，而且在一些脑外科、心脏外科、肺切除手术、腹主动脉瘤手术等高难度手术中也得到了应用。可以说，当时的中国针灸麻醉处于一个高度发达的时期，具有丰富的临床操作经验以及过硬的技术支持，为后续引起美国乃至世界的关注夯下坚实的基础。

1971 年，美国《纽约时报》专栏作家詹姆斯 · 雷斯顿在中国访问时得了急性阑尾炎，经药物麻醉做了手术。手术后的第二天，詹姆斯 · 雷斯顿患了术后腹痛。在医生的建议下，他在北京医院接受了针灸治疗以缓解疼痛，获得了良好的效果。随后，他把这段经历写成报道发回了《纽约时报》，立刻就在美国民间造成了极大的反响。通过《纽约时报》的宣传，中国的中医针灸进入了美国民众的视野。

然而这并不是美国人与针灸的第一次相遇。美国的学术界有一批学者对针灸进行了研究，甚至打算为其开设学习课程。1971 年 11 月 18 日的《纽约时报》便报道称华盛顿大学将会在其实验学院开设一门针灸课程。曾在香港和东京学习过针灸的丰（Mifoo Hsu）博士担任这门课程的授课老师，目标是教授通过针刺给予器官、系统或者神经刺激来起到治疗或者调整紊乱的作用。华盛顿大学是美国的著名大学，科研能力在世界名列前茅，其以敏锐的学术嗅觉发现了中医针灸的神奇并决定为此特地开设课程，是

---

① 贾擎：《针刺与局部麻醉用于慢性鼻炎下鼻甲肥大射频消融术的对照研究》，硕士学位论文，中国中医科学院，2010 年。

对针灸技术的极大肯定。

无独有偶，美国学者米勒（J. David Miller）博士在1972年2月3日发表了一篇关于针灸的总结文章。他在其中不仅肯定了针灸确实拥有治愈疾病、减除疼痛的作用，并且提及了针灸麻醉的方式。进而他还在文章中提及了美国人对于中国中医的帮助，在1919年中医步入低谷时，西方的传教士和慈善家帮助中国建立医科大学。其中最典型的就是洛克菲勒基金会所资助的北京协和医学院，是该基金会在海外单项拨款数目最大、时间延续最长的慈善援助项目。

从民间宣传、学术界研究到经济投资，美国的民间力量在逐渐蓄势，不断地推动中国中医针灸技术进入美国领导人的视野。而正是这份来自民间的力量，构成了“纵波模型”中实现外交事件上升的动力，其反映的是在外交事件中参与国民众的确切需要以及意愿，也体现了外交事件的发生是从民众出发的本质。外交应服务于民众，立足于民众。

3. 政府推动——观看针刺麻醉

民间的宣传和学术界的研究将针刺麻醉带到了美国政府高层面前。首先被影响的是尼克松总统访华时的随行私人医生沃尔特·塔卡。他从同事处听闻了有关针刺麻醉的神奇，便立即转告给了尼克松总统，引起尼克松总统对针灸的浓厚兴趣，并正式向中国提出在访华时观看针刺麻醉的要求。于是，中国外交部和卫生部开始筹备，选定在北京结核病研究所进行针刺麻醉肺切除手术，并派叶剑英元帅前往考察，确认是否可靠。叶剑英元帅察看了针刺麻醉以及手术的全过程，在术后他还与病人进行了交谈，询问其针刺麻醉时的体验，确定了针刺麻醉的有效性并及时反馈给了周恩来总理，称可以接待尼克松总统等访华人员。

1972年2月24日上午8时30分，黑格将军率领随团官员和美国新闻媒体30余人到达北京医科大学第三附属医院观看针刺麻醉肺切除手术。为了确定病人在手术前没有使用麻醉性药物，美方观察团在手术前便与病人见面，一同进入手术室。在进行针刺麻醉开始手术后，美方全程关注病人的精神状态并与其交谈，病人表情平静、神志清醒，使得美方人员大为惊叹。手术结束后，病人和医生又分别接受了美方记者的采访和提问。至此，美国代表团观察针刺麻醉落下帷幕。而这也成为后人津津乐道的外交事例之一。可以说，这是在美国政府以及中国政府互相推动下完成的外交案例，是“纵波模型”的峰点，为后续在美国掀起“针灸热”埋下了伏笔。

4. 民间反馈——针灸需求量剧增

在美国访华团观看完针刺麻醉后，其成员纷纷公开表达了对针刺麻醉的认可。塔卡称中国的针刺麻醉手术在美国早有传闻，但多数人仍然持不相信的态度。在目睹针刺麻醉肺切除手术的全过程后，黑格将军称针灸麻醉确实真实可信，效果令人信服。而《纽约时报》记者更是称针刺麻醉术为神话。

回国后，塔卡在美国海量发行的《读者文摘》上发表了一篇题为《我曾亲眼看见针灸确实有效》的短文，详细描述了上述针刺麻醉手术的全过程，并给予肯定性评价，客观公正地向美国读者介绍了中国针灸，并建议美国麻醉科和外科医生能够来中国学习。虽然针刺麻醉没有在西方国家广泛流行，但针灸在相关疾病治疗中的效果得到认可，并为替代补充医学在美国的发展产生了影响。而最为直接的影响是三封来自美国民众写给白宫的信件。由于资料保存问题，笔者并没有看到三封来信，但是从回信中可以看到美国民众对中国中医针灸仍然存在着诸多疑问，来信虽以咨询为主，但其根本目的是希望针灸能够治疗来信之人的疾病。只是可惜在当时的背景下美国并没有立刻将针灸技术作为合法治疗疾病的手段，所以在白宫的回信中屡次表达了对来信之人的抱歉之情。正因如此，此举间接促成了 1972 年加利福尼亚州率先提出针灸立法以及 1973 年内华达州立法成功的案例。

民间的力量推动了外交事例的发生，而外交事例的发生亦可反馈给民间，至此形成了一个完整的“纵波模型”。外交的出发点是民众，是一种为民众带来利益的国际政治体现。一切以人民为根本，代表人民与他国交流，而后满足本国人民的需要。这一点在尼克松访华观看针刺麻醉的外交事例中得到了完美的体现。同时，“纵波模型”并未至此结束，其效应是持续且长远的。

5. 针灸研究、教育与立法——纵波的持续效应

针灸医疗研究、针灸教育和针灸立法是尼克松观看针刺麻醉后主要的影响体现。这三方面的持续效应甚至影响到今日。

对于针灸医疗研究主要集中于尼克松访华代表团中的医疗人员，亲眼观看针刺麻醉技术使其具有了直观的印象，他们也是第一批确定针刺麻醉有效的美国医疗人员。其中的代表人物就是玛格丽特·帕特森（Margaret Patterson）博士。

帕特森曾因为其在印度杰出的医疗工作被授予了大英帝国勋章。1972年尼克松前往中国时，帕特森作为团队里的医疗人员目睹了针刺麻醉的实施过程并对其留下了深刻的印象。之后帕特森医生就前往南京进行了如何在颅脑手术中应用无痛电针的学习，6 周后她回到香港。1972 年 11 月，一个 50 岁的男人在香港医院做了脑震荡治疗手术。他药物成瘾的病史长达 5 年。在复诊时，他被给予鸦片酊以缓解症状。后来病人同意进行扣带回切开术来进行治疗，而在他接受手术的针刺麻醉过程中，病人陈述一些不适症状消失了。手术结束后，病人进行了相对应的测试，最后其陈述都得到了临床认证。而当天晚上病人再次称自己产生戒断反应需要药物时，医生对其进行了半小时的电针刺激以减轻他的痛苦。第二天，两个来自同一家医院骨科病房的病人都因对阿片成瘾而同意成为电针治疗的志愿者，他们对于电针半小时的诊疗都有很好的反应。从那时起就有了许多关于电针治疗药物成瘾的报道。而帕特森博士也逐渐开始用电针疗法治疗吸毒病人，发现电针治疗给他们带来很好的效果，帮助他们很快地摆脱了毒品的诱惑和戒断反应所带来的痛苦。在治疗过程中，她这样描述道："大约 10—15 分钟的电针刺激后，病人的眼睛、鼻子和嘴巴会慢慢开始变干，各种腹部的疼痛和肢体的颤抖会开始减弱，呼吸开始变得规律。同时，病人会感到温暖和放松。他们经常在治疗过程中睡着，而在醒来时他们会感到舒适与饥饿。比较好的治疗效果可以持续一到两个小时，随着进一步的治疗，之后几天所持续的时间会越来越长。在经过 10 天的治疗后，病人表示他们对海洛因的渴望已经消失了。"

直至 1973 年 6 月，帕特森博士运用电针方式治疗了超过 100 名吸毒成

瘾的病人，这些病人的年龄从 17 岁到 79 岁，都来自社会经济最底层。后来帕特森博士对电针刺激进行了进一步研究，15 个月后她发现并不需要针灸针来刺激皮肤，只要电强度足够便可以进行治疗。避免用针可以有效地杜绝类似肝炎等传染病的传播。所以帕特森博士将电针治疗改为电治疗，由此创出了神经电理论（NET）。

现代研究表明，电刺激确实对疼痛有较好的治疗效果。疼痛是患者最常见的症状，包括慢性下背痛、偏头疼和紧张性头疼等，尽管疼痛是机体的一个自我保护机制，但疼痛会给病人带来极大的不愉快感和重大的精神压力。低频电的镇痛具有其独特作用，在临床上也得到了广泛的运用。低频电可以明显地降低受试者的疼痛感。类似研究还发现，低频电能使感觉长期处于压抑状态，与中枢系统改变有关，能改变中枢系统疼痛传导过程影响疼痛控制区域，从而达到缓解疼痛的作用，这是低频电镇痛的一个重要机制。①骨关节炎病人在病程晚期，关节疼痛严重地影响病人的生活质量，通过低频电治疗患有骨关节炎的病人，结果发现经过治疗后病人的关节疼痛程度有所降低，关节活动能力明显提高。术后疼痛是手术病人常见症状，目前主要使用药物镇痛，然而药物镇痛易引发多种并发症，而且也不能使所有病人得到很好的镇痛效果，因此需要更多的类似电刺激的镇痛方法。②来源于电针的神经电疗法提供了有效的治疗手段。

同样来源于中医针灸的“干针”是另一个较好的例子。“干针”是相对“湿针”而言的一个概念。曾经，医生通过给身体注射止痛药或者麻醉药来缓解疼痛，后来发现起作用的并不是注射何种药物，即便是盐水，也会起到同样的疗效。最后，医生终于发现，是注射的针头而不是液体在起作用，这便是“干针”疗法的起源。近年来，西方一些“干针”治疗师直接使用针灸针刺入肌肉筋膜组织的激痛点（Myofascial Trigger Points），即中医所谓的阿是穴，这种治疗方法在中医针灸中已经使用了两千多年。

在美国，“干针”逐渐受到物理治疗师的青睐。物理治疗师，在美国是

---

① 贺灵慧、张新斐、林昀等：《低频电疗法的新进展》，《世界最新医学信息文摘》2017 年第 93 期。

② 同上。

“Physical therapist”，英联邦称“Physiotherapist”，简称理疗师（PT）。针灸是从业人员刺激身体上特定部位的一种技术，通常是将细针插入皮肤来进行治疗的，针灸的更广泛定义包括使用以下方法刺激穴位的各种技术：加热 / 烧灼—艾灸、压力 / 按摩—指压、电针、相关激光光刺或激光疗法。针灸的实施可以遵循不同理论传统，中医针灸和以现代解剖知识为基础的针刺疗法都是针灸疗法，只要是用针灸针进行体表穿刺，就属于针刺疗法范围。照此标准，“干针”当属针刺疗法的一种。全美现有 46 个州有针灸法规，尽管有的不完善，但都要求施针者在认可的正规学校接受 2 000—3 000 小时的教育并通过执照考试才能正式开展针灸治疗活动。而一些物理治疗师仅跟师学习 27—54 小时就进行针灸诊疗，有关的监督管理仍须完善。

除了“干针”疗法，美国还将针灸运用到战场救援上。空军医生理查德 · 涅米佐上校开创了“战场针灸疗法”，在阿富汗南部赫尔曼德省的海军陆战队营地帮助遭受脑震荡的士兵尽快康复并迅速返回前线。美国海陆空三军的医生也利用针灸来治疗骨骼肌问题、缓解疼痛和压力。无论是在美国的本土医院，还是在伊拉克和阿富汗的战区医院都使用针灸疗法。

据了解，和平方舟医院船曾抵达美国夏威夷的珍珠港，其间中国的中医人员就主办了一场展示培训活动，参加了两场综合医学论坛，接待了美国海军医务局时任局长马修 · 内森海军中将、美国海军第三舰队时任司令肯尼斯 · 弗洛伊德海军中将、韩国舰艇编队时任指挥员尹政相海军少将等外军将领，并在舰艇开放日中为 15 个国家的 900 多人进行了相关针灸展示。①

美国中医针灸教育肇始于 20 世纪 70 年代，除了上文所提到的华盛顿大学开设针灸课程外，加州针灸学院等为最早的针灸学校，而萨姆拉（Samra）大学早在 1969 年已开设中医针灸课程。新英格兰针灸学校则是全美第一个获得政府批准的针灸学校，成立于 1976 年。经过 40 多年发展，获得全美针灸与东方医学院校论证委员会（ACAOM）论证并被联邦教育部

① 佚名：《科学实验首揭针灸神秘面纱》，《科学生活》2010 年第 11 期。

认可的中医针灸院（系）有56所[①]，遍布于22个州。可以说美国是海外中医针灸教育规模最大、最成体系的国家，不仅有完善的针灸立法，而且已经建立了针灸考试和执业注册制度。

中医针灸教育也被尼克松访华事件影响。尼克松访华后的年底白宫收到了数位教育学家的来信，他们希望在未来的财政预算上能够加强针对国际教育，尤其是以中国和日本为代表的东亚国家的研究经费，随着尼克松访华事件所带来的余热，原本由慈善基金会所提供的资金或奖励金已远远不够支持大学的研究。其中的代表就有普林斯顿东亚研究中心的负责人弗雷德里克·韦德·莫特（Frederick W. Mote）。他认为如何去了解中国、认识中国、处理与中国的关系是尼克松总统访华后需要解决的问题。而解决这些问题需要大量擅长中文的人员，但当时除了少部分已在政府机构工作的人员外，美国会中文的人极少，所以他希望能够调整年度预算的比例，向中文教育方面倾斜，从而培养出高质量的中文翻译家以及中文教师。中文语言的教育推广为中医针灸的教育打下基础，中医针灸蕴含了丰富的中国文化，也成了吸引外国人学习的动力之一。

最后，关于针灸立法问题。尼克松访华同年即1972年众议院议员杜菲（Duffy）提出了第一条针灸法案（AB1500），并获准通过。该法案规定：没有西医执照的人可作为医师助手进行针灸治疗，但必须在某些核准的医学院校内，在西医的直接监督下施术，并且必须以科研为目的。但严格意义上这并不是真正对针灸进行立法规管，只是不限制针灸发展的权宜之计。[②]

1973年，针灸在内华达州获得立法。这得益于一位香港中医针灸师陆易公和两位纽约退休律师亚瑟·史坦勃（Arthur Steinberg）、詹姆·乔埃斯（Jim Joyes）的努力。当时，陆易公氏受邀到美国进行针灸学演讲，事后了解到针灸师在美国不受法律保护，更有针灸师曾因没有行医执照被捕。为了给针灸正名，保护广大从业者，以及推广针灸，陆易公氏亲赴内华达州

① 陈业孟、李玲玲：《浅谈美国中医针灸教育论证》，《天津中医药》2017年第9期。

② 苏敏、杨金生：《针灸在美国的立法进程及现状研究》，《世界中医药》2013年第2期。

争取针灸立法。州立法院批准了3周的示范期，在此期间将对来自全国各大医院或经政府机构介绍的病人进行免费治疗。很多病人都接受过手术治疗，甚至有开刀20余次者，可见诊疗的难度。美国电视台全程直播治疗过程，各大报社记者二十四小时轮班蹲守，更有数十位医学专家、政府官员在旁监督。如果治疗过程中出现病人死亡、误伤或极度疼痛的情况，则构成医疗事故。此次示范约有500名病人参与，对诊疗效果十分满意。最终，州众议院以30票同意、1票反对、1票缺席，州参议院以20票同意、0票反对，通过针灸立法。至此，内华达州成为率先在美国进行针灸立法的州。此后，许多州纷纷效仿。1975年7月12日，加州通过“针灸职业合法化提案（即SB86提案）”，同年8月9日，纽约州签署《针灸医师独立行医法案》。

1972年，美国食品药品监督管理局（FDA）首次将针灸针作为“研究设备”进行管制，后来在1996年认可了针灸针①，针灸针的地位从III类医学设备转变为II类医学设备，意味着经许可的从业人员使用针灸针时，针灸针是安全有效的。1997年11月，美国医学权威机构美国国家卫生研究院（NIH）举行了1 000余人参加的听证会，肯定了针灸对某些疾病的疗效，这是美国针灸史上最重要的事情之一，进一步促进了针灸在美国的发展，形成了第二次“针灸热”。②截至2016年，美国已有44个州立法承认针灸治疗，其中4个州（加利福尼亚州、佛罗里达州、得克萨斯州、新墨西哥州）和华盛顿特区不仅立法承认针灸，而且认同中药治疗。③

尼克松访华已经过去了50余年，然而观看针刺麻醉后的波动效应仍在持续发挥余热。

---

① Chan, Kevin, Lee, Henry, “The Way Forward for Chinese Medicine”, in *CRC Press*, p. 349.

② 中国新闻网：《探究美国“针灸热”：由好奇到认同 由非法到合法》，http://chinanews.com.cn/hr/2014/05-26/6212417.shtml，访问日期：2020年5月31日。

③ 陈德成：《美国针灸40年发展概要与趋势》，《中医药导报》2016年第3期。

第三章

中医药参与全球卫生治理

第一节

中医药参与中亚国家卫生治理

当今传统医学不断得到认可，世界各国对其在改善人类健康、促进全球卫生治理方面寄予厚望。《中华人民共和国国民经济和社会发展第十三个五年规划纲要》和《推动共建丝绸之路经济带和21世纪海上丝绸之路的愿景与行动规划》均指出要开展和扩大中医药及传统医药领域合作，这表明中医药在我国参与全球卫生治理中的地位日益重要。“一带一路”倡议是中国参与全球卫生治理的重要途径，中亚作为“一带一路”的核心区域，面临卫生状况普遍较差、经济水平不高等问题。国外学者普遍认为中国对中亚医疗卫生贡献很少，关注点更多在能源资源领域。而美国、世界卫生组织和世界银行，自中亚国家独立以来，便持续对其医疗卫生系统改革提供技术和财政支持，成为中亚医疗卫生改革成功的因素之一。① 相较而言，中国与中亚国家卫生合作起步确实较晚。但是，随着传统医学在中亚越来越受到重视，在民众中也愈加流行，中国可以利用自身优势，积极探索中医药参与中亚卫生治理的路径。

---

① Dominis, S., Yazbeck, A. S., Hartel, L. A., “Keys to Health System Strengthening Success: Lessons from 25 Years of Health System Reforms and External Technical Support in Central Asia”, in *Health Systems & Reform*, 2018, pp. 162–169.

（一）中亚地区卫生治理现状

在苏联时代，中亚医疗保健服务范围广泛且免费，苏联的解体给中亚地区医疗卫生系统带来了巨大挑战。各国面临严重的财政困难，卫生服务迅速恶化，塔吉克斯坦国情更是因内战期间基础设施受到严重破坏而更加恶化。1990—2020年间人类发展指数的中亚得分趋势表明，该地区是人类发展最停滞的地区之一。在189个国家中，塔吉克斯坦排名最低时为125名，吉尔吉斯斯坦排名122名，乌兹别克斯坦和土库曼斯坦均排108名，哈萨克斯坦排名较高为50名。在经历了多年的医疗卫生改革尝试后，与一些经济发展水平类似的国家相比，中亚国家医疗卫生服务的获得和人民身体健康状况相差很大。总体上，中亚国家卫生和社会保障体系发展缓慢，难以适应以非传染性疾病和人口老龄化等为特点的疾病和人口变化。[①]

婴儿死亡率是衡量一个国家社会经济发展的主要指标之一。中亚各国的婴儿死亡率普遍较高，其中土库曼斯坦位居中亚榜首，排名世界第53位，最低的是哈萨克斯坦，排名世界第93位。人口预期寿命是衡量一个地区人口质量的统计指标。[②]根据2019年的统计，世界平均预期寿命为72岁，而中亚国家中只有哈萨克斯坦达到平均水平，为73.2岁（见表3-1）。

表3-1 中亚各国健康指标

	婴儿死亡率（‰，2017年）	五岁以下儿童的死亡率（‰，2017年）	预期寿命（岁，2018年）
吉尔吉斯斯坦	17.9	20.0	71.3
乌兹别克斯坦	20.0	22.5	71.6
塔吉克斯坦	29.4	33.6	70.9
哈萨克斯坦	8.9	10.0	73.2
土库曼斯坦	40.6	47.3	68.1

数据来源：根据联合国儿童死亡率估算机构间小组（2018年）和《世界人口展望》2019年修订版数据整理制作

---

① Rechel, B., Richardson, E., Mckee, M., *Trends in Health Systems in the Former Soviet Countries*, Copenhagen: WHO Regional Office for Europe, 2014.

② 郑晨：《预期寿命的地区差异和经济社会影响因素分析》，《中国集体经济》2010年第19期。

1．政府卫生支出不足

中亚各国卫生支出主要由政府支出、自费支出和外部援助等组成。世界卫生组织提倡的卫生支出目标为：广义政府卫生支出占 GDP 的比重不低于 5%①，当比重小于 5% 时，贫困人群很难被全部覆盖；个人卫生现金支出占全国卫生总支出的比重为 15%～20%，当比重大于 30% 时，将明显影响居民对卫生服务的利用。根据 2017 年的数据，中亚各国政府卫生支出占 GDP 比重最高的为乌兹别克斯坦，比重仅达到 2.8%。中亚各国自付费用比重均超过 30%，土库曼斯坦则高达 73%。可见，中亚国家医疗卫生覆盖严重不足，民众医疗卫生负担极为沉重。国际援助对中亚各国医疗卫生改革发挥了重要作用。国际机构，如世界银行、世界卫生组织与全球抗击艾滋病、结核病和疟疾基金，在中亚国家卫生改革和具体方案实施中发挥了重要作用，尤其是吉尔吉斯斯坦卫生改革的成功，很大程度依赖于国际援助。② 塔吉克斯坦卫生系统的财政支持主要来自国家预算的少量拨款，在很大程度上依赖国际组织的帮助和一些无偿援助（见表 3-2 和表 3-3）。③

然而，基于经济合作与发展组织债权人报告系统（OECD CRS）1995—2014 年期间的可用数据，中亚各国的卫生保健占援助总额的比例较低（见表 3-4）。④

表 3-2　2017 年中亚各国广义政府卫生支出占 GDP 比重

	乌兹别克斯坦	吉尔吉斯斯坦	塔吉克斯坦	哈萨克斯坦	土库曼斯坦
占 GDP 比重（%）	2.8	2.3	2.1	1.9	1.5

数据来源：世界卫生组织全球卫生支出数据库

① 迟福林：《以人民健康至上的理念推进公共卫生治理体系变革》，《行政管理改革》2020 年第 4 期。

② Ibraimova, A., Akkazieva, B., Ibraimov, A., et al., "Kyrgyzstan: Health System Review", in *Health Systems in Transition*, Vol. 13, No. 3 (2011), pp. xiii, xv–xx, 1–152.

③ 商务部国际贸易经济合作研究院、中国驻塔吉克斯坦大使馆经济商务处、商务部对外投资和经济合作司：《对外投资合作国别（地区）指南—塔吉克斯坦》，北京，2019 年，第 23—24 页。

④ Isabekova, Gulnaz, "Overview of Development Aid to Healthcare in Central Asia", accessed June 5, 2020, http://caspianet.eu/2018/09/24/overview-development-aid-healthcare-central-asia/.

表 3-3 2017 年中亚各国卫生总费用支出比重

	哈萨克斯坦	乌兹别克斯坦	吉尔吉斯斯坦	塔吉克斯坦	土库曼斯坦
广义政府卫生支出比重（%）	62	43	38	29	22
自付费用比重（%）	33	53	56	63	73
外部援助比重（%）	—	3	6	8	—
其他比重（%）	5	1	—	—	5

数据来源：世界卫生组织全球卫生支出数据库

表 3-4 1995—2014 年中亚各国卫生保健占援助总额比重

国　家	所有部门（总计）（万美元）	卫生保健（万美元）	卫生保健占援助总额的百分比
哈萨克斯坦	3495.1	239.0	6.8%
吉尔吉斯斯坦	6077.7	460.0	7.6%
塔吉克斯坦	5532.8	416.9	7.5%
土库曼斯坦	502.5	59.2	11.8%
乌兹别克斯坦	6987.9	696.6	10.0%

2. 医疗卫生体制薄弱

中亚各国的医疗卫生系统从苏联继承而来。乌兹别克斯坦和吉尔吉斯斯坦至今沿用苏联时期的医疗体制，卫生体制比较薄弱，医疗条件较差。因经济发展较慢，财政紧张，公立医院的基础设施较落后，医疗设备陈旧老化，医护人员水平参差不齐，行业管理不规范。塔吉克斯坦和乌兹别克斯坦尚未建立全民医疗保险制度。苏联医疗模式强调治疗优于预防，住院治疗优于初级保健。这一体制导致医院病床和医生数量庞大，设备利用效率低，服务质量差（见表 3-5）。

表 3-5 中亚国家病床数和护士及助产士数量

	病床数每 1 万人（2013 年）	医师密度（每 1000 人口，2014 年）	护士及助产士（每 1000 人）
哈萨克斯坦	67	3.25	8.49（2013 年）
土库曼斯坦	74	2.22	4.63（2014 年）
吉尔吉斯斯坦	45	1.88	6.43（2013 年）
塔吉克斯坦	48	1.7	5.23（2014 年）
乌兹别克斯坦	40	2.37	12.1（2014 年）

数据来源：世界卫生组织

此外，中亚还面临着严重的药品缺乏问题。根据欧洲卫生系统和政策观察站 2016 年的报告，在塔吉克斯坦，除一些草药产品，几乎所有药品都需要进口，而且除少数援助药品由医院和医疗机构无偿发放，药品一律需要到药房自购。① 乌兹别克斯坦药品多来自俄罗斯及东欧国家。②

3. 中亚疾病谱变化

中亚国家非传染性疾病死亡率逐年上升（见图 3-1），已成为卫生系统的首要挑战，其中心血管疾病（CVD）是导致死亡的主要原因。土库曼斯坦、乌兹别克斯坦和塔吉克斯坦的数据显示，50 岁以下糖尿病患者死亡率远高于欧盟。③ 自 20 世纪 90 年代中期以来，塔吉克斯坦非传染性疾病（特别是心血管疾病）的负担一直在稳步增加④，并制定了 2015—2025 年非传

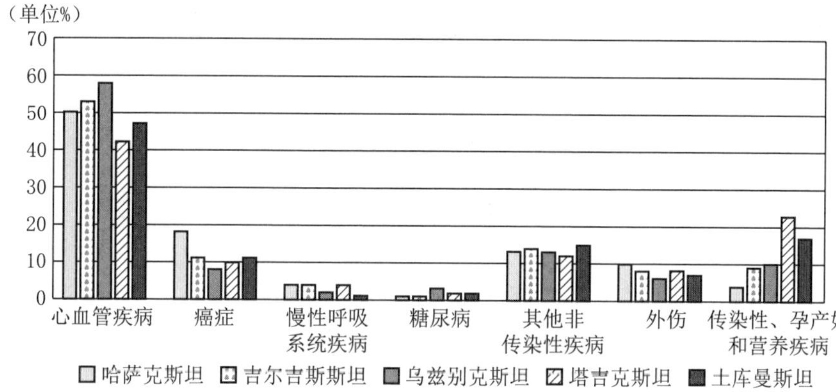

图 3-1　各类非传染性疾病导致的死亡率

资料来源：World Health Organization—Noncommunicable Diseases（NCD）Country Profiles，2018 世界卫生组织—非传染性疾病国家概况

① 商务部国际贸易经济合作研究院、中国驻塔吉克斯坦大使馆经济商务处、商务部对外投资和经济合作司：《对外投资合作国别（地区）指南—塔吉克斯坦》，北京，2019 年，第 23—24 页。

② 商务部国际贸易经济合作研究院、中国驻乌兹别克斯坦大使馆经济商务处、商务部对外投资和经济合作司：《对外投资合作国别（地区）指南—乌兹别克斯坦》，北京，2018 年，第 12 页。

③ Rechel，B.，Richardson，E.，Mckee，M.，*Trends in Health Systems in the Former Soviet Countries*，Copenhagen：WHO Regional Office for Europe，2014.

④ Jakab，M.，Smith，B.，Sautenkova，N.，et al.，"Better Non-communicable Disease Outcomes：Challenges and Opportunities for Health Systems：Kyrgyzstan Country Assessment：Focus on Cardiovascular Disease，" in *Tribology International*，Vol. 44，No. 7（2014），pp. 764–771.

染性疾病控制战略。自 2006 年以来，心血管疾病一直是吉尔吉斯斯坦四项优先健康改善计划之一，反映了政府对解决这些健康问题的承诺和优先考虑。①

4. 环境卫生问题严峻

中亚地区面临着越来越严峻的生态环境问题。在苏联解体后，政府主要关注市场经济的建立和减少贫困水平，环境保护和可持续性在优先事项清单中被忽视。② 水体污染和流域生态破坏一直是中亚地区存在的严重问题。加之过度放牧和森林采伐，荒漠化问题十分严重，较为典型的例子是咸海荒漠化。2019 年，咸海面积仅剩约原来的 10%。③ 此外，中东和阿富汗恐怖组织活动也波及中亚地区，为社会稳定造成极大的安全隐患。频发的暴恐事件不仅威胁中亚国家居民的身心健康，而且造成了人员伤亡。相较于 10 年前，中亚国家成年人死亡率的下降幅度大幅减缓。④

（二）中医药参与中亚地区卫生治理的优势

中医药参与中亚地区卫生治理不仅符合我国积极参与全球卫生治理的意愿，更可以满足中亚地区发展传统医学、保障国民健康的政治诉求。针对中亚地区基本医疗条件比较差的国情，中医药正好具有适应证广、成本低的优点。

---

① Jakab, M., Smith, B., Sautenkova, N., et al., “Better Non-communicable Disease Outcomes: Challenges and Opportunities for Health Systems. Kyrgyzstan Country Assessment: Focus on Cardiovascular Disease”, in *Tribology International*, Vol. 44, No. 7（2014）, pp. 764–771.

② Julian Agyeman and Yelena Ogneva-Himmelberger, eds., “Environmental Justice and Sustainability in the Former Soviet Union”, in *Soviet & Post Soviet Review*, Vol. 39, No. 2（2012）, pp. 273–276.

③ 阿布都米吉提·阿布力克木、葛拥晓、王亚俊等：《咸海的过去、现在与未来》，《干旱区研究》2019 年第 1 期。

④ 邱增辉、蒋祎、刘娅莉等：《“一带一路”国家公共卫生与卫生服务现况》，《中国公共卫生》2020 年第 12 期。

1. 良好的传统医学环境和基础

（1）传统医学基础深厚。中亚传统医学属于希腊—阿拉伯医学的一部分。在阿拉伯帝国扩张的过程中，其医学也随之传播到被征服地区。在中亚这片融汇东西的土地上，产生过诸多对后世医学具有重要影响的人物。例如，古希腊的希波克拉底（前 460—前 370 年）把自己的医学观点整理编著为《希波克拉底文集》，成为中亚医学思想的理论基础。至今哈萨克斯坦民间医生仍十分崇尚希波克拉底。阿布・纳斯尔・法拉比（870—950 年）是中世纪中亚西亚医学史上具有划时代里程碑意义的学者，被尊称为“第二导师”。伊本・西纳（980—1037 年）是早期伊斯兰帝国最著名的医学家，有“阿拉伯医学王子”的美誉，其著作《医典》是 12—17 世纪整个欧洲医学院的教科书和行医指南。

中亚地区不仅形成了自己独特的民族医学，有哈萨克医学、乌兹别克传统医学、塔吉克医学、粟特医学、龟兹医学等，还有其他传统医学流行，如中医学、藏医学、阿育吠陀医学、韩医学，以及顺势疗法、草药疗法、生物能量等治疗方法。

（2）政府重视传统医学发展。自苏联解体以来，中亚各国政府开始重视传统医学疗法，在政策上给予大力支持。比如，1997 年和 2003 年，哈萨克斯坦议会法案确认了传统和民间医学作为官方卫生保健一部分的重要性。一方面，中亚国家希望通过民族文化的复兴，巩固国家主权[1]。民间医学被视为民族传统的重要组成部分，是一种重要的文化遗产和民族共同记忆，是实现民族认同的重要手段。另一方面，苏联解体后大量资金和技术的撤离，导致这些国家的医疗保健系统急剧恶化，也促使人们不得不转向传统的治疗方法。

独立初期，各国对传统医学持比较积极和欢迎的态度，尤其在农村地区，由于基本保健服务难以获得，自我药物治疗和传统治疗师的数量开始增加。乌兹别克斯坦颁布《关于规范乌兹别克斯坦共和国民族医学领域的措施》，旨在规范民族医学领域的一系列活动，让民众享受更安全的传统医学服务，同时促进民族医学在本国的发展。土库曼斯坦高度重视传统医学在医疗体系中的作用，尤其专注于草药疗法的研究，别尔德穆哈梅多夫总统便著有《土库曼斯坦药用植物》一书。

2. 中医药得到中亚国家认可

在历史上，中亚地区便是多元文明的交会处、东西方文化交流的中介，医药文化也通过这条道路传播和交流。张骞出使西域以来，大量中亚植物和成药被引入我国，极大地丰富了中医学。随后，中医学理论和著作也传播到中亚地区。到了现代，中医药也越来越受到中亚人民的欢迎，针灸已在吉尔吉斯斯坦获得合法医学地位，属于医保执业范围，还专门设立了国家针灸医师考试中心。哈萨克斯坦和吉尔吉斯斯坦均建立了中医药中心。中国与乌兹别克斯坦开展了中医药国际合作项目，签约建设中乌传统医学中心和中乌友好医院。

中亚各国领导人和高层更是积极支持中医药在本国的发展。2004 年，哈萨克斯坦时任总统纳扎尔巴耶夫亲自带队前往三亚进行中医疗养。2013 年 9 月 11 日，中吉两国签署《中华人民共和国国家中医药管理局与吉尔吉斯共和国卫生部关于中医药领域合作谅解备忘录》。2014 年，土库曼斯坦总统别尔德穆哈梅多夫被北京中医药大学聘为名誉教授。2018 年，乌兹别克斯坦最高议会立法院代表赴北京学习借鉴中国医疗体系的成熟经验，为乌兹别克斯坦制定国家发展战略提供参考。2019 年，吉尔吉斯斯坦时任总统夫人阿塔姆巴耶娃等人，在北京体验中医药文化，接受中医把脉。

3. 中医药诊疗优势

中医药防治慢性非传染性疾病有着悠久的历史，随着疾病谱的变化、老龄化社会的到来和健康观念的转变，中医药学的优势越来越明显，其独特的理、法、方、药和临床实效不断被证实。首先，中医药在慢性病防治上有系统的理论知识。中医强调整体观“治未病”的理念，而慢性非传染性疾病控制的关键在于提早预防、及时治疗。中医倡导早期干预，截断病势，在养生、保健、治疗与康复等方面采用早期干预的理念与方法，可以有效地实现维护健康、防病治病的目的。① 其次，中医药在慢性病防治上有丰富的干预技术和手段。药物方面，中药不仅具有治疗功效，还有调理的

---

① 刘仝彧：《浅谈中医药防治慢性非传染性疾病的契合点》，《中国医药指南》2011 年第 29 期。

作用。除了中草药，还有针灸、推拿、导引、气功、药膳等多种非药物疗法手段，为慢性病防治管理提供了可靠的保证。①

4. 中医药在初级卫生保健中发挥重要作用

发挥传统医学在初级卫生保健中的作用，已成为传统医学全球发展的重要议题。世界卫生组织倡导将传统医学纳入初级卫生保健系统。②20世纪70年代至80年代，世界卫生组织大力推广中国赤脚医生制度。对赤脚医生利用本土医学资源——中医药，用最经济的方法解决广大乡村初级卫生服务的做法极为推崇，并向全世界树立了“中国样板”，至今仍被一些第三世界国家的基层公共卫生实践借鉴，对解决当下中国乃至世界初级卫生难题仍有着借鉴价值。③ 中医药服务现已被我国纳入基本公共卫生服务。《2018年中国卫生健康事业发展统计公报》显示，2018年我国中医类机构、床位及人员数均较2017年有明显提升，98.5%的社区卫生服务中心、87.2%的社区卫生服务站和97.0%的乡镇卫生院、69.0%的村卫生室都能够提供中医药服务，为实现“人人享有卫生保健”的初级卫生服务目标发挥了重要作用。④ 中国在基本卫生保健服务方面的丰富经验，可以为中亚国家提供借鉴。

（三）中医药参与中亚国家卫生治理的路径

在中亚国家，中国的卫生参与起步较晚，美国早在苏联解体后便积极参与中亚国家的医疗卫生改革，成效显著。中国参与中亚卫生治理应发挥自身优势，以传统医学为抓手，结合当地医疗卫生实际，为中亚人民健康

① 郝丽娜、胡镜清、刘保延等：《慢性非传染性疾病的防治管理现状和中医药的应用优势》，《天津中医药》2013年第2期。

② 苏芮、孙鹏、张子隽等：《促进传统医学发挥初级卫生保健服务作用相关政策研究》，《中国中医药信息杂志》2018年第9期。

③ 文庠：《初级卫生服务“中国样板”的重塑：赤脚医生与中医药研究述评与展望》，《南京中医药大学学报》（社会科学版）2019年第3期。

④ 李芮：《〈2018年我国卫生健康事业发展统计公报〉出炉》，《中医药管理杂志》2019年第10期。

和医疗服务质量提升贡献中国方案。同时，随着“一带一路”倡议的实施，海外项目越来越多，在外华人的健康也亟须保障。中医药参与当地卫生治理应当采取以下路径：

1. 加强传统医学合作机制建设

中亚传统医学曾在苏联时期受到严重打压，苏联解体后才恢复发展，而中医的发展也有过类似经历，但目前从教育、科研到临床都已十分成熟。因此，加强多边的交流与合作，有助于中亚传统医学的复兴，造福当地民众。中国与中亚国家可以借助上海合作组织平台进行多边合作，也可以通过基金会、学术组织等非政府组织进行交流。2019 年，在上海合作组织成员国元首理事会第十九次会议上，习近平主席指出：“中方愿意适时举办上海合作组织传统医学论坛，发挥传统医学优势，改善民众健康，提高医疗卫生水平。”① 在上海合作组织框架下，已经签署诸多协议，如 2010 年成立上海合作组织传统医学院，2015—2016 年连续召开上海合作组织、金砖国家传统医学大会。因此，很多建议和构想的落实需要通过机制建设，并形成跟踪评估体系，上海合作组织传统医学院也应积极发挥其作用，对合作进展及时反馈。

2. 探索“中国样板”的中亚模式

中医药在我国初级卫生保健中占有重要地位。早在 20 世纪五六十年代，赤脚医生就把西医和中医学结合起来，向公众传播相关医学知识，并提供基本的治疗。这一经验激发世卫组织提出了“2000 年人人享有卫生保健”的全球卫生战略目标，并对通过《阿拉木图宣言》产生了巨大影响。初级卫生保健也是中亚各国医疗卫生改革的重点。面对医生短缺、培训缺乏、设备不足、卫生环境较差、孕产妇和婴儿死亡率较高等问题，中国的模式可以为中亚国家解决初级卫生保健问题提供新选择。我们应该重新评估“中国样板”的影响，重新总结其在“第三世界”国家发展的经验，探索中医药和其他传统医学融入当地初级卫生服务体系的道路。

---

① 习近平：《凝心聚力　务实笃行　共创上海合作组织美好明天》，《光明日报》2019 年 6 月 15 日第 2 版。

3. 增加中医药在对外援助中的参与度

对中亚国家进行医疗机构和医疗资源的援助十分必要。中国在中亚的援建医院应加入中医特色，或建立专门的中医医院或在医院内开设中医科室。在援助医院项目交付受援国后，也应在传统医学技术交流、进修培训等方面予以后续支持，持续关注医院运营中存在的问题。在大多数国家，中国援建的医院缺乏专科服务特色，也难以在受援国财政、人力等公共资源投入紧张的情况下得到进一步发展，医疗卫生援助的精准性不强。[①]

4. 鼓励中医药企业和医疗机构“走出去”

市场化运作是推动中医药在国外健康发展的关键。中亚各国也十分鼓励私人企业发展，私人医疗服务机构是中亚各国今后大力发展的方向。在塔吉克斯坦，私营医疗机构不仅数量少，而且服务一般仅限于咨询、门诊。为此，塔吉克斯坦简化私人医疗提供者的许可手续，降低注册费用。吉尔吉斯斯坦政府非常鼓励设立中医诊所，为此专门设立了相应机构，负责管理中医诊所和中草药、中成药等市场。[②] 普华永道会计师事务所发布的一份报告指出，哈萨克斯坦是中国在医疗保健领域有吸引力的投资目的地之一，建议中国企业进驻该国药品行业。[③] 由此可以看出，中医药企业在中亚有着较好的市场和前景，但企业或个体诊所在进入中亚国家前，应进行充分的调研，了解当地政治环境和医疗需求，规避风险，遵守所在国法律法规和风俗习惯。

5. 推广中药材防沙创收新模式

中药材不仅具有防风固沙的生态价值，还蕴藏着改善贫困的经济价值。近年来，我国荒漠化地区开始大面积种植耐旱耐盐碱抗风沙中草药，大力发展治沙产业，形成了中药材种植防沙创收的新模式。中药治沙产业在

① 王云屏、金楠、樊晓丹：《中国对外援助医疗卫生机构的历史、现状与发展趋势》，《中国卫生政策研究》2017 年第 8 期。

② 世界中医药学会联合会：《世界中医药科技信息专题服务 · 吉尔吉斯斯坦》，http://tcmi.ncmi.cn/ContentDetail?id=1314&father=1，访问日期：2018 年 5 月 14 日。

③ 新浪医药：《“一带一路” 将如何影响中国制药企业扩张？》，http://www.cccmhpie.org.cn/Pub/1773/167209.shtml，访问日期：2020 年 6 月 5 日。

2000 年起步，耐干旱、适应性强、对土壤要求不高的中草药在荒漠化治理中发挥着不容忽视的生物治沙作用。[①] 中亚国家与我国西北地理环境相近，生态环境问题相似，我国可以将中药材治理荒漠化的经验与中亚国家分享，通过科研、产业合作，先进行中药材种植试点，不断总结经验并逐步推广。

苏联解体以来，中亚国家卫生系统受到重大破坏，各国纷纷进行医疗卫生改革，但医疗卫生服务能力仍然有待提升，医疗卫生系统仍然存在诸多问题。传统医学可以在这一过程中发挥重要作用。中医药在中亚地区有良好的基础和发展前景，利用中医药参与中亚国家卫生治理需要探索适合中亚国家的路径，以发挥中医药优势，改善中亚人民医疗卫生条件，提升中亚国家卫生治理能力。

---

① 宋欣阳、李绵绵：《中医药参与海合会国家卫生治理述论》，《阿拉伯世界研究》2017 年第 5 期。

第二节
中医药参与海合会国家卫生治理述论*

随着中国综合实力的增强和国际地位的上升，中国参与全球治理的能力和意愿不断提升。中东地区是大国争夺的舞台，也是中国开展大国外交和参与全球治理的重点地区。自 2002 年中国设立中东问题特使机制以来，中国参与中东地区治理已覆盖安全治理、核扩散治理、经济治理、难民治理和卫生治理等诸多领域，为新时期中国参与全球治理进行了有益尝试，也为中国参与全球治理的机制化建设进行了大胆探索。同时，全球治理体系改革已成为中国外交重点关注的带有根本性和趋势性的六大问题之一。

目前学界对中国参与中东治理的研究主要集中在经济治理、安全治理、核扩散治理、难民治理以及卫生治理五大领域。

然而，在卫生治理领域，关于中国在中东国家参与情况的研究尚存在明显不足，尤其缺乏对中医药在中东国家卫生治理中所发挥作用的相关关注。如何发挥中医药的独特优势，配合中国对中东的整体外交，提升中国的文化软实力和外交亲和力，以及中国参与海湾地区卫生治理水平，对中国在海湾地区推进“一带一路”建设具有重要的现实意义。海湾阿拉伯国家合作委员会（以下简称“海合会”）成立于 1981 年 5 月 25 日，总部设在

* 原文刊载于《阿拉伯世界研究》2017 年第 5 期。

沙特首都利雅得，由阿联酋、阿曼、巴林、卡塔尔、科威特、沙特六个成员国组成，六国总面积为 267 万平方千米，人口约 3 400 万，是中东地区重要的区域性组织。从需求层面来看，海合会国家是中国推进“一带一路”建设和中医药“走出去”的重点对象国。2013 年，中国国家主席习近平先后提出共建“丝绸之路经济带”和“21 世纪海上丝绸之路”（以下简称“一带一路”）的重要倡议，大力推动了中国—海合会合作关系的发展。中国与海合会自贸区谈判已经取得重要进展，为中医药走向海湾阿拉伯国家提供了重要的战略机遇。2016 年 12 月，《中医药“一带一路”发展规划（2016—2020 年）》印发，中医药沿“一带一路”走出国门的步伐愈加迅速。中医药在海合会国家的推广，其实质是使海合会国家成为中医药“一带一路”的重要支点。本节以海合会国家为例，剖析六国的卫生治理诉求，梳理中医药参与卫生治理的现实困境和独特优势，提出中医药服务海合会国家卫生治理的具体路径，以及中国参与海湾国家卫生治理的新机制和新理念。

（一）海合会国家的卫生治理诉求

长期以来，海合会国家是带动中东整体经济发展的引擎，卡塔尔、阿联酋、沙特、科威特等国的人均 GDP 排名不仅在中东地区遥遥领先，而且在世界也有不俗的表现。因受生活方式、饮食习惯、气候环境等因素影响，海合会国家下自平民百姓、上到王室成员对中医药参与卫生治理都存在一定的内在需求。

第一，乱则可治，面向国民。海合会国家政局相对稳定，但近年来随着中东呼吸综合征（MERS）、寨卡病毒等流行病在当地的肆虐及周边国家难民的大量涌入，国民卫生状况有所恶化。在此背景下，国民的健康需求以“疗”为主，主要集中在三方面：第一，以糖尿病为主的慢性病治疗。由于长期饮食习惯问题，海合会地区糖尿病患病率较高，海合会国家皆属糖尿病高发国家之列。2016 年，海合会国家因糖尿病死亡人数百分比分别为阿联酋 3%、阿曼 10%、巴林 13%、卡塔尔 9%、科威特 4% 及沙特 5%。中医药对糖尿病及并发症如糖尿病足、视网膜病变、糖尿病肾病、外周神经和血管病变等都卓有成效，能够有效改善海合会地区的糖尿病治理问题。[①] 第二，由病毒引起的具有传染性的呼吸系统疾病防治，如中东呼吸综合征等。[②]2017 年以来，海合会国家的中东呼吸综合征感染病例不断增多，且出现聚集现象。之后，世界卫生组织报告了更多的中东呼吸综合征冠状病毒感染病例，且推测后续可能出现受到感染的个人向其他国家输出病例的情况。中医药参与中东呼吸综合征等感染病防治并非首例，早在 2002 年严重急性呼吸综合征（SARS）流行时，中医药便积极参与治疗研究，并取得了一定疗效，降低了西医激素治疗用量，缩短了患者住院时长，减少了因激素滥用导致股骨头坏死的临床病例。[③] 第三，难民群体的健康需求。自海湾战争以来，难民问题已成为国际非传统安全领域的重要问题。自“阿拉伯之春”发生以来，中东地区再次成为全球难民问题的焦点[④]，叙利亚危机的久拖不决使得中东地区沦为“难民之源”。截至 2017 年 5 月，包括叙利亚在内的五大难民重灾区的难民总数已高达 1 200 多万。截至 2015 年，海合会国家已接纳 50 万叙利亚难民[⑤]，并向他们提供免费医疗、上学和工作机会。与此同时，海合会国家还向其他国家的叙利亚难民提供包括资金和物资在内的人道主义援助。中医药在参与应急突发卫生事件方面经验丰富，曾积极参与汶川地震和甲流等事件的应急卫生治理，为中医药参与海合会国家的难民卫生治理提供了可以借鉴的经验。

第二，稳则可养，把握上层。海合会国家奉行君主制，政局相对稳定，其上层王室享有当地最优质的医疗卫生条件，具备跨境就医的实力，王室成员的健康需求以“养”为主，主要集中在三方面：第一，男性健康需求

---

① 赵进喜、王世东、黄为均：《中医药防治糖尿病及其并发症研究述评》，《世界中医药》2017 年第 1 期。

② 中东呼吸综合征（Middle East Respiratory Syndrome，MERS）是由一种新型冠状病毒（MERS-CoV）感染而引起的病毒性呼吸道疾病，2012 年在沙特首次被发现。冠状病毒是一组能够导致人类和动物感染发病的病毒，能够引起人类发生从普通感冒到严重急性呼吸综合征（SARS）的多种疾病。

③ 许伯钧、陈铭洪、叶维晋：《中医药治疗 SARS》，《华夏医药》2004 年第 1 期。

④ 魏亮：《中东，难民问题“重灾区”》，《世界知识》2014 年第 24 期。

⑤ 龚正：《故事的另一面：叙利亚难民在中东》，《世界知识》2015 年第 19 期。

明显。受伊斯兰文化和社会传统影响，海合会成员国领导人均为男性，王室中的男性成员地位显赫。海合会国家上层男性的保健养生需求强烈，尤其是关注因体质的变化、雄激素水平的衰退引起的性功能障碍、前列腺疾病以及身体功能障碍等男性健康问题。① 中医从患者整体情况出发，在辨证论治的基础之上对症下药，能迅速缓解患者临床症状，树立患者治疗信心，有效治疗此类疾病。② 第二，老年保健需求迫切。海合会国家“老人政治”现象普遍。除卡塔尔外，海合会其他成员国国王（埃米尔）的平均年龄为 77 岁，已超出全球平均寿命。通过各类保健手段延长寿命已成为这些国家王室成员的迫切需要。老年病通常具有病因不明、起病隐秘、自觉症状少、易导致并发症、愈后缓慢等共性特征，对老年病的诊疗采用中西医结合的方法是必不可少的。③ 老年性痴呆、帕金森病、骨质疏松症等老年病尚缺乏现代医学的有效治疗方法，需要中医疗法的积极介入。第三，诊疗方式尚以手术治疗为主。海合会国家王室成员长期受西方文化渗透，对西医信任度极高。沙特前国王阿卜杜拉·本·阿卜杜勒–阿齐兹在 2011 年和 2012 年先后接受了两次腰部手术；阿拉伯联合酋长国开国总统谢赫·扎耶德·本·苏丹·阿勒纳哈扬曾在 1996 年、2000 年、2003 年接受过颈部手术、肾移植手术、腹壁疝手术和胆结石手术；阿联酋现总统哈利法·本·扎耶德·阿勒纳哈扬曾突发中风后接受了手术。就三位领导人的就诊经历看来，西医手术治疗通常是王室的首选，现代医学在王室成员的诊疗过程中占据了主导地位。中医传统保守疗法，对脊椎疾病、颈部疾患、慢性肾病、胆石症、卒中后遗症均形成了成熟的特色治疗体系，中医疗法可以有效缓解上述疾病症状。④

---

① 张思孝、刘光蓉、肖新民：《男性中老年保健的几个问题》，《中国性科学》2007 年第 1 期。

② 吴彬才、韩忠、李楠：《中医药治疗男科疾病的优势述简》，《中华中医药学会第十五次男科学术大会论文集》，2015 年，第 807—811 页。

③ 刘良、卞兆祥：《中医药与老年医疗保健》，《中医杂志》2002 年第 7 期。

④ 脊椎疾病、颈部疾患、慢性肾病、胆石症、卒中后遗症为国家中医药管理局中医优势病种范畴。参见国家中医药管理局《关于公布中医优势病种协作组组长单位（第一批）名单的通知》，http://www.natcm.gov.cn/yizhengsi/gongzuodongtai/2018-03-24/2863.html，访问日期：2024 年 3 月 22 日。

中医药参与海合会国家卫生治理宜采用“攻守兼备”的方式，一方面可用中医药丰富资源参与中东呼吸综合征、寨卡病毒等流行病的治疗研究，使百姓“乱则可医”；另一方面可以中医药丰富的养生保健方法为依托，使上层王室成员“稳则可养”。

（二）中医药在海合会国家推广的现实困境

中国与海合会国家之间的医学友好交往历史可以追溯到公元7世纪。近代以来，随着西方强国的崛起和欧洲国家对海湾地区的殖民统治，中国与海合会国家之间的经贸和医疗合作一度中断，这对新时期中国中医药在海湾地区的推广、参与海湾地区卫生治理带来了一定障碍。

第一，中国与海合会国家之间存在明显的文化差异。中国传统文化是中华民族文明、风俗、精神的统称，与海合会国家信奉的伊斯兰文化存在显著差异。从语言文字层面来看，海合会国家的官方语言是阿拉伯语，通用语言是英语，而中医历经数千年发展，专业用语自成体系，有诸多源于古汉语的特有名词，若进行直译难以表达出其中含义。从民俗层面来看，中医诊断手法与当地风俗习惯之间存在障碍。中医诊病讲究“望、闻、问、切”，而阿拉伯地区信奉伊斯兰教的女性有包头巾的风俗习惯，这使得医生难以详细观察患者的面色、舌色，影响中医辨证论治的效果。此外，海湾地区性别分离的社会文化，使得中医药特色疗法中的针灸、拔罐等不少涉及裸露皮肤的操作，只能由同性别医生操作，这些现实问题成为中医药参与海合会国家卫生治理的技术障碍。

第二，中医药在海合会国家发展不均衡。当前，中医药在海合会国家的整体发展水平不高（见表3-6），且发展水平失衡。其中，阿联酋的中医药发展较为成熟，成为中医药在海合会国家中发展的“引路人”。阿联酋于1989年成立了阿布扎比草药研究中心，旨在加强对当地药材的研究，从而解决中药“进口难”的问题。阿联酋还是世界上为数不多承认中医药合法地位的国家之一，突破了其他国家开设中医诊所仅以服务当地华人华侨为主的局限，真正实现了中医药本土化，成为当地居民和外来劳工的常规医疗服务形式之一。

表 3-6 海合会国家中医药发展情况一览表 ①

国　家	中医药发展情况	
阿联酋	1988 年	中国中医药治疗中心成立
	1989 年	阿布扎比草药研究中心成立
	1994 年	草药法规注册委员会成立
	1998 年	《草药注册法规》于当年 6 月 1 日正式颁布生效
	2013 年	27 家中医药和中医针灸相关的医疗机构，在迪拜设立了 10 家中国药店和中草药经销商
	2017 年	约 100 家中药店、中草药店和中医诊疗机构
阿曼	2008 年	阿曼王室与中国政府合作在阿曼首都马斯喀特建立第一家中医诊所
	2017 年	中药店、中草药店和中医诊疗机构约 10 家
巴林	2015 年	私人诊所近千所，中医诊所不到 5 家
	2017 年	3 家中药店、中草药店和中医诊疗机构
卡塔尔	1990 年	成立传统医药 / 补充与替代医药专家委员会
	2017 年	5 家中药店、中草药店和中医诊疗机构
科威特	2008 年	除中国医疗队的中医诊所外，科威特尚无专门的针灸诊所
	2017 年	3 家中药店、中草药店和中医诊疗机构
沙特	20 世纪 90 年代中期	沙特卫生部正式批准针灸可作为一种替代医学疗法在授权医院或门诊使用
	2017 年	3 家中药店、中草药店和中医诊疗机构

第三，中医药出口海合会国家的产品不规范。近年来，药品卫生问题在海合会国家多次被提及。② 目前，中国各制药厂生产的中成药已经进

① 笔者基于网络公开信息及文献整理得出，参见黄建银：《中医药在迪拜及阿联酋的发展》，《中医药国际参考》2013 年第 4 期；杨德利、刘家瑛：《中医药在巴林》，《中医杂志》2006 年第 11 期。2017 年各国数据由谷歌地图以“TCM”及“Traditional Chinese Medicine（中医）”为搜索词定位于海合会国家进行不完全统计。

② Abdulmalik, M., Alkatheri, et al., “Pharmacy Educators’ Knowledge of Medication Safety and Their Perception Toward Its Integration into the Doctor of Pharmacy Curriculum in Saudi Arabia”, in *American Journal of Pharmaceutical Education*, Vol. 81, No. 2 (2017), p. 30.

入了阿曼、阿联酋等国医药市场，但从各国客商反映的情况来看，中国出口的中成药在外包装等方面存在诸多问题。例如，众多出口的中成药在外包装及说明书上，多用中文及中医用语注明适用病症及注意事项等，缺少相应的英文或阿拉伯文翻译，给当地患者使用药物带来不便。尤其值得关注的是，部分中成药并未获得生产许可，生产批号、药品出厂日期及药效期等一概全无。以沙特为例，沙特食品药品监督管理局（Saudi Food and Drug Authority，SFDA）下属的警戒与危机管理部门（Vigilance and Crisis Management，VICM）专门负责药物警戒性检测，包括草药、传统医药等医药产品都在其管理范围内。① 中医药出口产品是海合会国家民众对中医药疗效最直观的体验，不规范的出口产品不仅影响中医药的海外口碑，甚至会拉低中医药在海合会国家原有的市场份额。长此以往，当地人民对中医药信任度的下降会直接成为中医药参与海合会国家卫生治理的“拦路虎”。

（三）中医药参与海合会国家卫生治理的独特优势

近年来，中国把中医药的国际化推广视作提升中国文化软实力的重要组成部分，中医药不仅可以作为回应各国卫生治理诉求的“中国方案”，也将在构建中国和平、友好、合作的国家形象方面扮演“民心相通”的重要角色。中医药在参与海合会国家卫生治理方面具有以下独特的优势：

第一，中医药是传统医学形态的“软性参与”。中医药作为中国参与海合会国家卫生治理的重要载体之一，是中国“建设性参与”中东事务和地区治理的独特介质。其表现有三：

1. 中医药不搞现代医学的“垂直治理”

现代医学对中东呼吸综合征、非典型性肺炎、艾滋病、禽流感等流行病学的研究大多根据医疗条件发达国家和世界卫生组织形成的具体治疗方

① Alshammari, T. M., Alshakka, M., Aljadhey, H., “Pharmacovigilance System in Saudi Arabia”, in *Saudi Pharmaceutical Journal*, Vol. 25, No. 3（2017）, pp. 299–305.

法，制定自上而下的防治应急方案。以中东呼吸综合征为例，中东呼吸综合征病毒虽在2012年首次在人体中被发现，但病毒早已在动物体内复制，只有少数发达国家的科研机构持续跟踪病毒的跨物种传播，其研究成果并未与中东疫情国家进行共享。在此过程中，海合会国家极少掌握自主权，只能被动接受西方发达国家的“垂直治理”。中医药的卫生治理形式与此相左，以解决当地迫在眉睫的健康问题为共同目标，积极为当地政府的应对方案提供本土化的举措。中医药扮演的是“共享技术协助者”的角色，而非“技术垄断领导者”，海合会国家可享有最大程度的治理自主权。中医药参与中东国家卫生治理符合“唯一健康（One Health）”的理念，即以多学科合作为人类健康、动物健康、环境健康三者共同成为一个健康整体而努力。

2．不涉及教俗矛盾和政治议题

世俗主义主张在社会生活和政治活动中摆脱宗教控制，即所谓政教分离。中医药在产生与发展过程中受到了多宗教文化的共同影响，但在诊治过程中极少涉及宗教和政治议题，这与基督教传教士以西医为手段进行传教形成了鲜明对比。目前，中医药已遍布全球186个国家和地区，这与其始终坚持“软性参与”、不涉及宗教政治事务的传播特点密不可分。因此，中医药在参与海合会国家卫生治理方面可以做到“有可为”和“有可不为”，即不涉及或干预其政教关系的改变，不碰触伊斯兰世界与国际体系关系的敏感问题。

3．与美国等强权国家的“新干涉主义”形成对比

2003年3月20日，以美英联军为主的多国部队绕开联合国安理会，以伊拉克藏有大规模杀伤性武器并暗中支持恐怖分子为由，对自行定义的“支持恐怖主义国家”伊拉克实施了单方面军事打击，成为典型的新干涉主义事例。美国以对外医疗援助为表象，将其作为地缘政治利益的重要手段及外交政策工具，以服务美国控制其他国家战略资源的目的。参与全球卫生治理成为美国反恐战略的一部分，以美国加大对尼日利亚艾滋病防治援助投入为例，美国国家情报委员会2002年发表的关于艾滋病的报告中认为，艾滋病将恶化尼日利亚的国家能力，而尼日利亚对美国能源安全和美

国反恐战略意义重大。[①]因此，美国加大对尼日利亚抗艾滋病的援助，以配合反恐。中东冲突方和地区国家对中国参与中东治理总体上持欢迎态度，中国作为联合国安理会常任理事国，从未像其他大国那样殖民中东或曾推行霸权。[②]中医药参与海合会国家卫生治理与“新干涉主义”不同，其旨在提高当地居民的健康医疗水平，无任何附加条件和利益交换，不以人道主义为借口发号施令，意图干涉别国内政。

第二，中医药具备内在的诊疗优势。中医药学之所以历经数千年而不衰，至今在医疗保健中发挥着不可替代的作用，并且在世界传统医药领域处于领先地位，是基于其“天人合一”的整体观和“辨证论治”的定制化诊疗特色，现代兴起的“心身医学”“精准医学”的理论与中医药理论十分相似。中医药治疗男科疾患讲究养治结合，注重防患于未然以达到“治未病”[③]卫护生命与保全生命的目标，较现代医学具有优势。针对海合会国家存在的心脑血管疾病、肥胖、糖尿病等常发病和多发病，中医药具有较好的治疗和临床应用价值[④][⑤]，可为海合会国家疾病谱绘出“中国方案”。以糖尿病为例，针灸对预防与治疗糖尿病的神经、血管并发症具有独特作用，针刺镇痛对糖尿病患者并发的慢性疼痛性末梢神经炎具有较好的长期效果。中医药在养生保健方面积淀深厚。海合会国家民众对养生保健需求较大，在阿拉伯传统医学的草药、烧灼、放血三大疗法中，拔罐放血疗法（Hijamah）至今仍十分盛行，很多阿拉伯人即使没有任何病征，也要每年做一次拔罐疗法放血，以求保健强身。从西医角度来看，养生保健只是各类营养成分的摄入和补充，这对医源性疾病、药源性疾病和诸多慢性疾病、

---

① 晋继勇：《美国全球卫生治理的战略、实质及问题》，《美国研究》2011 年第 1 期。

② 朱虹：《从伊拉克战争看单边反恐行动的负面影响》，《理论前沿》2004 年第 23 期。

③ 治未病：采取预防或治疗手段，防止疾病发生、发展的方法。包括未病先防、已病防变、已变防渐等多个方面的内容。

④ 周亚滨、陈会君：《中医药在心血管疾病治疗中的独特作用》，《中华中医药学会中医药学术发展大会论文集》，2005 年，第 808—809 页。

⑤ 王果：《中医药治疗肥胖的研究近况》，《浙江临床医学杂志》2009 年第 6 期。

老年疾病无法起到中医药学倡导的“治未病”的效果。中医药基于自身的理论体系，以保持人体阴阳平衡、恢复人体元气为理念，从心理、生理等多方面进行综合诊疗，在养生保健方面积累深厚。一方面，中医药根据“药食同源”理论，已研制出具有延缓衰老、调节免疫、抗疲劳等功效的功能食品；另一方面，中医药注重人体自我修复功能的激活，通过针灸、推拿等非药物方法，刺激人体体表穴位，对机体整体进行调节，提高身体素质。因此，中医药具备的疾病治疗与养生保健两大功能均契合海合会国家民众的卫生治理诉求。

第三，中医药具备外在的发展基础和政策环境优势。

1．中医药在海湾地区已具备一定发展基础

在医疗援助方面，1981 年 10 月中国外派医疗队前往阿联酋，在迪拜设立了中医诊所；驻科威特康复理疗医院中医门诊的医疗队采用中医综合疗法，治疗了数百例腰椎间盘突出症，均取得良好效果。在医疗合作方面，海合会国家相继与中国有关医疗卫生部门开展合作，邀请中国中医药高等院校的专家到本国高校、医院、医疗中心讲学授课，意在培养本国的中医药人才；海合会国家还派遣了相关人员前往中国中医药高等院校学习中医药课程，如 2004 年科威特政府选送了两名医师到北京中医药大学留学，学习中医药理论和临床实践。① 在进口方面，阿联酋中药产品的进口额远高于其他五个国家（见表 3-7）。这一方面与中医药在阿联酋发展较快有关，中医的门诊量决定了中药的需求量，一枝独秀的数据背后是中医药在阿联酋的蓬勃发展；另一方面，科威特、巴林、阿曼、卡塔尔的国内市场小，许多中国商品经由阿联酋转口到上述国家，阿联酋担负了中医药海湾地区辐射中心的角色。此外，巴林的进口额虽然在六国中居于末位，但增幅喜人。沙特国内政治经济环境因素导致很多沙特人都要去巴林采买各类商品，包括中药产品。另外，巴林每年举办的 F1 赛事，对其运动医学与大健康产业发展有一定带动作用，激发了当地的中医药需求，是潜在发展的对象国。

---

① 马定科：《亚洲中医药文化的地区特点》（下），《中国中医药报》2010 年第 8 期。

表 3-7　2015—2016 年海合会国家中医药进口市场统计（单位：万美元）

国　家	中药进口			中成药进口		
	2015 年进口额	2016 年进口额	进口同比	2015 年进口额	2016 年进口额	进口同比
阿联酋	1169.86	3048.67	160.6	377.95	351.02	–7.13
沙　特	393.44	733.51	86.44	26.44	0.13	–99.51
卡塔尔	196.23	341.69	74.12	37.35	60.75	62.67
科威特	105.82	233.14	120.32	29.47	80.52	173.26
阿　曼	43.83	87.28	99.14	35.08	37.61	7.2
巴　林	3.05	23.42	668.74	0.06	14.42	24769.48

资料来源：中国医药保健品进出口商会官网，http://www.cccmhpie.org.cn/，登录时间：2017 年 6 月 28 日

2．“一带一路”倡议为中医药参与海合会国家卫生治理提供了有力的政策支持

首先，中国与海合会自贸区谈判进展较为顺利。自 2014 年以来，中国和阿拉伯国家在卫生领域开展了一系列合作（见表 3-8）。2014 年 6 月 5 日，在中阿合作论坛第六届部长级会议开幕式上，习近平主席发表了《弘扬丝路精神　深化中阿合作》的讲话，提出要加快“中国与海合会自贸区”的协商和推进，使其能调动各方面积极性，发挥引领和示范效应。① 中国当时的驻阿联酋、约旦大使刘宝莱表示，“贯彻‘一带一路’倡议，首先可以积极促成中国和海湾合作委员会自贸区的建设，该项目已经谈了 10 年，现在沙特、阿联酋、科威特等对此都表现出积极态度，这将会全面促进中国和海湾国家经贸关系的全面发展。”2016 年 12 月 19 日，中国与海合会启动第九轮自贸区谈判。时任中国商务部副部长、中国—海合会自贸区谈判中方首席代表王受文表示，在“一带一路”倡议的大背景之下，中国—海合会自贸区将成为中海双边经贸合作跨越式发展的里程碑。② 中医药将依托“中海自贸区”的新平台，扩大交易规模，简化程序，加快中医药在海合会国家的传播与发展。其次，中阿人文交流正步入快速增长期。2015 年

① 习近平：《弘扬丝路精神　深化中阿合作——在中阿合作论坛第六届部长级会议开幕式上的讲话》，《人民日报》2014 年 6 月 6 日第 2 版。

② 车海刚：《中海自贸区将成为双方合作里程碑》，http://theory.people.com.cn/n1/2017/0210/c83853-29072764.html，访问日期：2017 年 5 月 12 日。

11 月 10 日，中阿合作论坛“第六届中阿关系暨中阿文明对话研讨会”顺利召开，为中医药在阿拉伯国家的发展夯实了基础。2016 年 1 月，中国国家主席习近平在阿拉伯国家联盟总部开罗发表的演讲中强调，“‘一带一路’延伸之处，是人文交流活跃之地。民心交融要绵绵用力，久久为功。”同年 1 月，中阿双方举办中阿友好年活动，签署了第一个共建联合大学协议，启动了百家文化机构对口合作，在华阿拉伯留学生突破 14 000 人，在阿拉伯国家设立的中国学院增至 11 所。最后，医疗合作已成为中阿重点合作领域。同年 5 月 12 日，在中阿合作论坛第七届部长级会议上，中阿双方签署了《中国—阿拉伯国家合作论坛 2016 年至 2018 年行动执行计划》，该文件强调中阿双方“鼓励医疗技术转移，加强政府间在卫生法律和政策方面的信息交流，开展医疗研究和实验，增进中阿医疗机构间的合作，通过举办会议等形式，促进在医学研究、传统医药等领域的合作”①，将加强双方医疗机构间的直接合作，成立中阿医疗健康合作发展联合会。综上，“一带一路”倡议在经济合作、人文交流与医疗合作三个方面均为中医药参与中东地区卫生治理提供了有力的政策支持。

表 3-8　2014—2017 年中国与阿拉伯国家卫生合作大事记

时间	活动	医药相关合作内容
2014 年 6 月 5 日	1. 中国—阿拉伯国家合作论坛第十一次高官会在北京举行 2. 中阿合作论坛第六届部长级会议举行，习近平主席在会议开幕式发表《弘扬丝路精神　深化中阿合作》讲话 3. 中阿双方签署《中国—阿拉伯国家合作论坛 2014 年至 2016 年行动执行计划》《中国—阿拉伯国家合作论坛 2014 年至 2024 年发展规划》《2014 年至 2015 年中阿卫生合作执行计划》等文件	1. 发展双方卫生合作，使其涵盖传统和现代医学领域的各种合作方式，鼓励开展医学及医疗培训 2. 组织中阿双方文化官员互访，在双方最主要文化机构间结成对口友好合作关系 3. 加强在医疗领域的合作与经验交流，重视老年人、残疾人和有特殊需要的人士防治传染性疾病和非传染性疾病，通过举办会议等形式，促进在医疗、医学研究、传统医药等方面的合作与经验交流

① 中阿合作论坛：《中国—阿拉伯国家合作论坛 2016 年至 2018 年行动执行计划》，http://www.cascf.org/chn/wjk/bzjhywj/dqjbzjhy/t1374609.html，访问日期：2017 年 6 月 15 日。

续表

时间	活动	医药相关合作内容
2015年6月9日—10日	中阿合作论坛首次高官级战略政治对话和第十二次高官会在埃及开罗阿盟总部举行	1. 继续深化中国同阿拉伯国家间的文化交流与合作，保护中国与阿拉伯国家文明和文化遗产，完善双方文化艺术合作机制 2. 继续开展卫生领域合作，加强医疗、传染性和非传染性疾病防控、医学研究及传统医学等领域的合作与经验交流
2015年9月10日—14日	2015中国—阿拉伯国家博览会在宁夏举办	1. 中阿技术转移中心宣告成立，先后建设了约旦、阿曼、阿联酋、沙特等国的技术转移海外双边中心 2. 阿盟下属的高校与中阿科技转移中心达成协议，成立5个分中心
2015年9月11日	首届“中阿卫生合作论坛”在银川举行，中阿双方签署多项卫生医疗合作协议	1. 国家卫生计生委与阿尔及利亚卫生部门签署卫生合作协议 2. 中国疾病预防控制中心与沙特阿拉伯卫生部门签署传染病防控合作框架协议 3. 自治区卫生计生委、博览局等与国药励展展览有限责任公司签署战略合作框架协议 4. 建立中阿传染病、慢性病等现代医学和传统医学定期学术交流机制
2016年1月13日	中国政府发布首份《中国对阿拉伯国家政策文件》	1. 加强在传统和现代医学领域的交流与合作，重视防治传染性疾病和非传染性疾病防控等相关工作 2. 推动医疗机构间的合作，加强临床技术交流；继续派遣医疗队，提高服务水平
2016年5月11日—12日	1. 中阿合作论坛第二次高官级战略政治对话和第十三次高官会在卡塔尔多哈举行 2 中阿合作论坛第七届部长级会议在卡塔尔多哈举行 3 中阿双方通过并签署《多哈宣言》和《中国—阿拉伯国家合作论坛2016年至2018年行动执行计划》，确定了中阿双方18大类36个领域的合作	1. 继续在卫生领域合作，加强医疗、预防与抗击传染性和非传染性疾病、医学研究及传统医学领域的合作与经验交流 2. 同意2017年在银川举办第二次中阿卫生合作论坛 3. 鼓励医疗技术转移，加强政府间在卫生法律和政策方面的信息交流，开展医疗研究和试验，增进中阿医疗机构间的合作，通过举办会议等形式，促进在医学研究、传统医药等领域的合作 4. 支持中阿卫生机构间的合作，加强双方医疗机构间的直接合作，成立中阿医疗健康合作发展联合会

续表

时间	活动	医药相关合作内容
2016年8月30日	中国与沙特政府签署旅游、可再生能源、工业、科技和航天等方面14项合作协议与备忘录	涉及石油储藏、水资源、科技合作以及文化合作等领域
2017年5月22日—23日	中阿合作论坛第3次高官级战略政治对话和第14次高官会在北京举行	加强中阿人文交流，推进论坛建设发展，携手推动中阿“全面合作、共同发展”的战略合作关系迈上新台阶

资料来源：中阿合作论坛网站，http://www.cascf.org/chn/，访问时间：2017年5月20日。

（四）中医药参与海合会国家卫生治理的具体路径

中医药是中国在海合会国家推进“一带一路”建设的重要内容，也是卫生治理的重要载体之一。未来，中国政府可在中阿合作论坛、中国与海合会战略对话机制的框架下，依循以下路径进一步落实具体合作项目。

第一，“正和博弈”的多元合作路径。

中医参与海合会国家卫生治理不是零和博弈，而是倡导多方合作和参与。在海合会国家卫生治理阶段性推进过程中，中医不是一个独立的个体，它需要与其他卫生组织、社会组织进行广泛接触和沟通，构建“共同价值网络”，联动中医治理向“正和博弈”（Positive-sum Game）的方向开展。相关统计表明，世界范围内的国际组织数量已经超过6.7万个①，中东地区非政府组织数达776个。②海合会国家与也门、叙利亚等情况复杂的国家临近，许多重要的国际组织也都选择在海合会国家建立分支机构，增强在该地区卫生医疗安全的作用和话语权。海湾地区的相关医疗组织活动十分

① Ramses, A., Wessel, Jan Klabbers, “The Constitutionalization of International Law”, in *The Yearbook of International Organizations*, 1st edition, Oxford University Press: Oxford, United Kingdom, Vol. 5, 2009, p. 3.

② World Association of Non-Governmental Organizations, “Worldwide NGO Directory: Western Asia”, accessed May 3, 2009, http://www.wango.org/resources.aspx?section=ngodir&sub=region&regionID=145&col=51ae63.

活跃，虽然这些国际组织在运行机制和工作模式上存在一定差异，但都是中医参与海合会国家卫生治理不容忽视的合作伙伴。

1. 世界卫生组织

世界卫生组织作为世界上最大的医疗国际组织，统筹着全球卫生安全的事务。中医作为传统医学，在世卫组织中有一定的地位，未来全球卫生领域将更加多元，中医正逐渐受到重视。① 中医参与海合会国家卫生治理可充分借助世卫组织平台的便利，向海合会国家展现中医的独特疗效，在专业领域突出中医的医疗保健作用，增强当地民众信任度，从而加快中医卫生治理的推进。

2. 无国界医生组织

截至 2015 年，无国界医生组织已在中东地区开展了 44 次大范围医疗援助，占该组织全球活动的 10%。② 虽然目前尚未获知有无中医医师加入无国界医生组织，但可以确定的是中医与无国界医生组织的合作仍处于起步阶段。随着中医在世界医疗领域影响力的不断增强和华裔医师廖满嫦出任该组织主席，未来中医同无国界医生组织合作参与地区卫生治理具有良好前景。

3. 国际难民组织

为应对难民危机，国际难民组织在中东地区已支出 2.114 亿美元，其中在沙特支出 324 万美元、在阿联酋支出 229 万美元用于难民救助行动。③ 难民问题作为海合会国家的长期性问题，对海合会国家的卫生治理造成了一定阻碍。中医有许多方药治法不仅价格低廉，而且可以确保疗效，能够切实解决难民生活中遇到的常见问题，可在参与世界难民组织难民救助活动方面发挥其独特价值。在卫生治理日益多元开放的今天，中医参与海合会国家卫生治理绝不是“单打独斗”，而是需要尽可能地参与多方合作，做

① Charlie Changli Xue, “Traditional, Complementary and Alternative Medicine: Policy and Public Health Perspectives”, in *Bull World Health Organ*, Vol. 86, No. 1 (2008) pp. 77–78.

② Médecins Sans Frontières (MSF), *International Activity Report 2015*, 2nd edition, p. 8, accessed July 7, 2016, http://www.msf.org/sites/msf.org/files/international_activity_report_2015_en_2nd_ed_0.pdf.

③ UNHCER, “Global Report 2016”, accessed July 9, 2017, http://reporting.unhcr.org/sites/default/files/gr2016/pdf/Book_GR_2016_ENGLISH_complete.pdf.

到利益共享的“正和博弈”。

第二，“铺轨”医药与旅游的“一带一路”产业路径。

1. “走出去”：中医药供给侧改革共建“海湾药房”

国务院印发《关于促进健康服务业发展的若干意见》指出，到2020年，中国的健康服务业总规模将达到8万亿元以上（约合1.2万亿美元）[①]，中医健康产业则达3万亿元（约合4 400亿美元）[②]，是一个能吸收大量资本、存在巨大潜力的“朝阳产业”。中医药供给侧改革是近几年提出的新概念，它根植于中国中药发展现况，能有针对性地解决出口对象国存在的一些贸易问题。随着贸易障碍的破除，中医参与海合会国家卫生治理的新路径也将会被一同开辟。中医药供给侧改革是引领中医药行业发展新常态的抓手，中医药产业的高附加值、文化效应和服务贸易都为中医药供给侧改革提供了便利。协同“一带一路”倡议持续推进，在海合会国家“铺轨”中国医药产业，参与海合会国家“一带一路”项目建设具有重要的现实意义。

中药产业发展能够为海合会国家带来巨大的经济效益。2016年，中国向中东地区出口中药类产品的对象国中，多个海合会国家名列前十，阿联酋和沙特占据前两名，出口额分别为3 048万美元和733万美元。在出口的产品中，中药材饮片和中药提取物占据较大份额，附加值较高的中成药和保健产品相对较少。中医药供给侧改革正是针对高附加值的中药产品，进行商品产业结构的优化调整，实现中医药产品外贸发展转型，增加中医药产品在出口对象国的竞争力。中医药产品的销售将带动当地市场的拓展，促进国内中医药企业的进驻，在海合会国家内部开设“荒漠化”中药产品种植、研发和销售中心，建立海合会国家的中药种植、药物研发、药品生产的“海湾药房”，实现多赢共生的医药产业发展格局。

2. “引进来”：开发中医药医疗旅游海湾客源地

医疗旅游是世界上发展最快、带来经济收益增速最快的产业之一。目

---

① 国务院：《国务院关于促进健康服务业发展的若干意见》，http://www.gov.cn/zwgk/2013-10/14/content_2506399.htm，访问日期：2017年6月3日。

② 何春中：《中医药健康服务产业2020年总规模将达3万亿人民币》，http://news.cyol.com/content/2015-09/22/content_11642914.htm，访问日期：2017年8月2日。

前，全球有超过半数的国家和地区开展医疗旅游服务项目，游客数量已从2006年的2 000万人次增至2014年的4 000万人次。①据参与世界医疗旅游与全球健康大会亚太博览会的诸多欧美医疗旅游专家及商界人士表示，中国的医疗旅游业在未来十年将迎来快速发展。②随着“中医药热”的持续升温，将中医药和旅游紧密结合的中医药医疗旅游项目发展前景十分广阔。中医药旅游将成为中医参与海合会国家卫生治理“引进来”的重要内容。2012年，第三届中阿经贸论坛召开的同时，宁夏永宁县与阿联酋A&A（控股）集团合作的希诺国际健康城项目奠基动工，该项目总投资额35亿美元。预计建成后每年可吸引10万人前来旅游、疗养，每年可带来直接经济效益10亿～20亿美元。③2013年博鳌亚洲论坛期间，“生命汇·博鳌国际医疗度假中心”落成，开启了中国医疗旅游产业的新纪元。2016年7月，国家中医药管理局下发《关于开展国家中医药健康旅游示范区（基地、项目）创建工作的通知》，文件指出“用3年左右时间，在全国建成10个国家中医药健康旅游示范区，100个国家中医药健康旅游示范基地，1 000个国家中医药健康旅游示范项目”。④

海合会国家具备来华进行中医药医疗旅游的潜在条件：一是经济基础。以2015年人均GDP数据分析，海合会国家与中国差幅巨大，人均GDP为中国的6～10倍⑤，海合会国家民众具有足够财力支持其跨国医疗旅游行

① 刘庭芳、焦雅辉、董四平等：《国际医疗旅游产业探悉及其对中国的启示》，《中国医院》2016年第5期。

② 高畅：《医改推进等利好叠加外资看好中国医疗旅游业前景》，http://news.xinhuanet.com/fortune/2015-11/23/c_128456631.htm，访问日期：2017年7月2日。

③ 钟培源、惠冰：《35亿美元投资健康产业——希诺国际健康城落户永宁》，《宁夏画报》（时政版）2012年第5期。

④ 国家旅游局：《国家中医药管理局关于开展国家中医药健康旅游示范区（基地、项目）创建工作的通知》，http://www.cnta.gov.cn/zwgk/tzggnew/gztz/201607/t20160728_779051.shtml，访问日期：2017年4月16日。

⑤ 2015年海合会国家人均GDP依次为：卡塔尔73 653美元，科威特29 301美元，沙特20 482美元，阿曼15 551美元，巴林22 600美元，阿联酋40 438美元。2015年中国人均GDP达7 342美元。参见全球宏观经济数据，新浪网，http://finance.sina.com.cn/worldmac/nation_BH.shtml，访问日期：2017年5月13日。

为。因此，海合会国家是中医药医疗旅游巨大的潜在消费市场。二是环境优势。海合会国家境内大部分为沙漠、荒漠，自然景观较为单一。相比之下，中医药医疗旅游注重自然环境对旅客的身心影响，往往选址风光秀丽、山水灵动之地，结合温泉、氧疗、水疗等特色，具有环境的吸引力。三是辅助生殖。伊斯兰文化中重视繁衍子嗣，海合会国家对辅助生殖技术需求旺盛，中医药对不孕不育、优生优育具有独特的疗效，而中国现代辅助生殖技术处于国际领先水平。综上，针对海合会国家常发病的诊疗优势并结合中国丰富的旅游资源开发出的中医药医疗旅游产品，将高度契合海合会国家民众的卫生诉求。

在推进“一带一路”建设和“中海自贸区”谈判的过程中，医疗旅游可以展示中医药的实际价值，也会是促成海合会国家与中国达成中医药相关合作协议最有力的“说客”。中国应加强在海合会国家推广中医药旅游宣传，简化其来华进行中医药养生体验的入境手续环节，通过体验疗法“反哺”中医药在海合会国家的发展。

第三，中药种植改善海合会国家荒漠化的生态路径。

“一带一路”倡议涉及的60多个国家都是《联合国防治荒漠化公约》缔约方，大多遭受着不同类型的荒漠化、土地退化和干旱危害。[①] 海合会国家所在地区是全球荒漠化最严重的地区之一，属热带沙漠气候，夏季炎热干燥，最高气温可达50 ℃以上，境内被大面积沙漠或荒漠覆盖。

中国中药治沙产业在2000年起步，耐干旱、适应性强、对土壤要求不高的中草药可以在荒漠化治理中发挥着不容忽视的生物治沙作用。中国西北干旱荒漠区域的中药资源超过2 300种，绝大部分为药用植物，常用中药超过200种。其中，甘草、麻黄、枸杞、红花、罗布麻、秦艽、赤芍、大黄、肉苁蓉、锁阳等药用植物具有在荒漠化环境中生存的能力，经济潜力巨大，有大规模推广种植治理荒漠化的优势。以中国第七大沙漠“库布其”为例，其总面积达1.86万平方千米。库布其沙漠每年形成的沙尘暴数

---

① 丁栋：《中国推进“一带一路”防治荒漠化合作》，http://www.chinanews.com/sh/2016/06-17/7908376.shtml，访问日期：2017年4月25日。

量曾经高达60—70个，经过多年的治理，已有6 000平方千米的库布其沙漠完成生态修复，创造的生态系统生产总值（GEP）超过305.91亿元。①在立足沙漠并大获成功的“库布其模式”沙漠产业链中，“沙漠天然药业产业”是重要的一环，包括220多万亩中药材基地，涉及481个中药品种，25条中药药品生产质量管理规范（Good Manufacting Practices，GMP）生产线。

中药在海合会国家种植将形成多方共赢的局面。一是生态价值。以中国荒漠化治理为例，经过多年治理，中国恩格贝沙漠生态示范区总面积达30万亩，植被覆盖率达70%以上，建成了特种生物规模化培养示范基地和鄂尔多斯环境修复植物资源筛选及快速繁育基地。因此，中医药参与海合会国家荒漠化治理可加快其治理进程，有效改善当地生态环境。二是经济价值。沙漠独特的水土与气候条件，有利于开展甘草、肉苁蓉、长柄扁桃等珍贵中药材种植及相关保健产业开发，给当地居民带来直接经济效益。并且可利用沙生灌木沙冬青、沙柳、沙打旺、柠条等固沙植物的枝叶等副产品进行生物复合饲料研发、造纸、化肥生产等产业，形成良性循环产业链，为海合会国家获得直接经济创收。三是医药价值。以生长特性、温度、降水、纬度和经济产出为标准选择适宜的中药种植，一方面可防止荒漠化进一步扩大，另一方面可使某些根植于沙漠的中药植物得以存活，将打破地域局限，创造出“新道地药材”。四是回馈中医药发展。当中药种植在海合会国家形成产业，不但能为当地中医诊所提供药材供给，还将在产业结构和生态环境方面为中医药参与当地卫生治理提供有力的经济与社会支撑。

（五）结论

在“一带一路”建设推进过程中，中医药可成为中国与合作伙伴政府间卫生合作的重点领域。2010年，中国和阿拉伯国家确立了“全面合作、共同发展”的战略合作关系。海湾地区是中国与阿拉伯国家合作的重点区

① 吴昌华、任珊：《亿利资源：建设沙漠上的家园》，《管理学家》（实践版）2014年第10期。

域。2017 年 6 月，沙特、阿联酋、巴林等阿拉伯国家与卡塔尔断交，从陆海空等领域对卡塔尔实施立体式制裁，影响了海合会一体化进程，也对中国与海合会国家开展战略合作造成了一定困难。但是，此次断交危机对国际能源价格和中国与海合会公共卫生合作影响仍十分有限。① 中医药搭乘“一带一路”倡议在海合会国家的推广，无论从经济效益、文化软实力推广和生态价值潜力来看，都具有十分广阔的前景。中医药参与海合会地区卫生治理是彰显中国外交道义高度、塑造负责任大国形象、提升文化软实力、增强外交亲和力和展现治理能力的良好时机。我们可以从中医药服务海合会国家民众健康和医疗需求入手，初步获得当地人民对中医药的好感及信任，有利于促进海合会国家与中国在中医药领域的合作。可以相信，随着中医药在海合会国家的逐步推广，中国参与包括海合会国家在内的中东地区卫生治理将体现更多的“中国元素”和“中医元素”。作为中国文化软实力的重要组成部分，中医药在促进中东地区和平与发展、提升中国在海湾地区积极的国家形象、参与中东地区卫生治理方面，无疑将发挥重要的“领头羊”作用。

---

① 邹志强：《卡塔尔断交危机对油价影响有限》，《中国石油报》2017 年 6 月 13 日第 2 版。

第三节

中医药参与西亚—北非卫生治理*

随着世界全球化程度的不断深入，全球领域的合作已经不局限于国家、组织和机构之间的交流与往来。世界一体化的逐步发展也让许多国家看到了未来全球治理的发展趋势。全球治理是全球化背景下的深入建设，是和平态势下各方积极贡献力量促进相关领域稳定、快速发展的助力。由于一系列流行疾病如禽流感、中东呼吸综合征和埃博拉病毒等暴发，国际社会对全球卫生环境领域的治理也越发迫切。中国作为世界大国，参与全球卫生治理既是全球社会的期盼，也是国内发展的需求。在“一带一路”建设进程不断加速的同时，中国的卫生医疗行业也随之加快了国际化进程。中医作为中国医疗卫生领域的重要组成部分，兼具文化和医疗的双重属性，是“一带一路”的主要发展项目之一。西亚—北非作为“一带一路”的重要建设区域，自然也成了中医未来的发展对象。中医参与西亚—北非卫生治理更是多方共同协作的趋势。

---

* 本文曾以《中医参与西亚北非卫生治理》刊载于《复旦国际关系评论》(第 21 辑)，2018 年，上海人民出版社，第 257—275 页。

（一）西亚—北非的传统医学与中医的交流

1. 西亚—北非的传统医学

西亚—北非地区有着丰富的传统医学应用历史，影响较大的主要有尤纳尼医学、古伊朗医学和拜占庭医学。

尤纳尼医学是起源于希腊地区的传统医学，它对疾病的认识主要基于人体的四种体液：血、痰、黄胆汁和黑胆汁，它认为疾病变化主要是体液失调和人体脏腑功能失调导致不能排泄废物。尤纳尼医学作为印度传统医学体系之一，在当今印度社会受到较高重视，包括印度医学中央理事会在内的印度传统医学监管、研究机构都参与了尤纳尼医学的教育、科研和推广活动。① 在西亚一些地区，尤纳尼医学仍是治疗局部疾病的主要疗法。② 印度尤纳尼医学市场的繁荣也带动了相关产业的发展，印度一些传统医药商店开始走向国际，向西亚—北非国家出口相关产品。其中印度发展较好的传统医药商店累计营业额已经超过 25 亿卢比，有力地支撑了西亚—北非尤纳尼诊所的运作。③

古伊朗医学和中医一样是古老的医学系统，它有着悠久的应用历史。早在公元 3 世纪贡德沙普尔（Gondēshāpūr）大学中便建立了相关的研究中心，此类研究中心为伊朗医学的后续发展贡献了巨大的力量。随着医学研究的深入、医学理论的阐发和医疗体系的整体发展，古伊朗医学形成了医院系统的雏形。步入现代以后，对古伊朗医学的研究再次迎来

---

① Ministry of AYUSH, "Guidelines for Central Government Nomination（CGN）to MD.（Ayurveda/Unani/Siddha Homoeopathy）Course for Academic Session", accessed May 26, 2017, http://ayush.gov.in/education/education-policies.

② Persistence Market Research Pvt. Ltd, "Topical Antibiotic Pharmaceuticals Market to Witness Comprehensive Growth by 2022", accessed April 3, 2017, https://www.medgadget.com/2017/04/topical-antibiotic-pharmaceuticals-market-to-witness-comprehensive-growth-by- 2022.html.

③ Akbar, Syed, "Old City's Unani Medicine Stores Target Export Market with New Formulations", accessed January 7, 2017, http://timesofindia.indiatimes.com/city/hyderabad/old-citys-unani-medicine-stores-target-export-market-with-new-formulations/articleshow/56386945.cms.

了发展期，研究人员开始尝试使用现代科学技术去探究这种传统医学的精髓。

拜占庭医学兴盛于公元400年至公元1453年间，它源自古希腊医生希波克拉底和罗马医生克劳迪亚斯·盖伦（Claudius Galenus）的理论，运用体液学说来研究人体的疾病。除了体液学说，拜占庭医学还从患者的排泄物、呼吸和脉律等症状与体征中推断疾病信息。在治疗方面，拜占庭医学作为当时较为发达的医学，有使用食疗、药物、放血和手术疗法的记载，并留下了许多珍贵的书籍，详细记载了当时的医疗实践情况。

受到西亚—北非独特地域条件的影响，该地区的传统医学有许多种类，加之有着巨大的宗教影响力，多种宗教在历史发展过程中不断交融，于是形成了西亚—北非独具特色的多样化传统医学。希腊—阿拉伯医学在近千年间曾随阿拉伯帝国版图的扩张和伊斯兰文化的传播，在西亚—北非地区广泛的流传。由于西方现代医药的传入，现代医药很快成为官方确定的常规医疗卫生手段，而传统医药则被排斥，所占比例较少。如今部分传统药物的治疗作用被认可且纳入药品流通销售，但是大部分传统医药疗法处于不被认可也不被禁止的尴尬地位。随着最近世界上对传统医药重新认识和使用热潮的兴起，传统医药在西亚—北非国家的发展也迎来了转折点。

2. 西亚—北非中医发展状况

日前中医在西亚—北非的发展集中在西亚国家，许多西亚国家都开设了与中医相关的诊所和药店，推出了以中医药为特色的医疗服务，在西亚产生了一定的影响。以阿联酋为例，21世纪初的统计表明，阿联酋的中医医疗中心和诊所已达30多家，中医从业人员200余人，主要集中在阿布扎比、迪拜、沙迦3个酋长国。[①] 到2013年，在阿联酋的中国人口已达20多万。在阿联酋全境内42家医院中，以替代医学疗法为主开展医疗活动的迪拜草药治疗中心已于2003年正式运行。该中心有中医医师4人，中医门诊量保持在600—800人次/月，针灸门诊量约600人次/月。病种涵盖了消化系统、生殖系统、运动系统和神经系统等多个内科系统疾病，为包括阿

① 刘新民、赵畅：《中医药在阿拉伯联合酋长国的现状与前景》，《中草药》2000年第3期。

拉伯人、印度人和欧美人在内的患者提供了优质的医疗服务。①

在中医药合作方面，一些阿拉伯国家相继与中国中医药相关的医疗卫生部门开展了合作，如邀请中国中医药专家到当地的大学、医院和医疗中心去讲学、授课，旨在丰富当地医疗卫生人才的诊疗观念，以及探讨培养本土的中医药人才的可行性。此外，一些来自以色列、巴勒斯坦等国家和地区的对中医药知识感兴趣的青年也来到我国著名的中医药大学学习中医药知识，他们既学习有关的理论知识，也接受各种中医治病的临床实践培训，并在学成之后，回本国开办了自己的诊所，以造福当地的民众。中医药留学生一直是中医药在海外发展壮大的主力，他们既承担着中医药本土化的桥梁作用，也是中医药海外发展传播的节点。

除了中医药相关医疗机构和从业人员的发展壮大，中医药产品的进出口贸易也一直在西亚—中国贸易往来上占据着一定的比例。中医药在历史发展过程中受到了来自西亚的阿拉伯文化的影响，有许多中药材最早就是由阿拉伯国家传入中国。小茴香、乳香等常用中药材也起源于西亚，随着陆上丝绸之路到达了我国。从汉代陆上丝绸之路的建立到唐朝双边贸易的开展再到现代东亚—西亚文化交流的复兴，中医药与西亚阿拉伯国家的历史联结再次建立，在双边中药产品的贸易往来中取得了重要成果。

2015 年年底，中国对西亚出口的中医药产品总额达到 7 357.42 万美元，同比增长 88.01%，进口总额达到 2 394.49 万美元，同比增长 9.03%。②其中对阿联酋出口额 3 048.67 万美元，同比增长 160.6%，对阿联酋进口额达 1 061.82 万美元，同比增长 25.71%，分别占据进出口额的首位。而沙特阿拉伯和以色列分列第二、第三，出口额分别为 733.51 万美元和 535.69 万美元，同比增长 86.44% 和 27.33%。在中药类出口产品中，中药提取物和中成药占据了较大的部分。中药提取物的出口额高达 5 757.73 万美元，同比增长 151.04%。中成药出口额为 654.16 万美元，同比增长 6.17%。

2015 年，中医药对西亚进出口贸易发展到高峰，我国向西亚国家的出

① 黄建银：《中医药在迪拜及阿联酋的发展》，《中医药国际参考》2013 年第 4 期。

② 数据来源于中国医药保健品进出口商会。

口额普遍提升。这一方面表示西亚国家对中医药产品的需求有所提升，另一方面也反映了西亚地区中医药产业的发展又到了一个新高度。但需要注意的是西亚国家对中医药产品的需求多集中于中药提取物，相应的出口数量值为 4 283 955 件，次一级的需求集中在中药材及饮片，出口数量值为 1 350 407 件。此外，中成药的出口额虽有所增加，但整体来看需求量是下降的，反之升高的是出口价格，这对中成药的出口贸易有一定启示。

相较于 2015 年，2016 年的中国对西亚地区的中药产品出口有所缓和，出口额达 6 004.84 万美元，同比降低 18.38%，进口总额达 2 104.46 万美元，同比降低 12.11%。包括保健品、中药提取物、中成药和中药材及饮片在内的中药产品出口额均有不同程度的下降，中药材及饮片的出口额同比降低 38.69%，为 298.63 万美元，中药提取物也有 19.14% 的负增长，出口额为 4 655.6 万美元。具体到国家来看，中药产品出口额在阿联酋、沙特阿拉伯、利比亚、黎巴嫩和科威特等多个国家都出现了负增长，其中阿联酋同比降低 30.47%，沙特阿拉伯同比降低 18.42%，对整体出口额产生了较大的影响。虽然中药产品的出口整体降低，但在以色列、伊拉克和摩洛哥等国家中药出口额仍保持着较高的增长率，伊拉克更是达到 400.81%，出口额为 520.63 万美元。

从整体来看，2016 年中医药产品出口总额的下降更像是一次软着陆。在经历了 2015 年的飞速增长后，多个国家内的中医药产业迎来了大量需要消耗的产品，从 2014 年西亚地区的整体市场份额来看，如此之多的中医药产品很难在短时间内被充分消化，这样就会造成第二年中药产品出口额增长速率的萎靡甚至倒退。综上，2016 年的中医药产品出口仍处于一个较高的水平，这得益于西亚地区中医药市场的发展壮大，为中医药的服务业、贸易往来等多领域奠定了坚实的基础。

（二）中医参与西亚—北非卫生治理的独特性

1. 疾病谱的转变体现中医优势

中医药作为传统医学中发展势头最好的一支，在国际上享有较高的声誉。它在治疗慢性病、复发病以及一些传染病时的疗效得到了广泛认可。其中以针灸推拿为代表的治疗手段曾多次在国际上掀起热潮，并受到广泛追捧。相关报道指出，西亚—北非人口老龄化问题越发凸显，多种慢性疾病已经成为该地区的首要致死因素。① 多个国家心脏病致死率已经超过10%，包括中风、糖尿病和下呼吸道感染在内的多种疾病在该地区有较高发病率（见表 3-9）。② 在过去的几十年间，这几种疾病的发病率持续增长，严重危害了当地人民的健康（见表 3-10）。③ 此外，由于一些国家正处于战争时期，许多民众也在冲突中不幸丧生。中医不但在缺血性心脏病、中风和糖尿病等多种复杂疾病的治疗上有独特的疗效，还在创伤后疗养和康复中有重要作用，同样引起关注的还有中医在颈肩疾病和腰椎疾病的治疗上的疗效。④ 这类中医疗法能够明显与现代医学有所区分，体现中医特色。此外，中医在调节人体平衡以及对人体健康的认识方面有着自己独到的见解，由此延伸出的康复和养生方式不仅在国内大受欢迎，在国外也有着一批忠实的支持者。

表 3-9　西亚—北非部分国家死亡率占比一览

死亡率 国　家	心脏病	中风	糖尿病	下呼吸道感染	高血压	腹泻	冲突
阿拉伯联合酋长国	17.10%	6.90%	3.00%	2.60%	/	/	/
以色列	10.80%	5.80%	5.70%	1.00%	/	/	/
利比亚	22%	13.30%	5.30%	3.20%	2.90%	/	/
黎巴嫩	31.10%	9.40%	3.70%	2.60%	2.60%	/	/

---

① Parkash, J., Younis, M. Z., Ward, W., "Healthcare for the Aging Populations of Countries of Middle East and North Africa", in *Aging International*, Vol. 40, No. 1（2015）, pp. 3–12.

② 数据来源：Country Statistics and Global Health Estimates by WHO and UN Partners。

③ 由世界银行和 Institute for Health Metrics and Evaluation 发布的 The Global Burden of Disease: Generating Evidence, Guiding Policy: Middle East and North Africa Regional Edition 和 Global Burden of Diseases, Injuries, and Risk Factors Study 2010（GBD 2010）分析得出。

④ 高路：《中医在巴勒斯坦方兴未艾》，https://china.chinadaily.com.cn/shizheng/2015-03/06/content_19738550.htm，访问日期：2020 年 6 月 5 日。

续表

国家＼死亡率	心脏病	中风	糖尿病	下呼吸道感染	高血压	腹泻	冲突
巴勒斯坦	8.40%	/	3.00%	7.80%	/	4.80%	/
伊拉克	16.50%	10.00%	3.50%	4.60%	/	/	6.00%
叙利亚	23.50%	/	/	1.20%	/	/	59.00%

表 3-10　西亚—北非 1990—2010 年首要致死因素增长率

首要致死因素	增长率	高风险因子	增长率
心脏病	44%	高血糖	66%
下呼吸道感染	47%	饮食风险	64%
中风	35%	高血压	59%
重度抑郁症	58%	吸烟	10%
糖尿病	87%	缺铁	7%
腹泻	69%	高血脂	51%
下腰部疼痛	77%	肥胖	138%

随着中医几千年的发展和创新，中医的指导理论和思想也在不断进步。以临床疗效为验证手段获取经验，进而再提高诊疗水平的方法让中医发展出一套独特的诊疗方法。在这一过程中，广大中医医生逐渐加深了对疾病的了解，并提出了一系列关于临床诊断和用药的理论。这些理论的发展进一步促进了中医药的发展，为中医药在慢性病高发的西亚—北非地区展现疗效提供了支持。

2. 双边文化沿袭与民心相通

阿拉伯国家自古就和中国有文化交流，尤其是陆上丝绸之路的开拓，让中国感受到了来自阿拉伯国家的异域风情，也让阿拉伯国家体会到了深厚的东方底蕴。21 世纪中国再次提出“一带一路”倡议，在陆上丝绸之路的基础上拓展了“六条经济走廊”，这条新丝绸之路再一次将中国和阿拉伯世界国家联系到了一起。“一带一路”的顺风车不仅将中国的经济和影响力延伸至“西亚—北非”经济走廊，还把中国传统文化广泛传播到了其他国家。这些国家在与中国共同推进经济建设的同时与中国进行了深入交流与合作。参与双方友好往来的载体，除政府部门外，还包括一些政府间国际组织、非政府组织、跨国公司和个人等，合作领域广泛涉及文化、教育、科技、新闻和卫生等多个方面，合作渠道则涵盖了政府、商界、民众和宗教等多个层面。① 中医药作为中华传统文化的重要组成部分，也随之到达了该地区，融入了当地民众的生活。

3. 中医治理实现政治诉求

世界多极化的发展趋势越发明显，大国之间的博弈不再局限于绝对的军事和经济方面，软实力的提升对综合国力的建设有着不可忽视的重要作用。中国在历史上有着丰富的文化底蕴，虽然近代中国文化在国际上曾面临危机，但随着中华民族的伟大复兴，中国文化这张软实力王牌逐渐在国际社会发光发热。

中医药在中国数千年的发展历史过程中，吸收和融合了各个时期先进的科学技术和人文思想，体现了兼容并蓄、创新开放的中华民族的深邃的哲学思想。中医药同时还凝聚着中华民族几千年的健康养生理念和实践经验，是我国独有的医学科学瑰宝。② 中医药在中国软实力输出过程中起到了重要作用。在西亚—北非地区发展中医药，一方面可以展现中国的传统文化，另一方面也可以为中国文化产业的输出开拓道路。西亚—北非地区的一些国家民风虽然相对较为保守，文化封闭性强，但中医药作为医疗产业，能够有效地打通文化隔阂，建立沟通通道，进而辐射其他产业的发展，并最终推动国家文化繁荣、产业升级和政治目标的实现。

（三）中医参与西亚—北非卫生治理的困局

卫生治理本身是一种复合状态，许多因素都影响着其过程和结果。就

---

① 马丽蓉：《新中国与中东的文化交流》，《西亚非洲》2010 年第 4 期。

② 齐征：《中医药发展正处于“天时、地利、人和”的大好时机》，《中国青年报》2017 年第 5 期。

目前来看，新型疾病的暴发、饥荒的蔓延和一些基础生殖疾病严重影响着全球卫生治理的进程。此外，包括全球化进程、经济和环境等多方作用也混淆着卫生治理目的和方法。①

1．经济困局

西亚—北非国家众多，有着复杂的地缘关系，且各国发展水平高低不一，这既限制了双方合作水平，又制约了经济发展。②2013 年，中国提出"一带一路"倡议初期，相关分析指出西亚的科威特、阿曼、约旦和沙特阿拉伯等国在短期有着较大的投资风险，而其他一些人均收入水平相对较高的国家由于属于典型的资源型产业结构，存在可持续发展的问题。加之这些国家工业化水平普遍较低，产业结构升级存在障碍，这就阻碍了中医药产业的拓展。③中医药产品的出口虽然能提升国内中医药企业的盈利，但从长久的发展来看，海外办厂和海外生产也是中医药海外发展的必经之路，这都受限于当地经济水平和产业结构的整体调控。由于西亚—北非地区的国家经济发展不平衡，对中医来说，每个地方都需要因地制宜。这种区别对待无形间降低了各地中医在发展中的共通性，进而增加这一区域中医发展过程合作的难度。另外，"一带一路"倡议的投资具有经济导向性，中医可以依靠"一带一路"取得良好的发展，但也容易受制于经济从而难以开展相关高层次的交流。

2．政治社会风险

西亚—北非地区局势动荡，社会矛盾错综复杂，多国形势恶化：如伊朗核问题在短期内无法解决，国内保守派和改革派矛盾冲突不断；伊拉克的"黎凡特"组织宣布"建立一个伊斯兰国家"，严重威胁国家主权统一；巴以冲突的持续导致恐怖袭击事件时有发生；北非海盗猖獗，对海运贸易

① Frenk, J., Moon, S., "Governance Challenges in Global Health", in *New England Journal of Medicine*, Vol. 368, No. 10 (2013), pp. 936–942.

② 王颂吉、白永秀：《中国—中亚—西亚经济走廊建设：进展、问题与对策》,《贵州社会科学》2016 年第 8 期。

③ 管清友、张媛、伍艳艳等：《中亚—西亚经济走廊投资风险评价：阿联酋风险最低，伊朗风险最高》,《中国经济周刊》2015 年第 23 期。

造成了巨大阻碍。此外，俄罗斯、乌克兰与西亚地区的地缘政治风险加剧，周边国家的政权更迭和国家内部冲突也对西亚—北非地区的地缘政治稳定形成冲击。无论是推广文化还是开展教育，和平与安定都应该被纳入主要考虑因素。西亚—北非地区有很多国家都经受过战争的蹂躏，甚至有些国家正是战火纷飞。中医药文化要想融入这些国家，战乱是最大的阻碍之一。此外，近年来，西亚部分国家的青年受教育程度下降，地下宗教学校成为大部分贫困家庭的选择。随着宗教极端组织规模不断扩大和社会影响力增强，宗教极端主义很容易造成武器走私、民族分裂、边境冲突、恐怖主义等安全问题，影响地区稳定。[①] 我国的中医医生在西亚地区行医有一定的概率会受到恐怖分子活动的影响，这对中医从业者来说是关乎生命的挑战。

3. 他国竞争

相较于发达的欧美国家，西亚—北非地区是一块尚未开发完全的沃土。经济建设是如此，文化传播亦是如此。韩国的韩医早在 2007 年就已经在此开展了相关合作和活动，派遣了韩医诊疗队，举办了韩医发展的相关的研讨会议，并且在较为发达地区，如韩医在迪拜健康城（Dubai Healthcare City，以下简称 DHCC）也有专门的预约方式。除了传统韩医，韩国整个医疗产业对西亚有着巨大影响，首尔国立大学医院投资 9 亿 8 700 万美元在西亚布局医院建设。韩国的医疗旅游业极为成熟，每年约有 1.2 万名来自阿联酋和 20 万名来自沙特的患者前往韩国医疗旅行。[②] 整体来看，中医的发展优势远不及韩医，和韩医竞争也不可避免。此外，印度医学近年来也开始活跃在世界卫生医疗领域，加之西亚—北非地区一直都有应用传统，对中医作为传统医学参与地区治理造成了挑战。中医参与地区的卫生治理与当地医疗实践活动有着不可断裂的牵连，如若在卫生医疗管控过程中触犯相应的利益，必将引起许多麻烦。

---

① 秦悦、唐珺：《“一带一路”建设面临的风险、挑战与对策建议》，《发展研究》2017 年第 9 期。

② Park, Mary, “Middle East Welcomes Korean Doctors, Medicine”, accessed June 5, 2020, http://www.businesskorea.co.kr/english/news/industry/9430-medical-exports-middle-east-welcomes-korean-doctors-medicine.

4. 文化差异与世俗隔阂

虽然中国与西亚—北非地区长期保持着文化交流和商贸往来，但归根结底还是两种截然不同的文化体系。这不仅体现在社会地理环境上，还体现在语言交流、生活风俗和社会习惯等多方面。以语言为例，由于种种原因，中医名词术语的翻译没有统一，错译和误译的现象随处可见，这大大妨碍了中医药的国际化进程。中医典籍都是文言古籍，从文言文译到白话文，再从白话文翻译到当地的语言，其中的困难可想而知。小语种和中医复合型人才始终是中医参与西亚—北非地区卫生治理的迫切需求。在参与当地卫生治理的过程中，中医既要保证疗效，还要时刻留意文化和风俗带来的障碍，这是限制西亚—北非地区中医参与卫生治理的另一个重要原因。

（四）中医参与西亚—北非卫生治理的途径与策略

考虑到卫生治理本身的复杂性，在开展卫生治理时需要多方参与，这一过程涵盖了社会学、医学、政治学等多个研究领域。虽然目前全球卫生治理没有形成一个固定的模式，但是在全球化背景下结合地区特色开展活动一直是广受认可的策略。①

1. 中医参与西亚—北非卫生治理的主要途径

（1）中医国际教育

西亚—北非国家对传统医学的发展和保留虽然没有中国那么重视，但随着世界贸易组织对传统医学的关注度不断提升，一些国家对传统医学的研究产生了迫切的需求，一段时期内西亚—北非传统医学的发展态势也将朝着更加积极的方向迈进。在这样的大环境下，中国一些大学与当地大学共同建立了许多的联合教育机构，如伊朗为发展自己的传统医学，和北京中医药大学共同开办了中医博士研究生班，并共同开展了针灸临床相关的研究；土耳其在世界针灸学会联合会的推动下与中国加强了针灸教育培训

---

① Kickbusch, I., “Global Health Governance Challenges 2016 — Are We Ready?”, in *International Journal of Health Policy & Management*, Vol. 5, No. 6 (2016), p. 349.

和学术交流活动。[①] 除了与中国合作开办中医教育课程，西亚地区的一些国家也在本国的大学和相关教育机构里开设了与传统医学有关的课程，这些联合机构都可以通过孔子学院之类的中国文化输出型教育机构进行整合联系。

自2004年第一间孔子学院开办以来，许多个国家都开设、开办了旨在传播中国文化的孔子课堂。随着中国文化传播的不断深化，它的职能也从最开始的汉语教学转向了更为多层次的文化教育。其中孔子中医学院（仲景学院）就是以中医文化为主导的海外中医教育机构，通过向世界多国展现中国的传统医学，大大地促进了当地民众对中医的认知与理解。

据统计，全球140个国家和地区中，已经建立了512所孔子学院和1 073个孔子课堂。[②] 相较于欧美和其他亚洲地区，西亚—北非地区的孔子学院数量相对较少，这一方面与中国海外发展的优先层次有关，另一方面也是受到地域因素的限制，如国家人文环境相对保守，对外来事物接受程度不高。此外地区发展差异化较大，区域政治环境不稳定也影响着孔子学院的开办。未来随着中国整体国力的持续增强和中国文化在海外不断发展壮大，西亚—北非地区增办孔子学院和孔子中医学院的趋势也将会越来越明显。

（2）中医药服务贸易

中医药是我国拥有自主知识产权的服务产品，具有深厚的文化内涵，发展中医药国际服务贸易，不仅可以调整与优化国内中医药行业的产业结构，有效解决国内的就业问题，推动中医药产业的升级，而且能带动经济增长，有利于传播中医药文化，提高中国的国际影响力。国务院颁布的《中医药发展“十三五”规划》就明确指出要大力发展中医药服务贸易，支持有条件的中医机构在境内外设立中医药服务贸易机构，同时也鼓励非公

① 杨宇洋、姜东：《世界针联与土中友好协会共同推动土耳其针灸医学发展》，《中医药国际参考》2008年第1期。

② 数据来源于汉办官网。（截至2016年）

立中医医疗机构面向境外消费者提供高端中医医疗保健服务。随着近几年中医药服务贸易在西亚—北非地区的稳步推进，中医药产业也逐渐兴盛起来。在 2016 年第一季度，出口西亚的中药提取物超过 80%，中成药在减肥、保健和美容上的独特功效吸引了大批西亚—北非地区的消费者。此外，治疗西亚国家高发病如传染性肝炎、糖尿病和高血压的中成药也十分畅销。在出口企业结构中，民营企业占据了较大部分，181 家中药出口企业中有 155 家民营企业，出口额达 2 354.61 万美元，同比增长 61.8%，占全部企业对西亚中药产品出口额的 85.21%。①

中医药服务贸易是近几年新提出的概念，但它根植于传统贸易模式。随着中国与西亚—北非国家之间的商品贸易不断扩大，服务贸易也随之发展壮大。中医药参与地区治理需要有一定的话语权和影响力作为根基，中医产业的经贸往来恰好为之提供了一条途径，同时还保障了物资来源和人力支持。未来随着中医服务贸易跨境提供、境外消费、商业存在和自然人口流动的持续增长，中医在西亚—北非地区的存在感也会不断加强，为中医参与该区域的卫生治理添砖加瓦。

（3）中医医疗队援助

中国的援外医疗队最早的记录可以追溯到 1963 年 1 月，中国向阿尔及利亚派遣医疗队，援助面临缺医少药的当地人民。自此，中医的援外医疗队开始了逐步发展建设，截至 2017 年 5 月，54 年间中国先后向亚洲、非洲、拉丁美洲、欧洲、大洋洲的 69 个国家和地区累计派出援外医疗队队员 2.5 万人次，诊治病人约 2.8 亿人次。② 中医作为中国特色医疗方式，在中国援外治疗中也占有一席之地，基本上每个医疗队中都配有中医药人员，约占医务人员总数的 10%，同时在科威特、马耳他等国家还设有专门的中医医疗点。截至 2016 年 12 月，中国在海外建立了 10 个中医药中心，先后派出中医技术人员 400 余名，分赴 40 多个国家开展中医诊疗，他们采用中

---

① 数据来源于中国医药保健品进出口商会。

② 国际合作司（港澳台办公室）：《“一带一路”卫生合作稳步推进，“健康丝绸之路”成果丰硕》，http://www.nhfpc.gov.cn/zhuz/xwfb/201705/862119c3357442a9ae66ce998da292da.shtml，访问日期：2020 年 6 月 5 日。

药、针灸、推拿以及中西医结合方法治疗了不少疑难重症，得到受援国政府和人民的充分肯定。

除了普通民众的医疗援助外，一些西亚—北非地区的国家政要也接受过中医药诊疗。2008年天津中医药大学第一附属医院选派5名优秀医生，在阿曼首都马斯喀特建立了第一家阿拉伯国家与中国官方合作的中医诊所。该诊所由王室支付固定经费，并为服务于王室的工作人员免费诊疗。①2016年8月，埃及前总理伊萨姆·沙拉夫在敦煌参加中医药文化和健康产业国际论坛时，在中医医生的指导下接受了天水市中医药机构赠送的中成药制剂，并表示将请专家分析埃及中医药市场，推动中医药在埃及的合法化。②在2016年的里约奥运会上，中医药的特色诊疗方法——拔罐掀起了一阵“中医热”，但早在2009年，中医医生就已经开始为伊朗的男篮运动队提供针灸治疗，纯中医疗法在治疗运动创伤方面有快速疗效，得到了伊朗运动员的一致好评。③

中医药医疗援助是中医参与西亚—北非地区卫生治理的传统模式，在新时期双边经贸文化交流再度兴盛发展的大背景下，它仍将是中医参与西亚—北非地区卫生治理的重要途径。中医药海外发展的基础是通过医疗援助为当地民众提供医疗服务，向各个阶层的患者展现中医药的独特疗效。随着基础条件的持续稳固加深，未来中医药深入参与该地区卫生治理的阻碍也将会大大减少。

2. 中医参与西亚—北非卫生治理的主要策略

（1）“一带一路”的整体指导

“一带一路”以发展经济为导向，西亚—北非地区的投资大多以基础建设为主。这样的基础建设需要大量人力和财力，也需要技术水准较高的中

① 李志晖、张锰：《中医走进阿曼王室》，http://news.xinhuanet.com/world/2010-11/06/c_12745722.htm，访问日期：2020年6月5日。

② 南如卓玛、高莹：《埃及前总理甘肃行：把中医带回去》，http://www.chinanews.com/sh/2016/08-21/7979579.shtml，访问日期：2020年6月5日。

③ 祁营洲、麻永怀：《让中医药伴随体育赛事走向世界》，《中国中医药报》，http://paper.cntcm.com.cn/html/content/2011-08/12/node_8.htm，访问日期：2020年6月5日。

国专家作为主要执行人。因此，初期参与卫生治理的中医药小型项目可以这些中国工人作为切入点，将中医带入沿线国家。对全面参与卫生治理则要顺应着经济投资方向前行，良好的经济形势可以带来较为稳定的发展环境，同时也可以得到更多来自国家政策的帮助，从而保证中医药在后续发展过程中所需要的支持。

在基础建设的人员方面，考虑到基建团队在国外容易遇到缺医少药的情况而受到各种慢性病的侵袭，可以考虑为基建团队配套中医医生和中医常备药品。中医的治疗既可以为基建团队缓解痛苦，也可以服务于周边居民。在经济发展方面，建立中医药产业基地。基于很多中药材最初生长在西亚地区的先天优势，可以在这些地区建立相关的产业基地，培育和种植高品质的医药产品，并输送到共建“一带一路”国家以及欧洲国家。产业基地也可以同时作为体验和旅游基地，以“局部—区域—整体”来推广中医药。除了建立产业基地，也可以充分发挥“一带一路”基础设施的经济职能，利用高速铁路的运力优势将国内廉价的中医医疗器械、药材运输到相关国家，降低中医诊疗的准入门槛，提高受众面和影响力。同时，也可以在新疆成立高水平医院，设立中医科，借助现代化交通设施转运病人到国内体验治疗。

此外还应加强高层次互动，提高中医药卫生治理的合作层次。政府可以出台相关政策支持改革和发展，如国内中医药大学在西亚国家设立研究机构，加强阿拉伯地区的医药研究。在这一地区成立传统医学医院，吸收和容纳尤纳尼医学、印度医学等传统医学，加深与世界贸易组织的合作。

（2）支点国家的先行作用

西亚—北非地区政治环境复杂，其中西亚部分地区更是战乱频繁。相对来说，中医药全面参与西亚的卫生治理尚有难度，局限性的实践则容易使相关人员的人身安全受到威胁。对于这些地区的中医融入，安全为首要考虑因素，因此选取社会政治环境相对较为稳定的地区尤为重要。

支点国家中的中医药治理要本着高水准、高质量和高知名度的原则，由此才能使得中医不仅在当地受到民众支持，还可以借此扩大到周边国家。在一次以色列针对传统医学的调查中，3 713 名受调查的病人中，有 59%

认为自己是穆斯林、基督徒或是德鲁兹，41% 认为自己是犹太人。阿拉伯患者在前一年增加了草药的使用，以及对草药医师的问询。而德鲁兹关于草药的咨询达到了最高，为 67.9%，犹太人最低，为 45.2%。有大约 27.5% 的受访者表示，如果替代医学能够被纳入主要医疗手段，他们将支持草药从业者进入临床团队。① 此次调查反映了以色列人民对传统草药医学的看法，但也暴露出传统医学在参与卫生治理过程中法律法规缺失、民众误解等许多问题。中医在以色列的现况也可以推及很多国家：民众有支持者，但无相关法律法规作为依据。法律法规的缺乏不仅使中医没有规范的标准，还缺乏对从业者的利益保障。因此，在支点国家中要组织起管理团队，对现有的中医诊所、中医生等中医从业者进行整合，由民间组织者带头成立中医药协会或是类似机构，进而推动当地政府立法，使中医药规范化、合法化。与此同时保障中医药从业者和机构的权益，从而降低在周边国家施行同样措施的难度。此外，在支点国家中要加快孔子学院向仲景学院职能的拓展，开展中医教育，可以加快当地人民对中医中药的了解。孔子学院作为宣扬中华优秀传统文化的前沿阵地，有着得天独厚的条件，是我国对外开放的一个国际教育窗口。孔子学院有着较广的辐射范围，通过孔子学院的转型，可推动中医药的国际化发展。

（3）尊重当地文化，起用本地留学生

西亚—北非地区的文化传统和其他国家有着巨大差异，对这种差异要抱有包容的态度。针对这一特点，可以本土留学生为主体，设立研究机构和合作项目。随着中国科研水平的不断提高，中国的高等教育在世界范围内的知名度也在不断提升。一部分西亚—北非国家科研水平较低，我们通过国内医药类大学在这一地区建立研究机构可以帮助他们开展医疗相关的科研，也可以借此机会研究当地的传统医药，为中医所用。在前来中国学习的西亚—北非地区留学生中，有一部分人既了解中国传统文化也熟知两国文化差异带来的壁垒，比起中国中医从业者，他们有着来自文化方面的

---

① Ben-Arye，E.，et al.，“Integration of Herbal Medicine in Primary Care in Israel：A Jewish-Arab Cross-Cultural Perspective”，in *Evidence-Based Complementary and Alternative Medicine*，2011（1741-427X）：401395.

独特优势。在研究机构中，可以招募这样的留学生作为指导和负责人员，借助他们独特的身份，可以减少中医诊疗中和当地民俗文化间产生的冲突和误会，进而帮助其他中医从业者开展之后的工作活动，降低在当地开展传统医学的教育和研究的难度，进而提高中医的知名度，减少参与公共卫生治理的难度。

（4）充分利用现有资源，继续加强学院间的互动和交流

在西亚—北非地区有许多中医从业者，他们是中医对外交流的现有资源，此外，本土国家在医疗发展上也为中国提供了可以利用的资源。以阿联酋为例，它是西亚国家中经济最为发达的地区之一，并且有 DHCC 这样一个国际医疗基地。DHCC 作为西亚地区世界级的医疗基地，承担起高端的医疗旅行和健康疗养中心的角色。① 在这样的疗养中心中，多数传统医学方法也会作为体验和诊疗手段被纳入项目。同样地，阿联酋良好的经济形势吸引了一大批以中医为主业的从业者，随着时间推移，他们在当地也会赢得一定的社会影响力。中医参与西亚卫生治理可以与 DHCC 等医疗基地开展合作，如向当地派遣优秀的中医师或者对当地优秀的中医师提供支持，帮助其进入 DHCC，进而利用 DHCC 的优秀资源来响应中医参与区域卫生治理的需求。对于中医本身的资源，如国内一些中医药大学之前打下的良好基础，要持续深入合作。西亚—北非地区医疗水平参差不齐，国内的医科大学可以针对一些医疗水平较低的国家，开展具有针对性的特色合作项目。在帮助当地提高医疗水平的同时，发扬中医药的优势，向当地人员传达中医药的思想和理念。

（5）发展高端中医医疗

《世界卫生组织传统医学战略》的颁布大大推进了传统医学融入主流医疗的速度，多个国家都成立了与传统医学有关的研究中心，不少大学也开设了相关课程。这一系列的发展不仅标志着中医被国外民众认可，更预示着正是中医药高端医疗融入西亚—北非地区的良好时机。

---

① Middle East Health, “DHCC Comes to Life”, accessed June 5，2020, http://www.middleeasthealthmag.com/cgi-bin/index.cgi?http://www.middleeasthealthmag.com/jan2007/feature9.htm.

高端中医医疗主要针对西亚—北非地区经济发展稳定、人民生活富足的地区。就目前的中医药发展情况来看，“富人病”如心脑血管疾病、肥胖症、糖尿病，以及各类皮肤问题正是中医药所擅长的领域，在治疗效果上优于通常疗法。得益于兼顾整体和从根本考量问题的特点，中医以“急则治其标，缓则治其本”的理念赢得了许多患者的青睐。

中药的高端化需要从高端中药知识业、高端中药工业、高端中药商业三个方面入手。发展高端中药知识业则需政府加大对中医药研究所的建设力度，为中医药的研究提供更多的政策支持和经费支持，注重对高级中医药技术人才的培养。在原有中药使用经验的基础上，通过药物化学分析、药理实验等现代化手段，进一步反复论证，提高科学性。发展高端中药工业则须打破国外医药企业的技术垄断局面，更新提取工艺及设备，提高产品附加值，加快推广“药企自建中药材种植基地”模式和中药材流通追溯体系，保证所得的中药材质量可靠，服用安全。发展高端中药商业则需要加大中医药的宣传力度，提高中医药海外知名度，依托名企名牌效应，推进营销体系的综合性建设。

（五）结语

随着世界全球化进程的加深，许多原本局限在特殊地区的疾病开始在全球蔓延，相对稳定的世界环境也促使疾病谱向以多种慢性病为主的方向转变。以世界卫生组织为首的卫生组织机构在全球卫生治理中一直扮演着重要的角色，但新时期下单凭世界卫生组织的努力难以解决全球性的卫生问题。2014 年西非地区埃博拉病毒肆虐，许多国家都向疫情严重的地区派遣了医疗救助队，有效地控制了疫情的发展。2016 年 12 月，中国埃博拉疫苗在非洲临床试验成功，这既是抗击埃博拉病毒的巨大成果，也是中国参与全球卫生治理的重要举措。

几千年来，中医作为中国特色的医疗方式，在卫生医疗领域取得了巨大的成果。在中国参与全球卫生治理过程中，中医也扮演着重要的角色。2017 年，国家中医药管理局时任局长王国强表示，我国将与“一带一路”

沿线国家合作建设30个中医药海外中心，颁布20项中医药国际标准，注册100种中药产品，建设50家中医药对外交流合作示范基地。这将形成中医药"一带一路"全方位合作新格局，完善国内政策支撑体系和国际协调机制，促使中医药与"一带一路"的联系越发紧密。同时随着中国—西亚—北非多领域合作往来的增进，以及中国参与西亚—北非地区卫生治理理念的提出，中医也迎来了对该区域进行卫生治理的大好时机。通过多途径、多平台和多领域的一系列举措，凭借中医已有的物资、人才和行业影响力，中医在西亚—北非"一带一路"沿线地区和辐射区域内参与卫生治理的条件基本完备。在未来一段时期内，西亚—北非地区的中医药产业将迎来新的发展机遇。

第四节
中医药参与中东欧国家卫生治理*

“一带一路”倡议的提出和中东欧“16+1 合作”模式的建设为中医药在中东欧地区发展打下了良好的基础。目前，中医在中东欧 16 国的发展已经取得了一定成果，未来还有很大的发展空间。中医药在中东欧地区发展要坚持经济利益导向和互利共赢，深化次区域合作以及关注欧盟国家政策动向。探究中医药在中东欧 16 国未来的发展，可以从服务贸易模式、中医药国际化复合型人才培养模式等多方面入手，规划可持续发展方案。

一、中医药在中东欧的发展现状

1. 中医药在中东欧 16 国发展迅猛

整体来看，中东欧国家中医药的发展历史和规模虽不及一些发达国家，但近年来该地区的中医药影响力呈现上升势头，匈牙利、捷克、波兰等国更是发展迅猛，成果斐然（见表 3-11）。

---

* 本文曾以《中东欧 16 国中医药发展脉络与策略研究》刊载于《中华中医药杂志》2019 年第 3 期。

2. 中国与中东欧16国未来合作潜力大

经贸合作是中国与中东欧国家关系中最为活跃的领域之一，已经成为双方合作的重要基础。据截至2018年6月的不完全统计，中国企业在中东欧国家投资超过90亿美元，中东欧16国在华投资超过14亿美元。在互联互通方面，亚欧大陆桥将中国与中东欧国家紧密联结在一起，波罗的海的高铁建设计划预计在2025年竣工，至2030年每年途经该线路的旅客和货物流量将分别达到500万人次和1 300万吨。人文交流方面，以中国传统文化输出型为代表的国际学校已在中东欧地区有一定的影响力。①

表3-11　中医在中东欧国家发展的主要事件

国　家	时　　间	事　　　　件
匈牙利	2009年	中医被纳入匈牙利高等教育体系
	2013年12月17日	匈牙利国会通过中医立法的法案
	2014年2月12日	中国与匈牙利签署中医药领域合作意向书
	2016年7月5日	匈牙利岐黄中医药中心在布达佩斯揭牌
捷克	1960年—1990年	中医药进入捷克
	2015年4月	《中捷传统中医药领域合作谅解备忘录》签署
	2015年6月17日	捷克中医中心成立
	2015年11月	《中国传统医药在捷克发展的合作谅解备忘录》签署
波兰	1960年	开始使用针灸疗法
	2016年7月	《中波中医药合作备忘录》签署，中波中医药合作中心成立
黑山	2015年6月18日	成都中医药大学附属医院黑山分院成立
	2016年11月	《中草药种植及加工的合作备忘录》签署
	2017年6月21日	黑山中医药中心成立
斯洛伐克	2015年9月24日	斯洛伐克医科大学与辽宁中医药大学合作举办中医孔子课堂
波黑	2014年11月	中国中医科学院西苑医院与波黑创伤管理协会签署合作谅解备忘录

① 王立军、任毅、左悦:《孔子学院和孔子课堂的网络新闻信息影响力分析》,《图书馆学研究》2017年第18期。

二、中医药国际化发展模式的应用

中医药国际化发展主要模式有从经济出发的服务贸易模式[①]，从文化出发的汉语国际教育模式[②]和以人才输出为主的国际化人才培养模式[③]等。中医药在中东欧地区的持续发展和开拓创新也需要采用这些模式。

1．服务贸易模式

近年来，中东欧国家的经济结构调整加快，服务贸易发展潜力巨大。中东欧各国经济仍处于稳定增长期，这一趋势催生了服务业市场的庞大需求，中国在中东欧地区拓展服务贸易市场的过程中，有来自市场、资本、制造业服务化转型和后发优势等多方面的有利条件。[④]2012年《关于促进中医药服务贸易发展的若干意见》的实施大大推动了中医药服务向规范、有序的方向发展。随着数年的建设，以国际市场需求为导向的中医药服务贸易促进体系和国际营销体系已经基本建立。发展中医药医疗旅游业是中医药医疗服务贸易跨境消费外汇收入的重要途径，也是完善中医药服务提升产业体系的重要环节。

2．汉语国际教育模式

随着中国文化传播程度的不断加深，海外汉语教育学院的职能从最开始的汉语教学逐渐开发出一系列多方向、多层次的功能。[⑤]在该地区发挥中医海外学院的区域辐射作用有重要意义：以已经建立的中医海外学院为起点，逐步向周边国家和地区发展和传播，提升中医的知名度和存在度，由

---

① 方洁、李方青、许建新等：《服务贸易：中国中医药国际化发展的新模式》，《全球化》2015年第2期。

② 焦骄：《以孔子学院为模式的中医药国际化发展思路研究》，《行政事业资产与财务》2011年第14期。

③ 唐天瀛、宋欣阳、李海英：《国际学术平台背景下中医药学术发展特点研究》，《中华中医药杂志》2018年第6期。

④ 杨丽华：《中国与中东欧国家服务贸易合作前景分析》，《俄罗斯中亚东欧市场》2012年第10期。

⑤ 张西平：《简论孔子学院的软实力功能》，《国际汉语教学动态与研究》2007年第3期。

此可以实现中医海外学院在传播区域内传播效果最大化。[①] 此外，中医海外学院也可以联系当地的华人医师团体，通过与当地中医团体和中医从业者展开合作，能有效地解决人才匮乏的问题，促进该地区的中医行业交流和资源共享。

3. 国际化人才培养模式

中医最开始走向国际有很大一部分原因是海外中医从业者的推进，这批人也是中医药国际化的主要人才资源。出于对中医国际化人才的重视，国内许多高校逐渐将办学方向定位为国际化、现代化和本土化。为了更好地发展中医，提升中医的国际化形象，各大高校广泛地引入双语教学模式，让学生至少能使用一门外语进行中医相关内容的交流。受限于中东欧多语言背景，目前针对中东欧地区的人才培养以翻译为主，从业人员也多采用英语、俄语等通用语言。

三、中国在中东欧发展中医药的基本原则

1. 坚持经济利益导向与互利共赢

在双边合作中，“务实性”是中国与中东欧国家共同的合作追求，体现在坚持以市场为导向的双赢合作模式、加深中国和中东欧国家之间的经济合作、寻找经济合作伙伴之中。[②] 中东欧地区领导人的轮换，容易对原先既定的政策和合作产生不利影响，大形势下的经济发展也衬托出中医药自身的力量薄弱。[③] 因此中医药的发展和建设方向应与国家政策贴合，依靠政策、项目和协议指导中医药探索方向，开展广泛的双边互利互惠合作。

2. 深化次区域合作

中东欧地区部分国家体量小、人口少、市场有限，这一地区的国家既

---

① 施雪斐、宋欣阳：《中医药海外发展的模式分析》，《甘肃医药》2017 年第 2 期。

② 刘作奎：《中国与中东欧合作：问题与对策》，《国际问题研究》2013 年第 5 期。

③ 余南平、周生升：《后金融危机时代中东欧欧盟国家的政党政治结构变迁》，《俄罗斯研究》2014 年第 1 期。

有共性也有特性。在中医药政策的制定过程中，应平衡各个国家和地区的需求，在着力推进与重点合作伙伴关系发展的同时，积极开展广泛的区域合作。采取“联动效应”的策略，借助与特定国家关系的深化，激发其他国家对中医药资源投入的热爱，进而推动整个区域的发展，并为中医药前期发展奠定基础。未来，“一带一路”倡议和中东欧“16+1 合作”也将持续增强次区域合作，深化地区内部一体化水平，在明确共同利益的基础上，推动中医药行业实现共同发展。

3．关注欧盟国家政策，规避对抗性措施

中医药在中东欧地区的合作要避免对欧洲发达国家造成不良影响，还应规避欧盟的制约，积极创造条件，开拓一条适应中东欧的中医药发展道路。

四、中东欧发展中医药的政策建议

虽然中医药的国际发展模式各有优点，但中医药在中东欧地区的发展仍需要以本区域的特色为基础，针对不同的区域形势、国情和民情制定出相应的政策建议，在全面统筹区域优势的同时，最大程度地规避风险。

1．依托中东欧“16+1 合作”融入经贸建设

中东欧“16+1 合作”是实现“一带一路”倡议的重要载体①，它能向共建“一带一路”国家传递开展务实合作的愿景。中医药的发展可以与之融合，借力多领域的汇通。中医药产品贸易以货物交易为主，在物流发达国家建设中医药物流中心能有效降低中药制品与其他商品货物共同运载时运力不足的问题，并有利于短期储存中药商品，避免长途运输对中药商品造成的损坏。物流中心还可以对产品输送地进行规划，有效减少货运费用。大型基础设施建设依靠国内人才输出，其中包括随行医生。中医医师可以

① 张永安、尚宇红：《“一带一路”框架下中国—中东欧合作的希望与挑战》，《国际商务研究》2016 年第 4 期。

加入工程建设队伍，在随队保障卫生健康的同时，与当地医疗机构开展交流。由此传递中医药信息，并为中医药的官方合作提供切入点。

2. 促进农产品的出口种植与中药农业的发展

中药农业是生产中药材的特殊农业，它也是中药产业的第一产业和基础。[①] 农业经济贸易合作是中国与中东欧国家战略合作产业的重要部分。随着双方的共同努力，农业经贸合作内容不断丰富，领域不断拓宽，层次也不断加深。国内许多中药企业开始在海外布局中药农业，希望借助中药农业的发展来进一步开拓新的海外市场。[②] 中东欧部分国家森林覆盖率高，采用树木、药材同种的方式，可以扩大相同土地面积上的经济作物总量，更有效地利用土地资源，提升经济效益。农业贸易往来不仅能建设中药农业产业基地，培育中药农业作物，还能充分利用新兴的劳动力资源，提升当地中医药的知名度与经济收入占比。

3. 通过国际中药企业进驻创造就业机会

虽然已经度过了欧债危机最困难的阶段，但中东欧国家的经济发展在艰难复苏的过程中仍旧困难重重。[③] 中国企业进驻中东欧后，能客观提升当地经济实力和就业率。随着新市场的开拓和国内市场的转移，中药企业对市场的压力会相对减小，加之欧洲中药市场的逐步繁荣，对中药企业也是一种利好。中药企业将会为当地创造更多就业岗位，对于处在经济复苏关键节点的中东欧来说大有裨益。因此，部分中东欧国家也向中国的中医药企业抛出了橄榄枝。[④] 中药企业的进驻可以提升新药研发能力，扩大中药制品生产规模，向中东欧地区输出质优价廉的中药。拓展中药产品市场也能帮助中医药打通欧洲核心市场，助力中医药在西欧的发展。

---

① 魏建和、屠鹏飞、李刚等：《我国中药农业现状分析与发展趋势思考》，《中国现代中药》2015 年第 2 期。

② 张鹏：《中国在中东欧国家开展农业投资的研究》，硕士学位论文，对外经济贸易大学，2014 年。

③ 张智勇：《中东欧国家如何实现“发达梦”》，《光明日报》2013 年 12 月 23 日第 8 版。

④ 贾岩：《“一带一路”拓市场中东欧需要中国药》，《医药经济报》2016 年 6 月 27 日第 1 版。

4. 充分利用中东欧消费市场的繁荣发展中医药消费产业

中东欧是一块新兴市场，它有旺盛的经济活力和巨大的发展潜力。[①]该区域投资环境良好，法律框架与欧盟相似，但土地价格相对低廉，劳动力质量高且费用较低。全球经济逐渐复苏也使得中东欧成为欧洲新兴市场的消费主力。随着生活水平提高，加之消费主体比西欧地区更为年轻，中东欧的消费市场迎来了新一轮的繁荣。中医药的发展有经济利益导向，因此中医药产业也要融入消费市场，在市场中争取效益最大化。目前中医经济在消费市场上还比较脆弱，展现中医药商品和服务的经济性质对中医药的发展十分有利。中医药产业应顺应市场复苏，在原有的基础上逐步增加中医药的服务、产品项目，吸引当地人民消费，拓宽市场。

① 曹凯、张钟凯、韦慧等:《中东欧成中国外贸新增长点》,《中国名牌》2015年第13期。

第四章

双边合作与中医外交

第一节
美洲国家举隅*

一、美国：中医药交流与合作现状及发展趋势分析

自 1972 年中医药在美国迅速发展以来，针灸、中药和中医药教育在美国发展已初具规模，中医药成为近 50 年以来在美国发展最快的传统医学。然而，随着中医药在美国的迅速发展，中医药也面临着一系列的挑战和问题，其中，中美贸易战给中医药发展带来了许多不确定因素。本小节旨在全面分析并系统总结中医药在美国发展过程中所面临的问题，并据此提出相应的解决策略，以期为中医药在美国的进一步发展提供建议，并服务于中医药的国际化进程。

（一）中美中医药交流合作的基础

1. 我国政府对中医药国际化发展的支持

近年来，我国政府先后出台了一系列文件来促进中医药国际化发展，中医药国际化发展迎来了黄金发展时机。2017 年 1 月，国家中医药管理局、

---

* 本文曾以《中美中医药交流合作现状及发展趋势分析》刊载于《中华中医药杂志》2020 年第 9 期。

国家发展和改革委员会联合印发《中医药“一带一路”发展规划（2016—2020 年）》，旨在以中医药“为世界提供服务”的理念，结合“一带一路”倡议，进一步强化中医药在共建“一带一路”国家的发展和传播，实现文化交融与贸易往来，促使中医药进一步“走出去”，尽快构建一个全面对外开放的新鲜格局。2019 年 10 月 20 日，《中共中央 国务院关于促进中医药传承创新发展的意见》指出，推动中医药开放发展，将中医药纳入构建人类命运共同体和“一带一路”国际合作重要内容，实施中医药国际合作专项。① 由此可见，近年来中医药国际化发展得到了我国政府的大力支持，亦获得了良好的发展机遇。

2. 针灸在美国大多数州获得合法地位，针灸教育已形成体系

自 1972 年尼克松总统访华后，美国逐渐深化了对中国的认识，中医药在美国的发展迎来了黄金时期，美国各界排斥中医药的态度也迅速发展变化。许多对西药有顾虑的美国人已经转向替代和补充医学，使中草药产品和中药特别是针灸快速普及。② 针灸和中药在美国得到快速发展，尤其针灸在美国发展最快。美国民众普遍认可针灸对缓解或治疗中风疼痛、头痛、痛经、肌肉关节疼痛、腰痛等的功效。根据美国《补充医学疗法》杂志的报道显示，截至 2018 年，美国持有效执照的针灸师人数为 37 886 人，相比 1998 年人数增长了 257%，相当于每 10 万美国人中有 11.63 名针灸师。美国已经有 48 个司法管辖区（47 个州和哥伦比亚特区）通过了针灸法③，针灸立法是对合理合法实施针灸的基本保障，确保了中医针灸的合法使用和发展。

20 世纪 60 年代末 70 年代初期，中医针灸教育开始在美国发展，其中加利福尼亚州走在针灸教育的最前列。位于洛杉矶的中西医科大学最早在

---

① 国务院公报：《中共中央 国务院关于促进中医药传承创新发展的意见》，http://www.gov.cn/gongbao/content/2019/content_5449644.htm，访问日期：2020 年 4 月 4 日。

② Winston I. Lu，Dominic P. Lu，“Impact of Chinese Herbal Medicine on American Society and Health Care System：Perspective and Concern”，in *Evidence-Based Complementary and Alternative Medicine*，Vol. 2（2014），p. 65.

③ Arthur Yin Fan，Steven，H. Stumpf，et al.，“Distribution of Licensed Acupuncturists and Educational Institutions in the United States at the Start of 2018”，in *Complementary Therapies in Medicine*，Vol. 41，No. 2（2018），p. 295.

1969 年开设中医针灸课程，1979 年该校正式被加州政府批准为一所针灸学校。随着针灸在美国各州先后取得合法地位，民众也逐渐认可针灸的疗效，中医针灸学校也开始在各州犹如雨后春笋般地出现。经过近 50 年的发展，美国中医针灸教育已经培养了 30 000—40 000 名毕业生。目前获得美国国家针灸与东方医学院校论证委员会认证的中医针灸院系已有 56 所，遍布美国 22 个州，近十年间中医针灸学校的在校学生人数保持在 7 000—8 000 人之间，专业入门水准已从硕士教育逐步向博士教育过渡。① 截至 2015 年，分别有 62 个和 10 个获得认可的针灸机构提供硕士学位和博士学位，其中西海岸占学位授予计划的 51.39%，而东海岸占 29.17%。② 总之，针灸教育在美国已经形成了较为完善的体系。

3. 中医药在美已经形成市场

2014 年 1 月，美国克利夫兰医疗中心开设了“中草药治疗诊所”，成为美国医院内部建立的第一家中草药诊所。2015 年，屠呦呦在瑞典卡罗林斯卡医学院进行《青蒿素的发现：传统中医献给世界的礼物》的中文主题演讲，她说道：“中国医药学是一个伟大宝库，应当努力发掘，加以提高。”在美国，中医药这份“礼物”已让许多美国人意识到他们找到了“宝藏”。

一项对美国五个州六个诊所的 575 名中药使用者的调查显示，大多数人的病症得到改善或消失，生活质量得到改善，并且减少了对处方药的使用。③2018 年，中国对美国中药类商品出口额为 6.66 亿美元，同比增长 14.73%，占中药类商品出口比重为 17.04%。其中对美出口的中药产品主要是中草药提取物，占比达到 79.97%。④ 随着针灸在美国迅速发展，中药逐渐得到美国人的重视。如今，越来越多的美国人认识到西医诊疗的局限性，寻找替代疗法。根据美国国家针灸和东方医学院校论证委员会的一项全美

---

① 张伯礼：《世界中医药教育概览》，中国中医药出版社，2019 年，第 85 页。

②③ Arthur Yin Fan, Sarah Faggert, “Distribution of Licensed Acupuncturists and Educational Institutions in the United States in Early 2015”, in *Journal of Integrative Medicine*, Vol. 16, No. 2 (2018), p. 1.

④ 中国产业经济信息网：《2018 年我国中药贸易进出口总额达 57.68 亿美元》，http://www.cinic.org.cn/xw/tjsj/523550.html，访问日期：2019 年 5 月 5 日。

调查数据，每10个美国成年人中就有1人接受过针灸治疗，其中，超过20%的人除了针灸之外，还同时使用了中药等方法。有些患者由于患有慢性疾病经常到针灸和中医诊所进行治疗。

（二）中美贸易战对中医药合作交流产生不利的影响

自2018年中美贸易战以来，我国进口药材价格不断上涨，由于涨幅过高，一些商家的采购活动逐渐谨慎，中美中药进出口的商家逐渐减少中药的库存。2018年4月，美国公布拟加税500亿美元商品清单中涉及的中药较少，对中美中药交流合作影响不大。然而，2018年7月，中美贸易战持续升级，美国发布2 000亿美元加税清单中，中药加征的品类扩大，如列出了82种需要加征关税中药的名单，与此同时，我国也对进口美国的20种中药加征关税。中美之间的贸易战，导致美国海关对此检查加严，中药关税提高，相关中药材商品进口成本抬升。随着中美贸易关系恶化，板蓝根、大青叶、西洋参等药材进口价格上涨，依赖外部的药材资源也在短期内价格呈上扬趋势，种种情况皆不利于我国中药企业在美发展。

（三）中医药在美国发展面临的问题

1. 国内企业在美国市场竞争力薄弱

（1）国内中药企业研发投入经费少，缺少拳头产品

根据Statista 2019数据显示，2018年美国制药企业的研发开支为796亿美元。[①]2018年世界前十强的美国制药企业中，辉瑞的研发预算占收入的14.9%，强生为13.2%，默克为23.0%，礼来为22.5%。[②]而我国的中药

① Mikulic, Matej, "Research and Development Expenditure of Total U. S. Pharmaceutical Industry from 1995 to 2018". accessed July 31, 2019, https://www.statista.com/statistics/265085/research-and-development-expenditure-us-pharmaceutical-industry.

② Adams, Ben, The Top 10 Pharma R&D Budgets in 2018, Fierce Biotech, accessed June 6, 2019, https://www.fiercebiotech.com/special-report/top-10-pharma-r-d-budgets-2018.

企业由于发展晚、规模小，研发投入少。依据2019年中国药企公布的半年报数据资料表明，有超过半数的中药企业的产品研究开发费用不足1%。万得（Wind）数据显示，71家上市中药企业中，研发费用占营业收入比重超过5%的仅有9家。从2018年中药企业研发费用排名前十的企业名单可以看出，康缘药业以10%的研发强度位于企业之首，其他企业的研发强度大部分集中在3%—6%之间。其中进入美国市场较早，且走在前列的天士力企业的研发强度仅为3.85%。[①]由此可见，我国的中药企业与国外的医药企业在研发投入方面，依旧有较大的差距，中药企业对于研发不够重视，导致缺少拳头产品冲击市场。

（2）国内中药企业缺乏国际性人才

当今随着我国经济水平的高速增长，全球影响日益突出，中医药作为我国代表性文化、科学和产业，走向国际舞台。然而，近年来，中医药国际化仍相对缓慢。许多中药企业不能打开美国市场，其中重要原因在于企业缺乏国际性人才。目前，进入美国的中药企业大部分生产规模小，缺乏国际性人才，尤其是缺乏既懂外语又懂中医药、对美国食品药品监督管理局（FDA）法规以及其他相关法律法规也相对熟悉的国际性人才，这对中药产业在美国发展来说影响巨大，而且也极大地限制了我国企业的持续性发展。培养为中药企业在美国发展提供交流对接、经营管理、市场分析、法律援助等服务的国际性专业人才，是目前亟待解决的问题。实现我国中药企业在美国的良好发展必须培养国际性人才。

2. 中医药知识产权保护意识薄弱

（1）企业对中药专利不够重视

中医药作为我国传统的医疗资源，因其蕴藏巨大的经济、医疗和商业价值，成了美国企业侵占的重要目标和对象。2008年，90多个国家已实行了药品专利保护，124个国家已建立了中医药机构和研究院，12个国家在我国有中药专利申请专利，10多个国家和地区的40多种天然药物在我国

① 中商产业研究院：《2018年中药企业研发费用排行榜TOP10》，https://baijiahao.baidu.com/s?id=1615954066231894104&wfr=spider&for=pc.，访问日期：2020年6月6日。

注册。[①] 根据中国医药专利数据库数据显示，美国在我国拥有的中药专利数量为485项。

由于发达国家对我国中药的保护是以专利体制保护为主，对中药的专利保护在技术层面与创新方面提出了较高的要求。但我国的中药产品技术和科技开发水平较低，制作水平也比较简单，这些中药产品在我国申请专利保护尚且存在困难，在发达国家就更是难上加难，且我国企业对申请专利保护也不注重。2014年8月15日《中国经济时报》报道，在美国的中药专利申请中，日本已经占到近一半，而中国几乎没有。[②] 美国专利商标局数据库的资料信息表明，1979—2013年，与中药相关的发明保护专利共有906个，而美国申请的数量第一，紧接着是日韩，中国只占很小的一部分。国内中药企业对中药申请专利不够重视，导致我国中药企业在美国市场屡屡受阻，严重阻碍中医药的长远发展。

（2）中药被美国企业抢先申请专利

由于一些中医药的古方、秘方超过了一定年限，因而不受法律保护，再加上企业和中医的知识产权意识薄弱，致使美国企业大肆窃取我国中药配方和抢注中药产品商标，导致我国中医药利益损失巨大，严重阻碍企业的长远发展。以江苏道地药材薄荷为例，已经有8项被美国人先后申请注册，其主要用于口香糖等高利润市场。而我国所占专利只是薄荷糖、薄荷水等生活用品，市场空间有限。[③]

人参蜂王浆最早是我国中药企业根据传统配方生产的，待美国医药企业发现其巨大的经济价值后，抢先申请了专利保护，当我国中药企业生产的相关产品在美国市场上出售时却被认为违法。反之，如果我国中药企业经营者较早在美国申请专利，其产品就可以得到美国专利法的保护，可以促进企业产品的国际竞争力，壮大企业的发展。

3. 美国设置技术性贸易壁垒限制我国中药企业的发展

在国际贸易中，由于美国企业产品的科技含量较高，美国通常制定较

---

① 叶辉鹏：《中药专利保护法律问题研究》，硕士学位论文，复旦大学，2008年，第21页。

② 《中药在国际市场处于不利局面》，《中国经济时报》2014年8月15日第2版。

③ 廖海金：《中药专利亟待保护》，《光明日报》2017年4月1日第10版。

高的中医药技术标准，有利于本国企业的发展，并限制其他国家的中医药产品向其出口，以达到发展和壮大本国药企的目的。相关数据显示，技术性贸易壁垒已经取代反倾销成为限制我国中医药出口的最大障碍。[①] 为保护本国市场，美国凭借自身技术优势对农药残留、放射残留及其他污染物均设有较高的标准。如：2004 年美国食品药品监督管理局发布了《植物药物产品指南》，对植物药物纯化与鉴定、测试与质量控制、原材料与环境、生物药效等几个方面做出了规定。美国为保护本国企业的利益，不断设置更多的技术性贸易壁垒，不利于我国中药企业产品在美国出售，严重限制了我国中药企业的发展。

（四）应对措施

1. 提升中药企业在美国的竞争力

（1）政府扶持中药企业不断进行创新

药品的开发和研制水平决定中药企业的最核心竞争力，这关乎一个企业的长远发展，是提高企业产品质量和竞争力的重要途径。中药企业面对市场的最前沿，其产品的疗效关乎企业的生存和发展。然而，由于新药创新投入较大、科技含量高、研发周期长而且存在较大的风险，因此对大部分中药企业来说，他们大多不愿意主动进行科研创新。因此，鉴于目前我国中医药企业规模一般多为中小企业，政府应该相应地承担新药研发投入的风险，加大对新药创新的财政支持，制定相关政策鼓励企业进行新药研发，并通过行政手段实现对社会资源的合理配置。

近年来，虽然国内大多数中药企业不断提高产品的质量和效率，但许多中国人仍然喜欢到国外（如美国和日本）购买中药产品。江苏康源药业有限公司董事长、党委书记肖伟认为，在产品质量、附加值、配方、口味、包装和消费者体验方面，一些外国药品确实比中国设计得更好，导致

---

① 金幼芳：《我国中医药产业技术性贸易壁垒现状及对策分析》，《社会科学动态》2013 年第 9 期。

一些中国人更喜欢使用外国生产的中药产品。对中药产品包装、口味创新，以及加大中药的科技创新，需要政府相关部门出台相应的政策给予法律的保护和支持。中药企业更应在这些领域多做创新和研发，以期得到广大民众的肯定和认可，其竞争力将大幅度提高，企业也会得到快速发展和壮大。

（2）中药企业加大科研投入，增加中药创新药的评估体系标准

目前，我国中药企业的产品研究开发投入与美国西药企业相比相差甚远，经费投入远不及美国企业。首先，中药产品在研究开发的过程中，相对较难获得临床数据，使得新产品申请难度加大，造成我国中药企业研究开发新药的积极性不高，新产品较难进入市场。其次，由于中药和西药之间的差异，中药很难通过以现代科学为标准的审评规则。在中药企业未来创新发展中，企业的科研投入仍旧是关键之处。在评估体系中，要逐渐改变西方现代医学体系占主导的评估体系，增加中药创新药的评估体系标准，便利新研发的中药进入市场，推动中药企业研发的积极性。中药企业要逐步增加科研投入，加大新药的研发力度。

（3）注重中药品牌的建设

中药的企业品牌代表着产品的质量和信誉，对企业开拓新市场、提高产品的市场竞争力、壮大企业的发展起着重要的作用。品牌建设就是要不断提高企业的无形资产，树立企业在民众心中的形象，在现代营销活动中赢得优势。实施中药名牌战略，有利于企业综合素质的提高，名牌产品能够以其良好的信誉，让消费者放心购买，开拓新的市场，并获得外部资金支持，从而使得企业在市场竞争中处于优势，提高企业规模，促进企业可持续发展。

近年来，我国的中医药行业在企业规模、市场发展及利润等方面均呈增长的状态。在政府相关政策的支持和鼓励下，民众对中药产品需求得以提高，中药消费品也正在迅速发展。中药产品在迎来良好发展环境的同时，也在不断完成品牌升级的变化。中商产业研究院数据显示，2018 年上半年中国中药行业上市公司利润排行榜，康美药业以 30.97 亿元利润总额位于第一；位于第二的是白云山，利润总额为 30.11 亿元；云南白药以 18.91

亿元位于第三。[①] 我国的中药老字号品牌正在迅速壮大。2018 年，云南白药集团入选福布斯全球企业 2000 强、亚洲最佳上市公司 50 强、财富中国 500 强。树立传统中药品牌，加强中药品牌建设任重道远。我国中药企业多为中小型企业，需要更多的人力、物力、财力投入来加强中药品牌的建设。因此，中药企业需要共同努力，更多地打造出地道的、具有传统特色的中药大品牌，促进中药品牌在美发展，提高企业的市场竞争力，使企业获得长远发展。

2. 加大中医药知识产权保护

（1）强化中药专利保护意识，防止知识产权外流

由于种种原因，我国中医药知识产权保护制度建立较晚，且专利知识宣传较少，长期以来民众对专利知识匮乏，许多从事中医药的专业人士对申请专利保护意识薄弱。为尽快实现中医药国际化和现代化，提高中药产品竞争力，加快中药行业发展，需要快速增强我国民众的专利保护意识，使从事中药专业人士和企业经营者充分认识到专利保护对企业发展的重要作用。全国的中医药大学是中医药科研的重要组成部分。我国 80% 的研究人员都集中于高校和研究所，我们需要在高校和研究所内广泛开设知识产权系列课程、宣讲活动、研讨会，大力宣传专利的相关知识和作用，不断强化中药研发负责人的知识产权意识。目前，我国企业和高校普遍存在专利奖励机制不完善的情况，从而导致中药科技成果的流失，而且对专业科技人员经常存在"重成果、轻专利"的观念，或者存在发表论文比申请专利更实惠的现象。因此，中医药大学应该充分发挥专利激励机制，在晋升职称和科研奖励方面重视专利申请，全面推动中医药产业的发展。

（2）建立和完善中医药知识产权保护的法律法规

政府相关部门应该进一步建立和完善针对中药专利保护的法律法规，使中药专利保护更适应中药的特点，以更好地保护和发展中医药，促进中医药产品在美国发展。首先，适当修改现有的专利法以保护中医药。中药

① 中商产业研究院：《2018 年上半年中国中药行业上市公司利润排行榜》，http://top.askci.com/news/20180904/1650481131044.shtml，访问日期：2020 年 6 月 6 日。

与西药具有很大的不同，目前专利法更适合西药申请专利，中医药较难达到我国现有专利法所规定的创新性和新颖性，这将不利于中药企业申请专利保护。因此，需要对专利法进行适当修改，以促进中医药申请专利，促进中医药行业发展。其次，增强中药专利各种法律体系之间的协调性和统一性，积极对《中药专利审批办法》和《中药品种保护条例》进行修订，使得各种中药专利保护条例和法规相互衔接和统一，逐步建立起科学有效的中医药保护体系。最后，进一步完善专利法以及与中药专利保护相关的配套政策和法规，作为对中药专利保护的一种后续补充，发挥专利保护的效力。

3．把控出口中药质量，促进中药在美发展

（1）为中药种植提供科学的指导，加强中药生产、加工规范化

近年来，我国药农为了追求经济效益，在种植中药材过程中采取不规范的做法，如药农在进行药材栽培时往往重视产量而忽视质量，滥用化肥、农药、生长调节剂等现象，导致中药材生物特性发生变化，品质逐渐下降，药用疗效不佳，致使我国中药的质量不断受到美国的指责和怀疑，甚至美国一些地区已开始在本国种植中药稳定供应渠道。

为了给中药种植提供科学地指导，进一步加强中药生产、加工规范化，要进行三个方面的改进。首先，卫生、农业和药监等部门组织专业科研人员，不断加强人工种植药材的研究，对农民科学种植和采收中药进行指导，快速提高中药材质量，保障质量稳定可控，为中药产品质量的提高提供支撑。其次，以中药企业为主体进行管理和指导，严格落实生产和加工的责任，提高中药材质量。中药企业通过对种植基地的种苗、产地环境、栽培管理、采收加工等方面进行管理和指导，提高生产过程中的科学技术，不断提高中药材质量。最后，出口美国的中药材严格按照美国标准进行生产和加工。建立中药标准质量保障体系，使出口美国的中药材质量标准与美国接轨，改变中药材难出口的尴尬局面。

（2）加强中药质量安全监管

中药质量安全困局的本质，是产业发展与监管能力不匹配的矛盾。加强中药质量安全监管是推动中医药海外发展的关键，从三个维度提出对策

建议。一是政府应当坚持以人民的健康为理念，全面提高中药材的质量，把民众的健康与企业的发展相结合。一方面不断壮大企业规模，使得企业获得良性长远发展，另一方面不断提高中药材的质量，促进民众健康。二是严格加强药监、工商和农业等部门对中药材经营企业的管理、监督和检查。政府相关部门应该严格查处中药材市场的违法违规活动，整体提高国内中药材的质量。三是高度重视中医药质量安全检测体系，药监局等相关部门量身定制一整套制度体系。

4. 加大中美中医药合作力度

（1）深化中美中医药交流，促进中医药研究水平的快速提高

2018 年 10 月 24 日，美国时任总统特朗普签署了代号为 H.R.6 的法律，其目的在于计划不断减少民众对阿片类药物的依赖，逐渐采用补充和替代疗法治疗或缓解疼痛。该法律条文中提到计划在一年之内检测针灸、医疗按摩等镇痛方式的疗效，这是针灸第一次进入美国联邦法律文件。如果针灸的镇痛功效在检测和评估中得到肯定，针灸极有可能进入美国的医保体系。随着针灸在民众中得到更为广泛的应用，针灸将在美国迎来黄金发展阶段。

目前，美国拥有世界上顶级的学府和研究机构，其在医学开发和科研中亦拥有最先进的研究技术和方法，这正是当下我们进行中医药的高质量研究所必需的。我国中医医院和机构应与美国高校、医疗机构加强合作，积极推动特色化医疗服务，开拓国际市场，为国际患者提供服务，树立中医药服务的国际品牌。

（2）支持美国中医针灸教育，促进中医药在美国的广泛传播

随着针灸在美国各州逐渐获得立法地位，针灸学校犹如雨后春笋般涌现，由于各州针灸的发展背景不同，呈现了多元化特色。美国人开设了许多针灸学校或培训班，他们或从中国学习返回，或受欧洲针灸影响，或以“经典针灸”为特色，这些学校或培训班的课程设置均有创办者明显的倾向。历经多年发展，2020 年时，美国中医针灸教育已经为美国针灸事业培养了 30 000—40 000 毕业生，为临床中医针灸队伍注入了大量新鲜血液，也为针灸人才本土化提供了条件。可以说，美国中医针灸教育是除中国外最具规

模、体系和影响的中医海外教育，无论是立法、学校认证，还是相应的考试制度、执照审核颁发制度均已规范化。未来我们应该以美国中医针灸教育为突破口，大力支持美国中医针灸教育，加强双方专业人员的交流往来，为美国中医针灸教育发展提供更多的人力资源，开展丰富的针灸学术交流活动，扩大美国中医针灸教育的民众基础，提高中医针灸在美国的影响力。

综上，针对中医药在美国发展的机遇和挑战，特提出通过提升中药企业在美国的竞争力、加大中医药知识产权保护、把控中药出口质量、加大中美中医药合作力度等建议促进中医药在美国发展，服务中医药“走出去”，推进中医药国际化发展。

二、墨西哥：全球卫生治理视角下的中医药发展现状与建议 *

传统与补充医学在卫生治理中发挥了重大作用。截至2018年，制定国家传统医学政策的国家已达到98个，在许多亚洲和非洲国家，有80%的人口依赖传统医学提供的初级卫生保健，在一些发达国家，70%—80%的人口使用某种形式的传统与补充医学。中医药在世界卫生组织9种最常见的传统与补充医学（Traditional & Complementary Medicine，简称T & CM）中占有两项，是世界传统医学中传播范围较广、影响力较大的一支[①]，对发展传统与补充医学的卫生治理事业不可或缺。墨西哥位于北美南部，传统医学发展较好，特别是墨西哥传统医学和中医针灸发展尤为迅猛。墨西哥传统医学与中医学有一定的相似性，对中医进一步发展的接受性较好。因此，进一步加强中墨两国传统医药方面的合作，可为中医药在美洲传统医药卫生治理中争取更多的话语权。依据中医药在墨西哥发展的特点，

---

* 此节曾以《中医药学在墨西哥的发展现状与建议》刊载于《国际中医中药杂志》2020年第11期。

① World Health Organization，“WHO Global Report on Traditional and Complementary Medicine 2019”，accessed December 12，2019，https://apps.who.int/iris/bitstream/handle/10665/312342/9789241515436-eng.pdf?ua=1.

“总结机遇，迎接挑战”，是中医药在墨发展的当务之急。

（一）中医药在墨西哥具有广阔舞台

世界卫生组织认为，卫生治理的最终目标是“人人享有健康”。每种医学方式都有其局限性，因此，传统医学的相互配合在墨西哥发挥了独特的卫生治理成效。

1. 墨西哥传统医药底蕴深厚

墨西哥传统医学由来已久，源头可追溯至古老的玛雅医学，因此，墨西哥对传统医学发展十分重视。墨西哥传统医学包含草药应用与外治法两方面，药用植物的使用仅次于中国，居世界第二。墨西哥国家基本药物清单（NEML）纳入了草药内容，应用中的药用植物超 4 500 种，有记载的则超过 6 000 种 ①，共记录了 235 种不同的医疗用途。墨西哥传统医药文化浓厚，据调查，在美国 31% 的 65 岁以上墨裔美国人使用传统替代疗法。② 墨西哥国内则更是如此，有 85% 的墨西哥医生熟悉草药，75% 的医生推荐使用草药，并且有 90% 的患者定期使用草药。根据 2009—2010 年墨西哥国家办事处的调查结果，20%—39% 的人口经常使用本土传统疗法和草药，1%—19% 的人口经常使用针灸、芳香疗法、巴赫花卉疗法、脊椎按摩疗法、顺势疗法和自然疗法。1994—1998 年间，墨西哥卫生部建立了墨西哥传统医学分类法，并凭借此分类法对墨西哥的传统医学进行法律系统评价。目前发展出三类传统医药药典，分别为：2001 年制定并于 2013 年更新的《墨西哥草药药典》（*Farmacopea herbolaria de los Estados Unidos Mexicanos*），2005 年制定的《一般药典》（*Farmacopea de los Estados Unidos Mexicanos*）和 2007 年制定的《顺势疗法药典》（*Farmacopea homeopática de los Estados Unidos Mexicanos*）。2013 年，官方则制定了关于草药使用和

① 王晶、宋钦福、李美虹：《对墨西哥中医药近期发展情况的思考》，《世界中医药》2013 年第 5 期。

② Hoeflich，H. L.，“Complementary and Alternative Medicine Use Among Mexican-Americans for General Wellness and Mental Health”，2010，ID：34050084.

包装的相关规定，以进一步规范草药使用。①

2. 中医药得到较深层次的应用

因中医药与墨西哥传统医学在生命哲学观、诊法、用药及针刺等方面有许多相似之处，且针灸在墨西哥传统医学中也有类似使用。因此，自中墨建交后，针灸便深入参与墨西哥医疗卫生临床应用，开始在墨西哥流行。自 1980 年起，墨西哥赴中国学习针灸的公派医师人数逐渐增多。传统医学合作方面，2009 年 2 月中墨签署了《关于传统医药领域的合作谅解备忘录》(以下简称《备忘录》)，并于 2018 年成立中国—墨西哥传统医药合作委员会，开始了中医药研究合作，如表 4-1 所示。2009 年，墨西哥国内便已有超过 379 名针灸师、37 名中医草药师、148 名脊柱治疗师和 7 171 名顺势疗法治疗师从事包括中医药在内的传统医学诊疗应用。② 中方还在墨西哥投资建立了中墨医药保健品有限公司经营中国生产的中成药和保健品。

表 4-1　中国—墨西哥中医药发展大事记

时　间	事　　件	意　　义
2002 年	《墨西哥针灸医疗管理条例》颁布	针灸正式进入墨西哥法规
2009 年	中华人民共和国国家中医药管理局与墨西哥合众国卫生部签订《关于传统医药领域的合作谅解备忘录》	中墨传统医药合作的开始
2012 年	首届世界中联美洲中医药国际合作与发展论坛（2012）于墨西哥城召开	中墨中医药战略合作进入新阶段
2018 年 11 月	中国与墨西哥、哥伦比亚签订传统医药合作协议	中墨成为传统医学战略伙伴
2018 年	中国—墨西哥传统医药合作委员会成立	中墨传统医药合作管理机构成立

3. 针灸教育深入墨西哥医疗教育体系

墨西哥在高等教育中较为重视针灸教育，国内设有墨西哥针灸协会联

① 《亚太传统医药》编辑部编:《草药在墨西哥的应用与发展》,《亚太传统医药》2017 年第 9 期。

② World Health Organization, "WHO Global Report on Traditional and Complementary Medicine 2019", accessed December 12, 2019, https://apps.who.int/iris/bitstream/handle/10665/312342/9789241515436-eng.pdf?ua=1.

合会、针灸和东方医学研究会、托马斯阿尔科赛中医研究院等教育及学术管理机构；包括墨西哥国立工学院在内的10余家国内公办大学以及50多所私立针灸学院都有开设中医针灸学学位。另外，国内设有墨西哥州立埃卡特佩克大学与墨西哥州立托卢卡大学两所中医针灸专业本科大学。此外，墨西哥国内大学针灸高等教育的毕业生可直接获得墨西哥当地针灸行医资格。许多大型国立大学如墨西哥首都自治大学、墨西哥州立自治大学、国家理工大学、莫雷洛斯州州立自治大学均开设了传统医学专业进行植物药与其他传统医学疗法的研究，填补了墨西哥未有国家级传统医学研究院的空白。据世界卫生组织统计，每年墨西哥T&CM相关专业学士学位毕业生超过6 500名，临床博士超过1 000名，其中包括针灸专业的毕业生。①

2014年，首都墨西哥城建有墨西哥中国文化中心，承担对中国传统文化的研究和发展工作，同时设有中国文化培训班。

4. 传统医学在墨受众潜力大

传统医学政策已纳入《墨西哥国家健康计划》(National Health Programme for a Healthy Mexico）中。2006年颁布的《卫生总法》中有一项独立的法规承认传统医学。墨西哥国内还设立了传统医学和跨文化发展局（Dirección de Medicina Tradicionaly Desarrollo Intercultural）对传统医学应用进行监管。一项对墨西哥癌症患者治疗方式的调查研究显示，多数患者采用了现代医学与传统医学结合的治疗方法，57.1%的患者认为传统医学补充和替代疗法是成功的。不仅是传统疾病，墨西哥人在其他疾病方面对传统医学接受度也较高。②一项包含了8 234项墨西哥样本的精神障碍患者研究显示，80%患有严重精神障碍的患者同时接受现代医学和传统医学治疗，且在具备传统医学背景的国家中，这一比例占比更

① World Health Organization, "WHO Global Report on Traditional and Complementary Medicine 2019", accessed December 12, 2019, https://apps.who.int/iris/bitstream/handle/10665/312342/9789241515436-eng.pdf?ua=1.

② Gerson-Cwillich, R., Serrano-Olvera, A., & Villalobos-Prieto, A., "Complementary and Alternative Medicine (CAM) in Mexican Patients with Cancer", in *Clin Transl Oncol*, 2006, ID: 16648120.

多。[①] 因此，传统医学在墨西哥的受众潜力较大。

（二）中医药参与墨卫生治理的挑战

随着应用区域的不断扩大和应用群体的不断增加，中医药参与海外卫生治理正面临着诸多新的问题和挑战。主要集中在：（1）没有平行推进国际或双边评价标准和方法。（2）很难对中医药产品、中医的应用和从业者统一管理。（3）评价中医药产品和疗法的安全性、有效性的国际证据有限。（4）草药原材料缺乏当地产业链，应用可持续性不足。中医学在墨西哥也存在类似问题。

1．中医药准入法规欠完善

中医学自身的复杂性决定了全面深刻把握其本质属性较为困难，因而构建恰当的中医药法律保护制度的工作具有一定的艰巨性。从宏观来看，相关的法律制度是中医学参与他国卫生调控和治理的重要保障。由于重视针灸，墨西哥于 2002 年 5 月给予了针灸治疗合法地位[②]，相对地，中草药及中成药的应用仍未得到当地法律法规的许可。墨西哥原则上对中草药不存在相关限制。墨西哥传统植物药与中草药在用药上存在许多重合，如栀子、木瓜、罂粟，等等。[③④⑤⑥] 此类重合药物或可以依照《墨西哥草药药典》和 2015 年发布的药品稳定性标准草案进行使用。草药制剂分为非处方药、处方药和植物药，而中成药和中药产品仍作为保健品、功能食品、补品使用。相关生产工艺及临床应用标准欠成熟。近年来，墨方逐渐加强与中国传统医药产品和保健品的合作生产。我国开发的中成

---

① De Jonge, P., Wardenaar, K. J., Hoenders, H. R., et al., “Complementary and Alternative Medicine Contacts by Persons with Mental Disorders in 25 Countries: Results from the World Mental Health Surveys”, in *Epidemiol Psychiatr Sci*, Vol. 27, No. 6 (2018), pp. 552–567.

② 沈泉源：《中医中药在墨西哥》，《世界科学技术》2002 年第 3 期。

③ 江纪武：《墨西哥民族药》，《国际中医中药杂志》2006 年第 2 期。

④ 江纪武：《墨西哥民族药》（续二），《国际中医中药杂志》2006 年第 4 期。

⑤ 江纪武：《墨西哥民族药》（续三），《国际中医中药杂志》2006 年第 5 期。

⑥ 江纪武：《墨西哥民族药》（续四），《国际中医中药杂志》2006 年第 6 期。

药、中医保健品（如白果浸膏粉、肝复乐等）得到了一定程度的赞誉和欢迎。

2. 商业模式单一、跨境交付及自然人流动较少

我国中医药产业在墨西哥商业模式单一，主要以针灸教育机构存在为主，也未在墨西哥建有中医中心或中医药专业医院。另外，中医药跨境交付在墨西哥仍不成熟，加上两国地理位置较远，墨西哥本国传统医疗教育体系已较为完善，存在于两国间的中医药跨境交付较少。随着宽带覆盖率和电商市场的逐渐扩大，中国电商平台在墨西哥逐渐兴起。根据国际邮政公司统计，2018 年有 35% 的墨西哥人在网上从中国购买过产品。① 如今传统医学电商平台和网络会诊已成为可能。目前许多大型中医药企业已经开始尝试网络电商跨境交付。2017 年，同仁堂已面向美国、加拿大等英语国家市场建立电商渠道，未来有望在墨西哥推出相关业务。

3. 保险覆盖和传统医学使用率不相关

墨西哥的医疗社会保障体系主要包括私营医疗保险和公共医疗保险。绝大多数墨西哥公民选择公共医疗保险，只有极少数富裕家庭选择购买私营医疗保险。公共医疗保险覆盖率高。② 虽然医疗保险选择中也可以选择包含传统与补充医学的项目。但在对墨西哥医保投保人的一项研究中指出，较少家庭选择在保险范围内使用传统与补充疗法，投保基础医疗保险者使用传统与补充疗法可能性下降，而且这种现象在贫困家庭中更明显。③ 贫困人群较难享受传统医学保健医疗。因此，除了将传统医学诊疗纳入医保外，中医药服务仍须进一步创新，发挥其疗效显著且费用低廉的特色。

4. 未建立国家传统医学研究中心

墨西哥传统医学虽得到广泛应用并有教育基础，但未设立传统医学研

---

① International Post Corporation, “Cross-Border E-Commerce Shopper Survey 2018: The Global Insight into Consumer Preference and Experiences”, accessed December 12, 2019, https://www.ipc.be/services/markets-and-regulations/cross-border-shopper-survey.

② 李心怡、朱亚、吴宗霖：《全民健康覆盖视角下的发展中国家卫生筹资机制比较》,《江苏预防医学》2017 年第 3 期。

③ Van Gameren E., “Health Insurance and Use of Alternative Medicine in Mexico”, in *Health Policy*, Vol. 98, No. 1 (2010), pp. 50–57.

究中心，传统医学知识产权事业发展较为滞后。传统医学科研推进主要依附于大学，国际传统医学合作仍缺乏有效平台。

（三）中医药在墨西哥发展建议

中医药服务贸易开展不完善、跨境交付平台缺失、商业规模不大、自然人流动吸引力不强，这些都是目前中墨中医药发展面临的核心问题。中墨自《备忘录》签订以来，两国在中药立法、服务贸易平台与合作形式、中医药专业化服务单位等方面仍存在较大空白。墨西哥良好的民众和政策基础，值得双方进行更加深入的中医药发展研究和探讨。

1. 以传统医药产业链为起点，纳入卫生保健系统

世界卫生组织认为，促进传统医学在卫生保健体系的作用发挥，实现"把传统医药纳入国家卫生保健系统"很重要，对促进传统医药的安全性、有效性和质量，提高传统医药的可及性和可负担性，促进合理使用传统医药具有关键作用。根据世界卫生组织统计，截至 2016 年，已有 103 个会员国认可使用针灸，其中 29 个设立了传统医学的法律法规，18 个将针灸纳入医疗保险体系。虽然墨西哥传统医药事业发展蓬勃，但卫生保健系统纳入人数较少，国内中医药产业链未成形可能是导致这个结果的重要原因。就现状来看，墨西哥在进口时对中国生产的医疗器械选择较多，且墨西哥植物药与中草药用药上存在许多重合。因此，赴墨西哥投资的中方中医药企业应以综合药物为支点，中成药生产销售使用为起点，医疗器械生产加工为切入点，融入传统医药产业链，逐步拓宽市场，在墨西哥卫生事业中谋求一席之地。①②③④

墨西哥针灸临床应用中对针刀疗法（Acupotome）较为推崇，且将其

---

① 江纪武：《墨西哥民族药》，《国际中医中药杂志》2006 年第 2 期。

② 江纪武：《墨西哥民族药》（续二），《国际中医中药杂志》2006 年第 4 期。

③ 江纪武：《墨西哥民族药》（续三），《国际中医中药杂志》2006 年第 5 期。

④ 江纪武：《墨西哥民族药》（续四），《国际中医中药杂志》2006 年第 6 期。

归于特殊针灸（Special Acupuncture）使用。世界中医药学会联合会研究员王晶等在对墨西哥中医药发展历史及发展形势进行总结后认为，墨西哥具有成为针刀医学国际推广试验田的潜质，如果善加培养，可以成为针刀医学国际推广示范基地。①针灸的应用可发扬针刀优势，争取纳入卫生保健系统。

2. 创办传统医学中心，争取传统医学信息主导

墨西哥目前未设有中医中心，建议以企业投资、政府主导的形式，以发展专业针灸为出发点和立足点，依托墨西哥中国文化中心，探索建立中医药合作医疗机构“中墨友好中医中心”。企业与政府合作建设可以提高建设效率、缩短建设成本，把握在当地建设中的主动权。一方面可向墨西哥输送中医药研究技术人员，拓宽服务贸易范围；另一方面，以中心为依托，易于创立行业规范，建立中医药专业医院，进行高层次研究发展，争取当地传统医学信息主导，推动更多的针灸、中药产品走向墨西哥。

3. 发展知识产权，把好传统医学发展脉搏

中墨两国在知识产权保护、传统医药医疗、科技、教育以及标准制定等很多领域都有很大的合作潜力，要制定传统医学的研究重点；支持加强墨西哥传统医学方面的研究和开发能力；促进研究的国际合作和伦理行为；支持早期传统医学药物研究和开发；促进制定中墨传统医学标准，确保传统医学的质量、安全性和功效；鼓励开展有关传统医学作用机制和药物动力学机制的研究；拟定和宣传有关传统医学良好生产规范的准则，并规定用于开展质量与安全评价的基于证据的标准，提高各自的传统医药水平，进一步增强传统医药在国际社会的影响力。

4. 建立线上跨境交付渠道

目前，中墨跨境交付在中医药服务贸易，乃至医药服务贸易方面仍须进一步发展。墨西哥网络覆盖逐渐完善，电商发展稳步提升。因此，建立中药、中成药电商渠道，或效仿云医疗模式与当地传统医学机构及医院联

---

① 王晶、宋钦福、李美虹：《对墨西哥中医药近期发展情况的思考》，《世界中医药》2013年第5期。

动，可能成为发展未来中医药服务贸易的新方向。

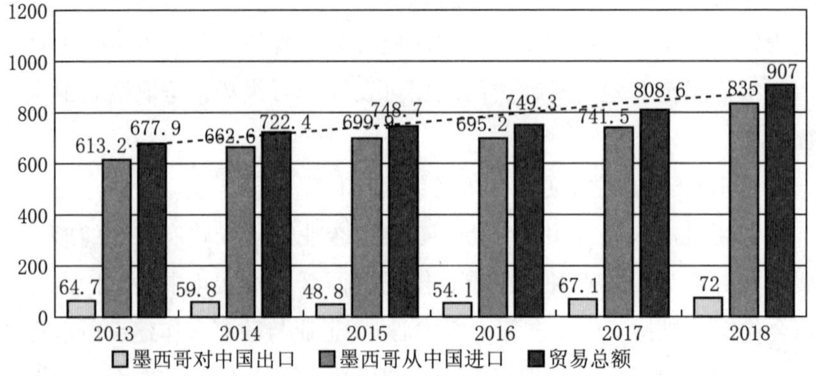

图 4-1　2013—2018 年墨中贸易总额（单位：亿美元）

（数据来源：中国国家统计局网站）

5. 加强高层互访，争取服务贸易合作

服务贸易相关条约的签订可以给予中医药企业进入墨西哥提供关税及政策利好。近年来，中墨双边贸易往来正稳步提升，墨西哥经济也稳步向好。因此，两国可借此机会拓宽服务贸易合作，在合作中争取帮助更多传统医药产业“走出去”。

第二节
欧洲国家举隅

一、瑞士：中医药服务贸易的发展现状及策略 *

近年来，中国服务贸易规模快速增长，竞争力不断提升，为中医药走向世界提供了广阔的平台。自 2013 年《中国—瑞士自由贸易协定》生效后，中国与瑞士联邦（以下简称“瑞士”）服务贸易市场前景广阔。以下将深入分析两国中医药服务贸易合作的现状。

（一）瑞士概况

瑞士是欧洲国家，由 26 个州组成，人口约 873.8 万。①

1．政治情况

瑞士为议会民主制的联邦制国家，内外政策的任何问题由联邦议会通过方可实施。瑞士已与 192 个国家建立了外交关系。2002 年，瑞士成为联

---

* 此节曾以《瑞士联邦中医药服务贸易发展现状及策略》刊载于《国际中医中药杂志》2020 年第 2 期。

① 瑞士联邦统计局，“Bevölkerung”，accessed January 28，2019，https://www.bfs.admin.ch/bfs/de/home/statistiken/bevoelkerung/stand-entwicklung/bevoelkerung.html.

合国成员国之一。其外交策略是"积极的中立"，为永久中立国。瑞士虽不是欧盟成员国，但其将欧盟视作最重要的政治经济合作对象。近年来，中国与瑞士外交关系发展较好，经济政治合作良好，且稳步发展。

2. 经济情况

瑞士是一个经济高度发达的工业国家，但瑞士 95% 的原材料及 60% 的消费品均依赖进口。①2017 年瑞士 GDP 约为 6 685.7 亿瑞士法郎，人均 79 104 瑞士法郎②，世界排名第 19。经济政策方面为自由派，除农业外通常反对贸易保护主义。

3. 两国关系

在欧洲，瑞士既是首批与中国自由贸易区谈判的国家，也是最先认可中国市场经济的国家之一。目前，中国是瑞士的第五大贸易伙伴国③，同时也是其在亚洲地区最大的贸易伙伴国，而瑞士也是中国在欧洲的第九大贸易国。1996 年，时任瑞士主席德拉来首次访华；1999 年，时任中国国家主席江泽民首次访问瑞士；2008 年，瑞士首个华商团体成立。

（二）中医药服务贸易双边合作现状

1. 传统医药交流历程

1989 年，中国中医科学院广安门医院的田从豁教授受大使馆邀请赴瑞士。1996 年，国家中医药管理局与瑞士的 MediQi 公司合作创办了第一家官方支持的中医诊疗中心。1996—2003 年，许多瑞士公司与中国公立医院合作建立中医诊所连锁店。2008 年，瑞士成立了瑞士华人中医药学会，并定期请知名学者开展中医继续教育及相关讲座。

---

① 中华人民共和国外交部：《瑞士国家概况》，https://www.fmprc.gov.cn/web/gjhdq_676201/gj_676203/oz_678770/1206_679618/1206x0_679620/，访问日期：2019 年 2 月 12 日。

② 瑞士联邦统计局："Volkswirtschaft"，accessed August 31，2018，https://www.bfs.admin.ch/bfs/en/home/statistiken/volkswirtschaft.html.

③ 中华人民共和国驻瑞士联邦大使馆经济商务参赞处：《瑞士 2017 年出口创历史新高　中国超英国成为瑞士第五大出口市场》，http://ch.mofcom.gov.cn/article/jmxw/201801/20180102706166.shtml，访问日期：2018 年 10 月 10 日。

2. 相关法律法规及环境

瑞士尤其重视医药应用，但 2019 年时仍没有专门制定针对中医药的法律法规。虽然仅限于西医师的治疗，但自 2012 年起，瑞士将包括中医针灸在内的自然疗法纳入了强制医疗保险。① 对中医诊所而言，只要加入了瑞士医疗协会，实施中医各种疗法的中医师也会被看作替代 / 自然疗法治疗师，医药费可通过私人补充保险报销。在中医师执照方面，目前瑞士未有中医师执照与规章。对非瑞士籍的医学人士而言，仅凭相关文凭即可申请瑞士中医执业。瑞士的大学目前尚无中医专业，但有关自然疗法的学校有 19 所，其中中医及针灸推拿学校有 3 所，在其他自然疗法学校中也开设了中医课程。② 瑞士承认中国及其他国家相关的传统医药教育。在瑞士的中医医师每 2 年须按照协会规定完成 45 学时的继续教育。③

在进口药品方面，无论是中药西药，均须经过瑞士药监局的检验，瑞士的许多州规定中医师必须通过药店配药并直接邮寄给患者。④ 但目前市面上仅有单味草药、经方、成方药，并无中成药。虽然药品准入略显严苛，但此举规范了中药的应用。

3. 境外消费及跨境交付

瑞士国内的中医医疗机构主要通过境外消费、跨境支付等方式向外国人提供中医药服务。目前，瑞士赴我国中医药院校等教育机构学习和培训人员较少。虽然国内部分中医院成立了国际医疗部，但瑞士居民几乎不会专程到中国接受中医治疗或中国传统康复保健。

瑞士互联网普及程度较高。而对瑞士来说，其电商的最大挑战是消费者正转向一些境外的消费平台。但在瑞士十大最受欢迎的电商平台中，并

---

① 瑞士联邦委员会："Verordnung des EDI über Leistungen in der obligatorischen Krankenpflegeversicherung"，https://www.admin.ch/opc/de/classified-compilation/19950275/index.html，访问日期：2019 年 2 月 12 日。

② 瑞士替代医学执业组织："Bildungsanbieter"，http://www.oda-am.ch/de/ausbildung/bildungsanbieter/，访问日期：2019 年 2 月 12 日。

③ 瑞士中医师协会："Schulen und Weiterbildung"，https://tcm-fachverband.ch/schulen-weiterbildung/，访问日期：2019 年 2 月 11 日。

④ 靳丽霞：《富裕小国拥抱神奇中医——瑞士中医药概况》，《中医药导报》2016 年第 4 期。

无中国的网络平台。中国中医科学院广安门医院国际医疗部开设了网络中医养生课，并提供远程中医医疗、保健咨询和培训等，但在瑞士受众较少。对于中国的出口产品，瑞士的跨境支付多集中在纺织品、服装、汽车零件等。而在医药方面，瑞士的制药行业良好，多为瑞士的高端医药出口至我国。医药类行业中主要是瑞士罗氏制药在华发展，我国同仁堂中医门店在瑞士开业并提供医疗服务。另外，我国电商平台凭借快速发展的物流网络延伸到瑞士境内。2018 年，中瑞经济论坛上，双方专家亦提到了电商平台跨境支付的重要性。

4．商业存在及自然人流动

目前除日内瓦和苏黎世中医药中心外，瑞士没有专门的中医院，但中医门诊较多。据统计，全国有 1 400 余名经正式登记可开设门诊的中医师。[①] 他们以商业存在和自然人流动的方式为瑞士消费者提供中医药服务。其中也有两国合作建设的中医诊所，例如 MediQi 公司与中国国家中医药管理局合作的中医诊所及同仁堂中医门店。其他中医诊所的形式主要有两种：一是中医师、替代治疗师或华人在瑞士投资建立中医诊所并提供医疗服务；二是瑞士西医医生投资的中医诊所，此类诊所的医疗服务可进入瑞士强制医疗保险。瑞士的中医诊所也多以连锁店的形式存在，较著名的便是 MediQi 公司和 ChinaMed 公司。而 ChinaMed 公司也在瑞士成立了莲中药厂，主要经营中药相关制剂，并将中药制剂销售至欧洲市场。

瑞士政府非常重视学科人才短缺问题，中医作为引进技术备受重视，中医诊疗中心的中国医生可直接获得执业许可。现在我国培养的中医师前往瑞士提供中医医疗及科普服务，或我国境内的中医药企业派遣人员到瑞士从事中医药科研、贸易等活动的主要形式为自然人流动。瑞士华人中医药学会亦常邀请境内外中医专家为其进行中医继续教育及开办讲座。但目前无相关法规为自然人赴瑞士提供便利。

① 瑞士中医师协会：“TCM FACHVERBAND SCHWEIZ”，https://tcm-fachverband.ch/，访问日期：2019 年 2 月 11 日。

（三）市场机遇

1. 传统医药在瑞士认可度高

由于瑞士人有着崇尚自然的精神，他们对由天然药物构成的中药也并不排斥。瑞士仅通过药物治疗的自然疗法很多，包括本土天然药物及顺势疗法药物的相关制品，但这些制品效果远不如中药。此外，西医诊所用中医针灸的疗法已纳入强制医疗保险，中医诊所的针灸费用也在私人补充保险范围内。虽然治疗收费较高，但也可被瑞士居民接受。因此，中国中医药龙头企业进入瑞士投资市场广阔。

2. 开办中医诊所较为简便

中医诊所在瑞士是作为商业模式经营的。在这样的模式下经营中医诊所，仅需 20 000 瑞士法郎的注册资费、1 间诊室、1 位中医师及相应仪器即可。① 另外，瑞士传统医药资源丰富，在瑞士投资中医诊所具有天然的土壤。

3. 两国服务贸易发展前景广阔

1974 年 12 月中国与瑞士签订《中瑞贸易协定》并成立中瑞贸易混合委员会，两国正式开始经贸交流。2013 年，《中国—瑞士自由贸易协定》正式生效，这是中国第一次与欧洲大陆国家及全球经济前 20 强国家签署的双边自贸协定。中国与瑞士出口企业将享受贸易协定带来的红利，这也为中医药服务贸易提供了机遇。

（四）建议

目前，瑞士经济处于平缓期，外汇储备居世界前三，财政赤字较低。中国与瑞士贸易总体处于上升趋势，有利于两国的中医药服务贸易。中国仍为瑞士在亚洲的最大对外贸易国，服务贸易前景向好。传统医药方面，

① 李其英：《中医在瑞士的现状及可持续发展的建议》，《中医药导报》2016 年第 21 期。

瑞士人民对传统医药接受度高，但国家传统医药法律法规仍不完善。两国在中医药标准化、服务贸易方面存在较大市场空白，自由贸易合作对双方经济均有积极影响。具体实施建议如下。

1. 立足中医养生，发展服务贸易

瑞士人民普遍对传统医药及各类替代疗法接受度较高，且对自身健康与养生的关注度极高。这也是瑞士全民公投要求将中医针灸从私人补充保险纳入强制医疗保险的原因之一。因此，中医的健康和养生观可作为两国中医药服务贸易的突破口，以临床诊疗与宣传讲座推广中医文化，发展中医药服务贸易。

2. 注重高层对接沟通，争取政策扶持

在瑞士发展推广中医药、提高中医药研究水平及制药水平的过程中，应注重国家相关部门的政策，争取政策扶持。并可参照同仁堂先例，其以瑞士日内瓦门店为立足点，向整个瑞士甚至欧洲推广中医药。国家中医药管理局还对中医药海外发展合作进行了专项研究。各企事业单位应抓住机遇，加强高层申报和政策沟通，为企业深入开展瑞士中医药服务贸易获取国家支持。

3. 严格企业管理，领跑行业规范

由于瑞士民众对中医有需求，瑞士政府日益放宽对中医执业者的行业规范。但目前瑞士中医从业者除经过学历教育的专业医学人员外，更有许多仅通过协会课时培训的非医学人员，而患者及医疗保险公司却无法对此详细甄别。鱼龙混杂的医疗市场导致临床疗效存在明显差异，给中医在瑞士的形象带来了负面影响。且瑞士的中医经营模式也较为混乱，有私人经营并行医者、私人经营雇人行医者、连锁店形式等。在这样的商业模式经营背景下，不良竞争时有出现。面对中医药贸易的肥沃土壤，两国服务贸易发展单位要坚持“严格管理，严格规范”的自我要求。我国在选送赴瑞士专业医师时应严格审查资质，为开展中医药服务贸易做出示范，争取行业话语权；还应争取政府合作，携手专业机构，领跑行业规范。

二、西班牙：中医药服务贸易的发展现状及策略 *

西班牙王国（以下简称“西班牙”）是我国在欧盟内的第六大贸易伙伴，我国也是西班牙在欧盟外最重要的进出口伙伴国。① 随着两国服务贸易的繁荣发展，接受中药、针灸疗法的西班牙人也逐渐增多。目前，西班牙政府对中医仍表现出观望或默许的态度，中医药在西班牙合法化的前景仍不明朗。以下将简要概述并分析中医药服务贸易在西班牙的发展现状，提出在当地推广中医药的途径。

（一）发展现状

1. 医师执业与药品准入

目前，西班牙政府仍未承认中医的合法地位，对中医执业人员的管理较为松散。获得中国认证的针灸医生在西班牙可为患者进行针灸治疗，但没有用药处方权。有少数医生会给患者开单味药颗粒、汤药或从法国等欧洲国家配方用药。② 中药饮片不能作为药品流通，但目前在西班牙已通过药品生产质量管埋规范认证的中药企业可为中医师的中草药处方即时配制成药。③

2. 医学教育与保险覆盖

西班牙于 20 世纪 80 年代引进针灸，在其国内三所大学开设三年制针灸硕士学位教育，后逐步增至十余所。1990 年，云南中医药大学于加泰罗

---

* 此节曾以《中医药服务贸易在西班牙王国的发展现状及策略》刊载于《国际中医中药杂志》2020 年第 4 期。

① 中华人民共和国驻西班牙大使馆：《中西关系概况》，http://es.chineseembassy.org/chn/zxgx/gk/t7362.htm，访问日期：2019 年 2 月 9 日。

② 毕云：《西班牙中医药教育医疗现状及思考》，《云南中医学院学报》2006 年第 3 期。

③ 周冰、南继红、陈荠等：《西班牙中医服务与医疗保险覆盖现状》，《世界中医药》2017 年第 9 期。

尼亚，与西班牙塔拉戈纳国家医师联合会合作办校，开办五年制的本科学位教育并提供针灸、推拿硕士课程和五年制本科课程教育，但毕业后仍不能合法行医。①此外，中药和针灸疗法不纳入国家医疗保险，民众可选择私人保险公司，大部分会提供包括针灸在内的自然疗法方案。

3. 商业存在与跨境交付

在西班牙，中医属于自然疗法或补充替代医学。目前西班牙没有营利性的中医医院、卫生中心等，但诊所众多，主要是针灸诊所（1 024个），其次是中医诊所（224个）。②云诊疗在西班牙本国已实现，我国与西班牙已开始建立跨境交付平台，为发展西班牙“云中医”提供了有利条件。

（二）发展困境

1. 未能取得合法地位

在不发生医疗纠纷的前提下，西班牙政府不干涉中医药活动，不制止中成药和颗粒剂的流通行为。③但其政府未承认中医诊疗为合法医疗行为。正规的华人诊所在西班牙颇受欢迎，却不易取得营业执照。西班牙未将中医药纳入其国民卫生服务体系，其原有的医疗体系规范且严格。在2006年大规模突击检查中，当局直接查封了大部分超范围经营与违反地区工商法规的中医诊所。

2. 从业人员水平参差不齐

由于缺乏明确的中医行业规定，西班牙中医（含针灸）从业人员良莠不齐，经过中国正规大学和公立医院培养的专业人才与仅仅接受当地几周培训的人员之间水平相距悬殊。虽有十余所高校开设针灸、推拿等课程，

---

① 王尚勇、孔丹妹：《中医药在世界各国和地区的现状》（下），《亚太传统医药》2006年第10期。

② 周冰、南继红、陈荞等：《西班牙中医服务与医疗保险覆盖现状》，《世界中医药》2017年第9期。

③ 同上。

但因西班牙“伪医学受害者保护协会”的阻挠，中医疗法未能在高校中顺利推行。西班牙官方学位在欧洲高等教育区的所有国家中得到认可，而非官方学位在西班牙境外通常不被认可。①

3. 中药饮片及中医疗法受限较多

《欧盟传统植物药品注册指令》(2004/24/EC)生效后，高门槛的技术壁垒和绿色贸易壁垒给中药产品进入西班牙市场设置了巨大屏障。西班牙禁止中药饮片流入，禁止国内使用矿物和动物药。2018年11月14日，西班牙政府宣布计划从健康中心清除有健康风险的替代疗法，针灸便在其中。虽然2016年的一项民意调查显示，59.8%的人认为针灸有治疗作用，但政府仍表示，健康中心的所有治疗均须由具备资格的专业人员给予，针灸和顺势疗法等替代疗法将会被清除。②

4. 进入主流保险市场困难重重

西班牙国家保险不覆盖中医药，仅私人保险公司以自然疗法附加险业务纳入，一般并入针灸费用，很少能报销中药费用。虽然市场有需求，但中医保险“难产”与中西医体系及诊疗思维模式的不同有很大关系。而来自官方的阻力也为中医药服务贸易发展蒙上了一层阴影。2018年11月，西班牙发文禁止公立医院和大学发展针灸研究生教育和临床应用；西班牙卫生大臣在《保护健康预防伪科学计划》中否认了针灸的疗效。

(三)发展机遇

1. 两国在各领域合作成果丰硕

目前，我国与西班牙在人文科技领域合作成果颇丰，双方共建了26对友好省市关系。截至2018年年底，中国赴西班牙留学人数突破1.6万人，西班牙在华留学人数超过6 000人，2017年全年来华游客高达16.8万人

---

① Expatica, Study in Spain, accessed February 9, 2019, https://www.expatica.com/es/education/higher-education/study-101452/.

② RTE, “Spain Moves to Ban Alternative Medicine”, accessed February 9, 2019, https://www.rte.ie/amp/1010939/.

次，赴西班牙的中国游客达64.9万人次。[①]2017年5月13日，北京市中医管理局主持建设海外最大的中医科学中心之一"中国—西班牙中医药中心"，该中心提供海外中医医疗服务，同时关注中医药教学、贸易、文化传播等方面，或可成为未来中医药拓展服务贸易的"参考答案"。

2. 中国企业在医疗卫生领域的投资表现突出

据信贷保险机构Solunion统计，自2014—2018年以来，中国在西班牙的投资额达157亿美元，与2009—2013年的数据比较，4年之内的投资额增长超过800%。同时，中国企业的投资领域不断拓展，越来越关注西班牙医疗卫生领域。其目的在于更好地融入西班牙的医疗环境，亦可使中国经济产业发展和西班牙优势互补，且为中医药国际化服务贸易铺路。

3. 遵守法律法规，打开中药市场

目前，在西班牙通过药品生产质量管理规范认证的中药企业，可将中草药处方配制为中成药。我国制药企业欲打开西班牙市场，须遵守当地政策法规，生产符合欧盟标准的药物。西班牙中医学会也应加强中西合作，规范中医药实践活动，提供继续教育，维护会员利益。

4. 经济危机或为中医药"开绿灯"

在西班牙面临经济危机的大背景下，其卫生发展策略趋向于采取紧缩支出的方式，以驱动医疗体制的改革进程。在此情境之下，将补充医学纳入西班牙的卫生体系之中，将对其大有裨益。2014年，西班牙原则上同意在免费提供土地的基础上，对原有限制中医药的部分政策作出变通，与北京市中医管理局商定双方将就中药使用和学历认定成立两个专门工作小组，尽快开展实质性技术磋商。[②]2016年，北京市中医管理局与加泰罗尼亚知识商务部签署了《欧洲中医药发展和促进中心合作框架协议》。加泰罗尼亚政府承诺在当地建立中医医院，中医医师以医师身份执业，确立中药在当地中医医院使用的合法地位。

---

① 中华人民共和国驻西班牙大使馆：《中西关系概况》，http://es.chineseembassy.org/chn/zxgx/gk/t7362.htm，访问日期：2019年2月9日。

② 王安、王丽：《西班牙缩紧支出驱动的医疗体制改革》，《国外医学：卫生经济分册》2014年第3期。

（四）发展建议

中医药服务贸易是中医药全球化的有效途径之一。[①]西班牙本身具备世界领先的医疗条件，有着良好的医疗服务贸易发展基础，而中医药产业的繁荣发展亦有利于改善西班牙的经济现状，具有极大的经济优势。目前中医药服务贸易在西班牙发展面临的主要困境：一是未获得官方认可，二是在当地的本土化不足，发展建议如下。

1．“多管齐下”入驻西班牙

西班牙实行三级卫生体系，各区有独立的医疗保健计划，中医药若想在西班牙“异地生花”，首先须适应当地“土壤”，配合不同的区域政策，与中医组织进行合作，联合当地补充与替代医学的研究团队和私人保险公司，提高中医药包括其他传统医药的影响力与知名度，从而带动中医药的全面发展。[②]

2．以中医保险为突破口发展服务贸易

中医保险是发展中医药服务贸易的突破口。可先从商业保险入手，政府与保险公司合作，针对曼福保险公司（MAPFRE）、凯克萨（CAIXA）银行集团旗下的人寿保险公司（VIDACAIXA）和马德里穆图阿保险公司（MUTUA MADRILEÑA）这 3 家主要保险公司制定方案，给出官方合理的药物经济学评估结果，鼓励商业保险公司制定中医疗法保险方案，吸引顾客，并逐渐完成由商业保险到国民保险的过渡。

3．从政府层面建立中医药知识平台

进一步组建中医药服务贸易智库平台及工作组以展示中医药的安全性、可控性，逐渐扭转民众对中药“不安全”的错误印象。对于重要的、可公开的中医药文件有必要经有关部门正式翻译成多国语言的版本（如英文、

---

① 施雪斐、陈佳乐、张建忠等：《俄罗斯中医药服务贸易发展现状》，《国际中医中药杂志》2019 年第 2 期。

② 何巍、赵英凯、李凤玲等：《对发达国家补充替代医学医疗现状的分析与思考》，《国际中医中药杂志》2009 年第 3 期。

西班牙文、法文等），鼓励民众充分利用网络渠道获取和更新信息。

4. 通过海外并购取长补短

中国企业若要借鉴西班牙及其他欧洲国家的医疗模式，则可通过海外并购来实现跨越式发展，调动国内医疗卫生行业活力。2016 年 9 月，华润集团实现对西班牙伊蒙科罗吉肿瘤医院和欧肯苏尔肿瘤医院的收购，中国资本直接参与西班牙现有医疗体系的发展。①2017 年 4 月，中国爱尔眼科医院集团收购欧洲最大连锁眼科医疗机构西班牙巴伐利亚诊所集团。② 以上表明中国与西班牙的中医药服务贸易有利于双方医药产业发展，并具有很大潜力。

三、荷兰：中医药服务贸易的发展现状与路线分析 *

中国与荷兰经贸往来密切。中医药作为补充与替代医学的重要内容，也较受当地人民欢迎。荷兰作为欧盟医疗条件优秀的国家之一，有着发展中医药的良好基础，但中医药在当地的发展亦存在着一定的问题。以下将介绍中医药服务贸易在荷兰的发展现状，以便能合理地规划未来的发展路线，并为以荷兰为突破口，在欧盟乃至世界搭建可持续的中医药发展平台提供参考。

（一）中医药服务贸易在荷兰的发展现状

1. 以中医协会为中心的医疗体系

荷兰的中医协会可根据患者的适应证，协助患者了解合适的中医药疗

---

① 《人民日报》：《优势互补，中企加大对西班牙医疗投资》，http://paper.people.com.cn/rmrb/html/2017-04/06/nw.D110000renmrb_20170406_1-22.htm，访问日期：2019 年 2 月 9 日。

② 王迪：《西班牙医疗产业吸引中资》，http://www.fx361.com/page/2017/0614/1898183.shtml，访问日期：2019 年 2 月 9 日。

* 此节曾以《中医药服务贸易在荷兰的发展现状及路线分析》刊载于《国际中医中药杂志》2020 年第 8 期。

法。各协会对中医治疗医师进行认证，并为患者寻找所在地区的治疗师。经保险公司认可的医师协会所认证的医师，开出的治疗费用可得到报销。荷兰主要的中医协会有荷兰华人中医药学会、荷兰中医药专业协会、荷兰针灸学会、荷兰自然疗法学会等。以荷兰中医学会与荷兰中医药专业协会为例，其发挥的核心作用如下。

（1）执业认证。荷兰的中医师主要由荷兰的中医学院或协会进行培养，最后通过当地中医医师协会注册认证，协会对医师进行评估。其中荷兰中医学会要求中医师必须在中医药领域接受荷兰高等专业教育（HBO），或必须接受协会开设的荷兰初级教育中心（CPION）或荷兰培训基金会（SNRO）等监管教育组织批准的各类中医课程。荷兰中医药专业协会则主要关注接受中国培训的针灸师。隶属于该协会的针灸师大多在中国接受过中医高等教育，或在阿纳姆接受过荷兰高等专业教育针灸课程。荷兰中医药专业协会与浙江中医药大学等均建立了合作关系。目前，荷兰共有 4 000 多位中医针灸师。①

（2）与中医院校联动。具备资质的中医院校学生在通过课程后，即可获得荷兰中医学会的认定，成为合格的中医执业医师。神州中医大学、青白中医学院和荷兰中医学院是目前当地 3 所正规私立学校，其文凭均得到荷兰所有中医协会的认可。3 所学校入学条件基本相同，即学生须完成普通高中教育，且必须是医生或物理治疗师。② 其中，神州中医大学是唯一具备荷兰培训基金会认证资质的中医学校，其优势在于毕业学员均可自动享有 21% 增值税的豁免权，且具备开办西医班的资格。

（3）医保报销中医药的关键“第三方”。除强制保险，荷兰人还可选择医疗补充保险，目前荷兰部分健康保险公司的报销项目涵盖了许多替代疗法，公民可根据需要选择。荷兰华人中医药学会、荷兰中医药专业协会、荷兰针灸学会等公认的专业协会所认证的中医执业医师提供的治疗，几乎在所有提供中医药报销的健康保险公司中可获得报销，补充辅助治疗师基

① 《人民日报》:《中医药的外国朋友圈越来越大》, http://www.xinhuanet.com//world/2017-01/20/c_129454675.htm，访问日期：2019 年 2 月 11 日。

② 朱安宁、孟宪军、黄俊等:《针灸在荷兰的现状与发展》,《中国针灸》2016 年第 10 期。

金会、促进替代医学协会和添加药物治疗师联合会也有附属治疗师获得部分医疗保险公司的认可。①

2. 宽松的药品准入政策

（1）中医药药品准入有路可循。根据荷兰《药物法》，申请药品销售许可时，若所申请中医药药品符合第 42 条第 8 款中“有足够的数据表明该产品具有传统用途且无害”，且“由于长期使用（该药物）和从中获得的（用药）经验，（该药物）具有药理作用或其他作用应当是合理的”，无须提供证明其预期疗效的临床试验数据，而须根据欧洲议会和理事会发布的指令 2001/83/EC 中传统草药相关内容，提交产品特性的摘要（适应证、禁忌证、不良反应等），组合使用的草药的传统用法信息，各活性成分的相关数据，可证明至少 30 年的实践疗效及药物安全性的书目或专家数据等。② 荷兰《药物法》详细地规范了中成药销售许可获取方式，这在国际上极为少见。目前，欧盟上市的中成药仅有地奥心血康胶囊及丹参胶囊，在荷兰获得上市许可。

（2）医药投资发展前景良好。荷兰生物制药产业在欧洲备受瞩目。2019 年，欧洲药品管理局（EMA）从伦敦搬至阿姆斯特丹。同时，荷兰政府对中国企业在荷兰的投资十分关注。而吉林紫鑫药业收购荷兰 Fytagoras B. V. 公司的案例，说明中医药企业与荷兰生物技术企业合作发展利于中医药企业在荷兰立足及中医药在荷兰的上市。

3. 医疗环境利于中医药接受度的提高

（1）民众较高的健康意识。荷兰的患者往往与医学专业人士共同参与医疗决策的制定。政府负责监管，并不断调整荷兰医疗服务的可及性，设立 160 个初级保健中心，24 小时开放式诊所，形成了发达的医疗条件。③

---

① Zorwijzer, “Chinese Geneeswijzen”, accessed July 19, 2020, http://www.zorgwijzer.nl/vergoeding/chinese-geneeswijzen.

② Wetten Overheid, “Regeling Geneesmiddelenwet”, accessed July 19, 2020, https://wetten.overheid.nl/BWBR0022160/2020-04-01/?VergelijkMet=BWBR0022160%3fg%3d2019-02-09%26v%3d0#Hoofdstuk3_Paragraaf3_Artikel3.14.

③ “Health Consumer Powerhouse, Euro Health Consumer Index 2017”, accessed July 19, 2020, https://healthpowerhouse.com/media/EHCI-2017/EHCI-2017-report.pdf.

此种环境下，健康消费者更倾向于获得更加多样化的医疗选择，中医“以人为本”的治疗理念与这样的要求相契合。①

（2）特殊的医疗保险机制。荷兰拥有高质量医疗服务的原因可能与其医疗保险机制密切相关。荷兰医疗保险业竞争极大，保险公司通过与优秀的医疗机构谈判并签订合约，在私人保险方案中为消费者提供更多优质的治疗或是给出集体降价方案，吸引更多民众购买保险。而医疗机构只有提供卓越的医疗服务，才有保险公司能够给出报销。医疗机构与保险公司分离运作提升了机构的服务质量。因此，传统医药在经济效益上有独特优势，更易受到保险公司的青睐。为吸引更多顾客，各医疗保险公司也会提供包含中医药的报销方案。在《护理指南》给出的名单中，共 39 家医疗保险公司，其中 13 家保险公司不提供中药的报销，26 家给出了不同程度的报销方案。②

（二）中医药服务贸易的发展难点

1. 中医药尚未明确立法

虽然荷兰的中医药发展从医学教育、执业资格、中成药审核到医疗保险均有中医药协会、医疗保险公司提供合理支撑，但并未形成明确的独立立法。中医在角色定位、市场准入、法律保护方面界定模糊，并不利于其在荷兰的长期发展。

2. 中药使用仍旧受限

荷兰对于中药作为中医经验医学产物的部分有一定的认知，但如何在以西医试验验证药品安全性、有效性的大背景下合理而严格地推行中草药准入，仍须深入探讨与严格管理。另外，当地还有一些政策应引起重视。1996 年，世界动植物保护基金会荷兰总会举报神州医药中心非法经营动植

---

① 张群策、陈业孟、李蕙等：《顺势疗法和中医学诊治特点的比较与思考》，《国际中医中药杂志》2010 年第 5 期。

② Zorgwijzer, “Chinese Geneeswijzen”, accessed July 19, 2020, http://www.zorgwijzer.nl/vergoeding/chinese-geneeswijzen.

物濒危物种，如麝香、虎骨、天麻、木香、西洋参等。其中，天麻、木香为我国常用中药，且国内多为人工培育。这一案例说明荷兰濒危动植物保护政策限制了部分中药的使用。

3. 门诊执业人员数量不平衡

荷兰有 4 000 多名中医针灸师、1 600 家诊所，平均每家诊所仅有不到三名的中医师。中医诊所的规模难以扩大，多为个体华人诊所的形式，在服务质量、药物储备、医疗设备上难以达到荷兰大型医疗机构的一般水准，与当地整体医疗质量相差较大。如何在保证中医服务可及性的前提下，维持执业人员与门诊数量的平衡，并往大型医疗机构方向发展，是统筹发展路线时须考虑的问题。

（三）中医药服务贸易的发展路线分析

综上可知，目前在荷兰发展中医药服务贸易应主要关注三条路线。第一，如何发挥中医药协会的核心作用，继续推动中医药在荷兰立法。第二，如何进一步结合荷兰及欧盟法规，继续拓宽荷兰药品准入路线，开拓市场。第三，医疗机构建设如何继续发展，并最终将以中医协会为中心的中医药医疗机构完美嵌入荷兰的医疗保险系统。

1. 持续关注中医药立法

在以西医为主导的医疗环境下，要发展荷兰中医药服务贸易，须遵守当地法律政策，并推进中医立法，有利于中医药跻身荷兰主流医疗方式。可基于荷兰《药物法》和欧盟《欧盟传统植物药品注册指令》（2004/24/EC）等关于药品准入的相关政策，结合专业人士建议，确立中药在荷兰生产、审核、上市的具体条例，若能在中医接受程度较高且医疗条件优越的荷兰顺利推行中药法，也有利于欧盟其他国家中药的准入。另外，应积极制定中医诊所开设的具体法规，改变中医执业人员与诊所数量不均衡的现状。

2. 注重大型中医药机构的建设

山西中医药大学主持建设的中国—荷兰中医药中心尚未建成前，荷兰本土的中医诊所往往无所倚仗、孤立发展，这不利于在当地以产学研联合模式发展中医药。服务贸易重在服务，中医药服务不仅是疗效、患者体验等，更重要的还有服务过程中中医药文化的渗透和传播。[①]除国家间加强沟通交流，积极推进海外中医中心的建设外，还可效仿神州医药中心的成功案例，以中国企业进入荷兰投资的形式积极投资建设当地华人诊所，将其发展成为大型中医药医疗机构。目前，荷兰大型西医医疗机构内并不开设针灸科，不如从民间中医诊所开始建设，最终过渡到国家医疗机构。

3．继续发挥医疗保险公司的作用

中医药能否进入荷兰医疗保险的整体结构，是在荷兰发展中医药服务贸易的关键步骤。目前，荷兰中医药发展以中医协会认证为中心，中医院校与协会联动，保险公司通过协会认证报销资格，民众通过协会选择医师。增强保险公司在中医药报销方面的作用，有利于中医药更快嵌入荷兰医疗保险体系。而目前医疗保险公司对于中医药的态度并不统一。[②]一类如 VGZ 保险集团，所有属于该集团的保险公司（如 Univé、IZZ 和 Promovendum）均须将针灸师或医生包括在相关保险公司的护理人员 / 护理指导中；另一类如 CZ 集团，从 2019 年起，该集团的健康保险公司将不再报销中医推拿和中草药项目。可对此两类的代表公司进行统计分析，结合药物经济学评估，针对中医药的经济优势，给出将中医药加入医疗保险公司方案的合理意见，如从居民可选择方案的角度，以求进一步获得保险公司青睐，从而推动更多的中医药服务在荷兰落地生根。

4．两国合作助力中医药企业投资

随着“一带一路”建设的推进，荷兰外商投资局日益重视与中国的经济交往，海牙市商务局即为当地政府助力中国企业投资的实例。同时，荷兰生物制药产业的优势也使其对中国医药企业有更多关注。对于中医药企业在荷兰投资，以及收购、并购荷兰企业，中国政府也可予其优惠政策。

---

① 黄祎晨、王乘御、宋欣阳：《推动中医药服务贸易进入斯里兰卡的途径研究》，《国际中医中药杂志》2019 年第 1 期。

② Zorgwijzer，“Chinese Geneeswijzen”，accessed July 19，2020，http://www.zorgwijzer.nl/vergoeding/chinese-geneeswijzen.

总之，应重视荷兰中医药服务贸易发展对欧洲中医药服务贸易发展的重要性，两国可合力为中医药企业在荷兰投资提供便利，使中医药企业以荷兰为突破口，逐渐打开欧洲市场。荷兰中医药服务贸易的发展也能为上海等具有发展中医药服务贸易基础的国内城市提供参考。可与荷兰政府及企业合作，助力上海打造国际健康旅游项目品牌，建设一批具有国际视野的中医药保健服务企业。

四、白俄罗斯：中医药服务贸易的发展现状与策略 *

白俄罗斯是“一带一路”倡议中重要的枢纽国家，中国与白俄罗斯是彼此重要的贸易伙伴。近年来，两国在各领域的合作均有所加强，也为中医药在白俄罗斯的发展带来了机遇。本文对中医药在白俄罗斯的发展历史及现状进行总结，分析中医药在当地发展的优势与发展中所面临的挑战，并提出发展建议。

（一）发展历史及现状

1．苏联时期的中医药发展

白俄罗斯于 1922 年加入苏维埃社会主义共和国联盟（简称“苏联”），在医药卫生领域与苏联其他地区实现统一。20 世纪 50 年代，苏联开展研究针灸和艾灸实践应用的工作，于 1957 年开展针灸治疗的临床研究。同年 6 月，《针灸和艾灸临时医学规范》发布，针灸在苏联的法律地位获得认可。其后，苏联卫生部分别在 1959 年、1973 年颁布了两则针灸临床应用细则，进一步促进针灸疗法发展。1976 年，针灸、艾灸疗法及在其基础上研发的穴位无创低能疗法，均归入“反射疗法”①，沿用至今。

---

* 此节曾以《中医药在白俄罗斯发展现状与策略》刊载于《国际中医中药杂志》2020 年第 12 期。

① 王硕、宋欣阳、韦进深等：《“一带一路”倡议下俄罗斯中医药发展前景分析》，《中国医药导报》2018 年第 15 期。

2. 独立之后的中医药双边交流与合作

1992 年，切尔诺贝利核电站事故发生，由中医、中西医结合与核医学专家组成的 12 人中国医疗队前往白俄罗斯进行救援。这是中医药第一次进入独联体身份的白俄罗斯进行医疗援助，大约经过一两个月，中医实施改善症状的方法有了效果。[①] 中医药因此被当地民众喜爱。1994 年 3 月，中国与白俄罗斯就传统医学领域开展双边合作。在“一带一路”倡议背景下，双方的合作项目不断增多，出台了相关政策，签署了一系列协议，进一步推动了中医药文化走进白俄罗斯。2015 年 5 月，两国共同发表《中华人民共和国和白俄罗斯共和国关于进一步发展和深化全面战略伙伴关系的联合声明》，研究在白俄罗斯建立中医中心问题。2019 年 11 月，重庆市与白俄罗斯签订《重庆—白俄罗斯儿科中医药意向备忘录》，白俄罗斯希望将西方和东方的方法相结合，为儿科患者提供最佳的医疗和康复护理。近年，白俄罗斯各州市已与浙江、四川、甘肃等省份展开双边交流，主要由白俄罗斯各大医院投资建设中医中心，引进各省份的特色资源，中方按照白俄罗斯的需求派出有关专家轮流前往当地中医中心坐诊和带教，同时由当地选派具有一定中医基础的医生到中国各省份的中医医院进行学习和培训。在中国—白俄罗斯工业园中建设中医诊疗机构，是两国合作共建“丝绸之路”经济带的标志性工程，可促进中医药更好地为当地群众服务，有利于进一步加强双方在中医药服务贸易、文化交流、人才培养等方面的合作。

（二）发展优势

1. 当地合作态度积极

白俄罗斯是最早表示支持“一带一路”倡议的国家之一[②]，这与白俄罗斯提出的“加速一体化进程”计划相吻合。中国与白俄罗斯分别于 2014、2015、2016 年签订了有关倡议合作建设相关内容的文件。2007 年 9 月，白

---

① 袁月：《带着医疗队走进切尔诺贝利核电站》，《抗癌之窗》2011 年第 3 期。

② 毛艳、甘钧先：《白俄罗斯推进“一带一路”：优势、挑战与前景》，《西伯利亚研究》2019 年第 4 期。

俄罗斯是第一个将人民币作为国际储备货币的欧洲和独联体地区国家①，其政府致力于吸引外资并不断优化投资环境，亦表示会全力参与“丝绸之路”经济带建设的总体进程。同时，随着中国—白俄罗斯工业园的建成，使得当地药企也参与其中，区位影响不断加强。政府、政策文件及当地企业的大力支持，为中医药在当地发展提供了无限可能。

2. 经贸合作紧密

在世界银行公布的《2019营商环境报告》中，白俄罗斯在全球190个经济体中排名第37位。②白俄罗斯积极参与“一带一路”建设，带动了两国贸易额快速增长。在政策支持和市场推动下，中国—白俄罗斯工业园成为两国经济合作的最大亮点和“一带一路”的标志性项目。③两国紧密良好的经贸合作关系，为中医药在白俄罗斯的发展奠定了坚实基础。

3. 交流广泛

2015年，习近平主席访白俄罗斯期间，北京、黑龙江、浙江、广东、江苏、湖北、四川、甘肃8个省市负责人率团与白俄罗斯7个州市行政长官共同参加地方经贸合作论坛，开启了两国地方间合作的新篇章。白俄罗斯7个州市已全部与中国省市建立了友好省州关系。④在《关于发展中白关系》的第五号总统指令中，明确要求每个州市均要加大吸引中国投资的力度，并提出了每年引资1亿美元的目标任务，还要求每个州市均开设中医诊所。⑤

4. 中医药民众接受度高

白俄罗斯仍处于发展中国家行列，当地的医疗卫生事业发展缓慢，又由于白俄罗斯实行全国免费医疗政策，政府对医药相关投入不足，造成了

---

① 纪小新：《中国与白俄罗斯经贸合作法律风险防控》，硕士学位论文，黑龙江大学，2019年。

② 毛艳、甘钧先：《白俄罗斯推进“一带一路”：优势、挑战与前景》，《西伯利亚研究》2019年第4期。

③ 王超、叶天乐：《“一带一路”背景下中白工业园发展研究》，《俄罗斯学刊》2019年第6期。

④ 人民网：《忆往昔合作辉煌路，怀共赢愿景再出发》，http://world.people.com.cn/n1/2017/0122/c1002-29041974.html，访问日期：2020年3月21日。

⑤ 杜尚泽：《习近平晤白俄总统：共建中白工业园》，http://henan.people.com.cn/n/2015/0511/c351638-24816731.html，访问日期：2020年3月22日。

当地医疗卫生发展受限，亟须传统医学作为替代医学来丰富医疗手段和发展其医药事业。当地居民在苏联时期就了解到针灸治疗的良好疗效，且针灸作为反射疗法属辅助疗法，可合法使用。同时中医药的治疗成本较现代医学相对低廉，更符合当地的经济发展现状，因而易被大众广泛接受。

（三）面临的挑战

1. 中医专家有限，难以满足需求

目前，白俄罗斯当地中医中心接诊的多为西医疗效欠佳及慢性疾病患者，涉及范围广、难度大、数量多，需具备良好中医理论和临床功底的医生坐诊。[①]而鉴于语言问题，外派专家还须具备良好的俄语听说交流能力。同时满足上述条件的中医专家数量有限。另一方面，由于白俄罗斯要求每个州均开设中医诊所，人才不足的问题更加凸显，难以满足需求。

2. 中医药产品市场占有率及普及率较低

虽然两国在中医药上有一系列的双边交流，但目前中医药相关产业及项目，较具规模的成功案例较少，且大部分的成果都是建立中医医院，并未真正地深入当地民众家中。[②]此外，受到不同的文化影响，白俄罗斯民众面对传统中药浑浊的汤剂与黑色药丸时不知所措[③]，也进一步造成中医药产品在当地的市场占有率和普及率较低。

3. 缺乏法律监管，职业发展受阻

中医药在白俄罗斯尚未取得合法地位。[④]当地相关部门正在针对中医药制定立法和监管相关政策。据《世界卫生组织 2019 年传统医学报告》，白俄罗斯已有 408 种注册中草药，被分为处方药、非处方药、膳食补充剂

---

① 程勇、石云、蔡轶明:《中医药海外中心建设的现状与思考》,《中医药文化》2018 年第 5 期。

② 陈宁、黄慧仙、于伟:《与多个国家地区合作浙江中医不远万里“走出去”》,《浙江新闻》2018 年 1 月 23 日第 2 版。

③ 吕中杨:《中医药国际化发展面临的问题及对策》,《江苏中医药》2016 年第 6 期。

④ 王欣彤、蒋辰雪:《“一带一路”倡议助推白俄罗斯中医药的新发展》,《世界中医药》2019 年第 9 期。

和保健用品四类，受到严格监管。[①] 医师资格考试方面，白俄罗斯只有整脊、针灸医师执照与考核规章，允许在白俄罗斯格罗德诺州首府格罗德诺市白俄罗斯中医中心等中医医院开展针刺、针灸、艾灸、按摩、刮痧、理疗、拔罐等中医治疗项目[②]，就业范围较小可能会导致当地中医师未来职业发展受限。

（四）发展建议

1. 加快人才培养

推进中医药教育国际化发展，加强留学生的中医文化教育不容忽视。[③] 在"一带一路"倡议背景下，白俄罗斯已选拔一批青年医生到中国学习针灸、按摩技术，承接培养任务的各中医院校须确立中医药国际化人才培养目标，集聚教育资源，强化国际化课程体系建设，以市场需求为导向培养优质生源，这是加快中医药国际化人才培养的主要路径。[④] 国内中医药大学及相关机构可更多地与白俄罗斯知名大学联合培养中医药相关人才，尝试学分互认和学位互授联授，再由外派到白俄罗斯的中医专家对在中国学习并完成课程考核的白俄罗斯学生开展一段时间的带教，从而更快达到培养人才的目的。

2. 加快研发满足当地需求的中医药产品

由于中西方地域和文化的差异，白俄罗斯人更易接受中成药片剂或中药提取物相关制剂，因此须积极研发相关制剂。考虑到白俄罗斯冠心病死

---

① World Health Organization，"Who Global Report On Traditional And Complementary Medicine 2019"，https://www.who.int/traditional-complementary-integrative-medicine/Who Global Report On Traditional And Complementary Medicine 2019.pdf，访问日期：2020 年 3 月 22 日。

② 新华社：《白俄罗斯首家独立中医中心揭牌》，http://hlj.people.com.cn/n2/2017/0904/c369794-30691455.html，访问日期：2020 年 3 月 18 日。

③ 潘淼、李雪梅：《中医文化教育对中医药教育国际化的作用探讨》，《教育观察》（上半月）2016 年第 8 期。

④ 王立元、万红娇、马广强等：《加快中医药国际化人才培养路径初探》，《中医药管理杂志》2016 年第 22 期。

亡率较高，可向其出口“八大名优心脑血管中药”。① 还可创新现有的中医药产品，发掘其潜力，推进中医药现代化，使中西医优势互补，为解决新、疑、难、重疾病提供更多新型治疗方法 ②，增加在当地的中医药市场占有率。

3. 推动立法，设立行业规范

目前，白俄罗斯相关部门正在针对中医药制定相关政策，释放利好因素，我国可以此为突破口，加强与白俄罗斯相关立法部门的沟通协调并争取当地民众的支持。也可通过世界中医药学会联合会、世界针灸学会联合会等国际组织，推动中医药在白俄罗斯的立法。对于医师职业发展，可以立法形式推动中医医师执业资格考试，并设立明确的中医行业标准，允许在授权医院开展中医医疗服务。

4. 借鉴经验，加强宣传

可借鉴中医中心在捷克、俄罗斯等国家的建设经验，通过新闻网络传递中医药信息，并通过拍摄视频及参与各地区的文化节等多种渠道进行宣传，促进中医药的发展。

五、俄罗斯：中医药服务贸易的发展现状与策略 *

中医药有卫生、文化、公共等多种外交价值 ③，中医药服务贸易是中医药全球化的有效途径。俄罗斯与我国北方部分地区交流较多。2001 年，我国与俄罗斯签署了《中俄睦邻友好合作条约》。两国的良好关系为中医药在俄罗斯的服务贸易发展提供了坚实基础，也创造了巨大的发展空间和市场

① 杜德安：《广药集团心脑血管中药国际（独联体）研究中心成立产学研销国际化新突破》，《中国中医药信息杂志》2011 年第 2 期。

② 徐建光：《中医药国际化如何创新发展》，《中国中医药报》2016 年 12 月 28 日第 3 版。

* 此节曾以《俄罗斯中医药服务贸易发展现状》刊载于《国际中医中药杂志》2019 年第 2 期。

③ 卞跃峰、思璎桀、宋欣阳等：《中医药在国际外交中的价值存在与发展展望》，《中医药导报》2017 年第 15 期。

潜力。

（一）中国与俄罗斯开展中医药服务贸易的背景

1. 传统医学交流的历史

俄罗斯接触中医疗法、针灸理疗可追溯至1000年前。19世纪起，俄罗斯部分医院逐渐开展了对针灸、中药的研究。当地传统医学大多采用中医、吠陀医学（印度）、越南医学等外来传统医学体系。俄罗斯政府曾放弃对传统医疗活动的管理和监督，导致传统医学的经验与知识传承受到严重隔断，也未形成独特的传统医学体系，且对传统医学的接纳度不如现代医学，其研究也大多依附于现代医学。20世纪50年代，随着中国与苏联关系紧张，医学交流也随之停顿，至80年代中国与俄罗斯恢复贸易，中医学和中药才重新走入俄罗斯。

2. 中国与俄罗斯双边贸易现况

通过两国各自政策的引领，两国全面战略伙伴关系不断加深，经济贸易合作密切，人文交流深入且广泛。中国是俄罗斯第一大进口国和第二大出口国，2017年1月—9月，我国与俄罗斯远东联邦地区贸易总额为53.7亿美元，同比增长28.2%，我国向远东出口19.5亿美元，占远东进口总额的40.6%。[①]2017年上半年，两国医药贸易发展平稳，出口仍保持增长态势，同比增长53%，达到3.8亿美元；进口略有减少。[②]在出口产品中，我国中药各类产品全线上涨，呈现量价齐升的趋势，出口额同比增长200%，达564万美元。[③]

近年来，我国与俄罗斯签订了一系列规划、条约等，推进两国在服务

---

① 驻哈巴罗夫斯克总领馆经商室：《俄远东地区对华贸易情况》，http://khabarovsk.mofcom.gov.cn/article/ztdy/201802/20180202711096.shtml，访问日期：2018年3月29日。

② 中展环球：《2017年俄罗斯货物贸易及中俄双边贸易概况》，http://www.cewgroup.cn/2017nianeluosihuowumaoyijizhongeshuangbianmaoyigaikuang/，访问日期：2018年3月29日。

③ 李辉、刘伟洪：《中国医药外贸2017全年数据放送：出口增幅创五年最高！》，http://www.sohu.com/a/224906707_100115409，访问日期：2018年3月29日。

贸易领域的合作。2015 年 12 月 17 日签署的《中华人民共和国财政部与俄罗斯联邦财政部财金领域合作谅解备忘录》是两国务实推进财金领域合作的重要阶段性成果。2016 年 6 月 24 日，中国、蒙古国、俄罗斯三国共同签署《建设中蒙俄经济走廊规划纲要》，标志着三国经济走廊十大区域贸易合作（包括医疗服务贸易合作）正式启动。目前，中医药服务贸易发展势头强劲，规模快速扩大，水平不断提升，已成为中国与俄罗斯服务贸易的重要组成部分和新兴增长点，是中国扩大特色服务出口、优化服务贸易结构的重要力量。①

（二）中医药在俄罗斯服务贸易形式

1. 境外消费——产业复合，多点联动

近年来，俄罗斯对中国传统医学愈加关注，其中以针灸、推拿、刮痧、电疗等疗法为主。也有部分俄罗斯游客喜欢前往中国景点内的中医疗养院。据统计，每年约有 2 万名俄罗斯人到黑龙江省旅游观光的同时就诊于中医诊疗机构，接受中医特色诊疗方法的医疗服务。② 在旺季，黑龙江五大连池工人疗养院每天要接待万余名俄罗斯游客进行中医疗养，在冬季的日均人次为 400 左右。③“互通有无”是两国跨境医疗近年来呈现出的一大特点。中医的医疗保健游正日益成为更多俄罗斯人休闲度假的新模式。④

2. 商业存在——以民带商，稳步增长

早前，在俄罗斯全境有 200—250 家中医机构，主要分布在莫斯科、圣

---

① 上海市商务委员会：《上海大力发展中医药服务贸易》，http://www.scofcom.gov.cn/swdt/239495.htm.2015-12-23/，访问日期：2018 年 3 月 29 日。

② 李昂、关晓光、王秋颖等：《黑龙江省中医养生产业发展的问题探讨》，《经济研究导刊》2017 年第 29 期。

③ 五大连池旅游：《俄罗斯游客的最佳康养胜地——五大连池》，http://www.sohu.com/a/157576683_621258，访问日期：2018 年 3 月 29 日。

④ 《俄罗斯龙报》：《来俄罗斯看牙还是去中国瞧中医，跨境医疗游中俄各取所需》，http://www.sohu.com/a/156897695_290563，访问日期：2018 年 3 月 29 日。

彼得堡等大城市，从事针灸的人员有3.5万多人。①2016年7月3日，北京中医药大学圣彼得堡中医中心揭牌，标志着俄罗斯第一所获得当地法律认可的中医院建立。此外，中国的医疗机构和一些民间团体、贸易公司也在俄罗斯成立了许多中医门诊与诊所。

3. 跨境交付——点面结合，互通有无

2014年，黑龙江省《对俄服务贸易中长期规划（2014—2023）》②明确指出了发展的重点领域及主要任务："建立中医药服务网站，不断完善中医药服务和传统医疗服务系统，宣传、推广中医药知识。建立中医药远程会诊系统，实现远程会诊、健康指导、医疗信息咨询、服务等功能，积极探索开展跨境交付等方式的对俄中医药服务。加强对俄中医药服务能力，积极推动绥芬河对俄中医药中心、五大连池中医药养生旅游中心、佳木斯国医馆等一系列以接待俄罗斯患者、游客为主项目的建设。"

4. 自然人流动——局部拓展，垂直贯穿

中医师在俄罗斯执业须办理长期工作签证。目前，在俄罗斯从事中医行业的医生大部分为经过中医培训的西医。两国间自然人流动的主要形式为中医医师前往俄罗斯提供中医医疗服务，亦有来中国学习中医药后回国服务的俄罗斯医师。由于中医诊疗机构在当地多以中医诊所的形式存在，在未来自然人流动的从业空间仍须拓宽。

（三）俄罗斯中医药服务贸易面临的挑战

1. 中药注册难，保险纳入慢

由于注册难度大、注册费用高昂等原因，中成药大多以保健品的形式进入俄罗斯市场，如三九胃泰、虫草胶囊等。除对中药的认可度低之外，

---

① 北方网健康频道：《弘扬中医振兴针灸公益活动》，http://www.sohu.com/a/277382173_355356，访问日期：2018年3月29日。

② 黑龙江省人民政府办公厅：关于印发《黑龙江省对俄服务贸易中长期规划（2014—2023）》的通知，http://www.hlj.gov.cn/wjfg/system/2014/06/18/010663596.shtml，访问日期：2018年3月29日。

医疗保险也是限制中医药发展的重要因素。俄罗斯政府建立了较完整的国家调控体系，实行免费的医疗救助，改革医疗卫生制度，制定医疗社会保障政策。[①] 但俄罗斯免费医疗只涉及基本的、简单的医疗服务，药物及很多复杂的医疗服务均须付费。中国传统医学（中药、针灸、推拿）至今尚未纳入俄罗斯医保报销名录。

2．经济恢复缓，市场投资险

2015 年俄罗斯经济陷入困境，居高不下的通货膨胀率抑制了居民的消费水平，特别是零售业和服务业的消费。[②]2016 年，俄罗斯经济开始好转，萎缩幅度降至 0.2%。[③] 经济萎缩、经济增长放缓导致客户资金紧缺、资金链断裂、订单减少等问题，很大程度上也影响了医药贸易的发展。

（四）中医药服务贸易在俄罗斯的机遇

1．传统医学科学研究的开展

1957 年，苏联卫生部在莫斯科成立针灸疗法生理研究所。1976 年，建立传统诊断治疗方法临床试验科研中心，于 1977 年 3 月正式运作。[④] 目前该中心隶属于俄罗斯联邦卫生与社会发展署，机构设置包括顺势疗法和天然疗法研究所、传统中医研究所、传统医学诊所等 6 个研究所与实验室。中心主要在传统诊断和治疗方法领域组织并开展科学研究、培养人才、协调教学活动；为传统医学活动办理许可证过程提供组织和方法保障；研制传统诊断和治疗的医疗器械、技术设备；研制并生产天然药物；制定传统诊断和治疗标准并加以推广。其中，2003 年 1 月组建的传统中医研究所是专门设立的中医学研究机构。

---

① 马翠、姚萱、张向阳：《中国与俄罗斯医疗卫生状况的比较》，《新疆医科大学学报》2011 年第 7 期。

② 蒋菁：《俄罗斯经济现状与中俄经贸合作新动向》，《东北亚学刊》2016 年第 1 期。

③ 栾海：《俄罗斯经济上半年增长 1.7%》，http://news.china.com/finance/11155042/20170914/31390982.html.2017-09-14/，访问日期：2018 年 3 月 29 日。

④ 徐兴泽：《俄罗斯传统医学与中医药》，http://blog.globalimporter.net/article_6055-14270，访问日期：2018 年 3 月 29 日。

2．中医与国际高端旅游疗养服务的配对

三亚市中医院曾为两批因俄罗斯别斯兰恐怖事件受伤的儿童进行过中医康复理疗，在俄罗斯民众心中树立了良好的品牌形象。截至2015年，三亚市中医院已为3万余人次外宾提供中医疗养服务，平均医疗消费在2万美元/人次，为三亚带来的综合效益则超过4倍。

3．俄罗斯医药市场的潜力

根据俄罗斯官方统计，俄罗斯医药市场规模自2010年的6 513亿卢布，升至2015年的10 152亿卢布，俄罗斯市面流通有近8万种药品。其药品地域覆盖率已达世界领先水平，一家药店平均可覆盖1 700个居民，高出发达国家覆盖率的2.5倍。[①] 在俄罗斯销售药品的药店和医疗机构已超过12万家。[②] 俄罗斯医药市场已成为最具前景和最具规模的市场之一。

4．俄罗斯政策法规提供的便利

为规范中国中医药进入俄罗斯市场，俄罗斯决定成立相关机构对从中国进口的中医药产品进行检测、认证，包括负责中药保健品号、食品号、药品号等的审批，负责中医诊（理）疗设备设施的准入等。2015年6月，俄罗斯中医药立法与发展高峰论坛在北京中医药大学举行。[③] 两国参会人员达成了共建"'一带一路'中医传播与发展联盟"和"俄罗斯中医立法与推广协调委员会"的共识，并共同签署和发布了倡议书。俄罗斯决定成立专门机构处理有关中医药服务贸易事务。

（五）发展战略及政策建议

1．选址契合地利人和

俄罗斯幅员辽阔，人口分布不均，西部人口密集，东北部苔原带人口

---

① 李子干：《2017年俄罗斯医药产业市场规模统计分析》，http://www.chyxx.com/industry/201703/501938.html，访问日期：2018年3月29日。

② 同上。

③ 东南网：《俄罗斯中医药立法与发展高峰论坛举办》，http://nd.fjsen.com/2015-06/12/content_16227177.htm，访问日期：2018年3月29日。

十分稀疏，中医药服务贸易的选址应契合其独特的地理条件及人口结构。俄罗斯某些地区民族文化复杂，如高加索地区生活着大约40个民族，在发展中医药服务贸易的过程中应提前了解地域文化、尊重当地各民族的传统习俗。同时还应充分了解和尊重俄罗斯有关卫生保健的法律及当地相关法律法规。

2. 严格规范化管理

规范化管理有助于中医药在俄罗斯稳定发展。中医药服务在俄罗斯属于民间医疗服务和传统医学服务，在俄罗斯境内提供中医药服务的医生应在国家民间医生名录上登记在册。俄罗斯本土针刺治疗以神经科疾病为主，其使用的草药疗法也主要依附于西医，与中医传统针灸及中药体系有较大区别。一方面应尊重俄罗斯本土的治疗手段，另一方面应保证在当地的中医诊所诊疗规范和质量安全，为中医药贸易的发展赢得民众可信度。

3. 广泛开展中医药教学工作

鼓励广泛开展中医药教学工作，或办短训班，或师徒相传，培养俄罗斯中医人才，为中医药服务贸易在俄罗斯的进一步发展打下基础。可由中国的医药企业与俄罗斯方面相关单位联合推出认证体系，学习“植物提取物优质供应商”认证（GEP认证），引领中医药行业在俄罗斯健康有序发展，为中国中医药企业在俄罗斯发展提供便利。

4. 针灸协助中医药开拓市场

正式申报俄罗斯药品许可证后进入市场的中成药寥寥无几，但针灸已得到较为广泛的应用，为中医药其他产品在俄罗斯市场推广奠定了基础，可考虑以针灸开拓市场。

第三节
亚洲国家举隅

一、黎巴嫩：中医药服务贸易的发展现状与挑战 *

中医药作为“一带一路”文化交往的重要内容，逐渐获得共建“一带一路”国家民众的认可。① 其中，黎巴嫩共和国（简称“黎巴嫩”）随着自身医药市场需求的日益增长，与中国的交往将更加频繁、密切。但中医药在当地发展亦面临着一定的挑战，以下将对此进行分析，并提出建议。

（一）中医药在黎巴嫩发展概述

中国与黎巴嫩双边经贸合作始于20世纪50年代。中黎两国自1971年11月9日建交起，一直保持着稳定的发展态势。在贸易方面，中方主要将机电类产品、纺织品向黎巴嫩出口，并从黎进口废金属等产品。据黎巴嫩海关统计，2018年1月—9月，中黎贸易总额约为15.57亿美元，同

---

* 此节曾以《中医药在黎巴嫩共和国的发展现状与挑战》刊载于《国际中医中药杂志》2020年第9期。

① 新华网：《中医药亮相“一带一路”国际合作高峰论坛》，http://www.xinhuanet.com/health/2017-05/15/c_1120974007.htm，访问日期：2019年5月20日。

比增长 11.3%，其中，黎巴嫩自中国进口总额约 15.42 亿美元，同比增长 11.1%，约占黎巴嫩同期进口总额的 10.2%；黎巴嫩向中国出口总额约 1 481.6 万美元，同比增长 31.4%。[①] 目前中国已成为黎巴嫩最大的贸易合作伙伴和最大的进口来源国。

曾享有“中、近东金融、贸易、交通和旅游中心”盛名的黎巴嫩，由于局势的动荡，国内经济遭到沉重打击，造成直接和间接经济损失约 1 650 亿美元。[②] 近年来，中国对黎巴嫩实行经济援助，同时派遣中国赴黎巴嫩维和部队医疗分队进行医疗援助。2017 年，两国签订《中华人民共和国政府和黎巴嫩共和国政府关于共同推进丝绸之路经济带与 21 世纪海上丝绸之路建设的谅解备忘录》，在双方共同关注的领域，借助政治经济层面的手段，加强合作与可持续发展，实现互利共赢。目前，中医药服务贸易大有崛起之势，凭借其独特的优势、不断提升的国际水准，再加上黎巴嫩对医药广阔的市场需求，中医药服务贸易有望成为中国与黎巴嫩服务贸易合作项目中的新兴力量。

（二）中医药在黎巴嫩发展面临的挑战

1. 法律与政策环境

（1）医师执业。黎巴嫩是西化程度较高的中东国家之一，处于绝对西化的医疗环境，医疗组织和机构完全由西医医生组成。当地的每个西医医生均须加入医生行业协会，由协会制定相关的行业规则来保障其权利。目前，黎巴嫩尚未出台任何有关中医从业者资格考试的医疗政策，只有个别当地“中医医生”以开设私人诊所的形式执业，但其中大部分人并未接受过正规的中医教育，学历水平参差不齐，对中医在黎巴嫩的推广作用有限。

---

① 黎巴嫩海关：《对外服务贸易》，http://www.customs.gov.lb/Trade_Statistics/Yearly/Country_HS_Results.aspx?Report=By_Country，访问日期：2019 年 5 月 20 日。

② 外交部：《国家概况》，https://www.fmprc.gov.cn/web/gjhdq_676201/gj_676203/yz_676205/1206_676668/1206x0_676670/，访问日期：2019 年 5 月 20 日。

（2）药品准入。黎巴嫩药品进口商协会（LPIA）提供的数据显示，2016年黎巴嫩医药销售市场交易金额同比增长了4%，高达11亿美元。德国为黎巴嫩药品最大进口来源国，其次为美国、法国。[①] 尽管黎巴嫩进口药品需求逐年增长，但中药在当地市场的发展形势依旧严峻，目前几乎没有关于中药进入黎巴嫩的法律条文，也尚无任何中药纳入黎巴嫩国家注册药物目录第5版（该目录为允许在黎巴嫩销售的药物数据库），在黎巴嫩的替代药物清单中也难以见到中药的身影。

在黎巴嫩，官方公文指出，进口中药须通过药品生产质量管理规范认证方可正式进入黎巴嫩。而在2010年以前，我国多数中药企业因药品生产质量管理体系未达到药品生产质量管理规范认证标准，得不到国际认可。目前，我国通过药品生产质量管理规范认证的中药饮片企业有900余家[②]，但保健品和中成药的认定较为复杂，尚无具体数据说明。另外，我国对外出口的中药产品以中药饮片为主，中成药和保健品较少[③]，这正与保健品、中成药在黎巴嫩更受欢迎的市场形势相违背，不利于其在当地的发展。同时，印度药业基本完成药品生产质量管理规范改造，对中医药业发展产生较大冲击，这些均成为中药进入黎巴嫩市场的阻碍。目前，进入黎巴嫩的中药产品包括海狗胶囊、人参蜂王浆、维克特利（Victory）胶囊等6种，主要是通过某些代理公司和药店进行销售。其中，维克特利胶囊在黎巴嫩卫生部正式注册并获批准，而由于黎巴嫩卫生部对药店的监管力度不足，某些药店仍存在私下、非法销售其他中药制品的情况。

（3）传统医药教育。孔子学院是黎巴嫩最早的传统中医药教育形式，但黎巴嫩尚未认定中医针灸医师的执业资格。爱德蒙先生（黎巴嫩人）曾于北京中医药大学学习了7年针灸，回国后开设中医门诊，与妻子赵颖女

---

① 中华人民共和国驻黎巴嫩共和国大使馆经济商务参赞处：《黎巴嫩行业信息》，http://lb.mof com.gov.cn/article/d/ac/201711/20171102672512.shtml，访问日期：2019年5月20日。

② 李绵绵、思瓔桀、宋欣阳：《探中医学在阿联酋的疾病防治应用》，《中华中医药杂志》2018年第8期。

③ 陈金泉：《中医药在欧洲和中东地区的应用情况比较》，《中草药》1999年第2期。

士（华人）在黎巴嫩当地一所圣约瑟学院协助下策划成立孔子学院，创办中文中心并教授中文，传播中国文化，鼎盛时期学生可达到400多人。2007年，该孔子学院联合医学院与天津中医药大学合作开设了中医专业，开办黎巴嫩首届中医针灸培训班，爱德蒙先生是发起人中唯一科班出身的中医医师。有限的授课时间并不能使培训班学员完全掌握针灸，有效治疗患者。目前赵颖担任中阿文化商贸交流促进会会长，致力于筹建阿拉伯地区大型医疗器械商城。

2. 中药产品市场发展情况

（1）中药产品产业链尚不完善。由于产业链的不成熟，多数中药产品无法适应市场需求，出现诸多问题。如包装过于简单，缺少英文、法文或阿拉伯语等药品说明而影响中药产品的销售与正常服用。同时，在黎巴嫩中医诊所中进行治疗的约80%的患者表示难以接受中药汤剂的味道，60%的患者对小丸剂高频率吞服感到困惑，而中成药以大蜜丸剂形式出售则完全不被接受。[①] 更严峻的问题是说明书上中医和西医对病情症状的描述也不尽相同，中医讲究辨证论治，一人一方，药品配制须在医师指导下完成，严重限制了产品的销售。

（2）宗教文化和地区差异对药品的市场需求影响显著。宗教文化和地区差异导致了黎巴嫩民众对药品需求的差异，进而影响了中药在药品市场的发展。在黎巴嫩，“现代文明病”尤为突出，如肥胖症、高血压、糖尿病、高血脂等。针对这些慢性非传染性疾病，中医药保健品的替代治疗[②]相较西医更具优势，潜在市场更为广阔。伊斯兰文化与中医传统文化存在许多差异，黎巴嫩超半数人口为穆斯林信徒，其对部分动物食用有所禁忌，因此在动物药推广时应尊重其宗教文化，对中药成分进行筛查取舍，提前调查并制订解决方案。

---

① 中华人民共和国驻黎巴嫩共和国大使馆经济商务参赞处：《黎巴嫩行业信息》，http://lb.mofcom.gov.cn/article/d/ac/201711/20171102672512.shtml，访问日期：2019年5月20日。

② 李绵绵、思璎桀、宋欣阳：《探中医学在阿联酋的疾病防治应用》，《中华中医药杂志》2018年第8期。

（三）对中医药在黎巴嫩发展的策略探讨

1. 以保健品为突破口发展服务贸易

（1）明确中医药市场定位。中医药以保健品形式，作为纯天然的替代产品[①]，如人参、蜂王浆、冬虫夏草、灵芝粉等，更易获得许可证进入市场。这是中医药进入黎巴嫩最合适的“投石探路”之法，应当引起重视。虽然目前市场较小，但其发展空间非常广阔。待保健品营销模式成熟、销量保持稳定和药品管理制度逐渐建立后，再引入中药制剂，从而使中药产业形成“保健品 / 中成药”带动“中药饮片 / 植物提取物”的捆绑销售模式。

（2）中药发展的“国情化”。注重高端产品精装化和专效产品推出。由于绝大多数中东国家国民较为富裕，注重产品的质量，因此对于成本价格较高的保健补品，应在包装和宣传方面多下功夫，使高档产品卖出高档价格，将具备特殊功效的药品以保健品模式包装销售，如近年黎巴嫩战争遗留的环境污染问题，使皮肤病和癌症的患病率升高，亟须相应的抗癌药品治疗或预防。

2. 扶持我国企业入驻当地，就地生产中药制剂

加大中医药企业的国外投资力度，扶持其入驻当地，规避药品准入审核途径：由于中药成分复杂，测定标准尚未完全统一，尽管国内实现药品生产质量管理规范认证已初见成效，但其质量审核并不完善，要完全进入黎巴嫩医药市场还颇有困难。因此，直接让企业在当地设厂，将中药原材料以“草本类天然植物”为名进口，就地制成成品，降低成本。同时，企业可获得当地卫生部授权的相应称号，从而增强其在市场中的竞争地位。由于海湾国家对中医药具有一定接受度，可通过实地勘察、了解政策，寻找对进口原材料限制比较少的国家，立足于本土生产，同时获得阿拉伯国家通行免税权，使之在中东销售更加便利。同时发展完善的产业链，与代理商构建相对密切的关系，完善销售服务、仓库贮存、售后服务及客户支持等环节。

---

① 陈金泉：《中医药在欧洲和中东地区的应用情况比较》，《中草药》1999 年第 2 期。

3. 注重高层对接，建立中医医院

注重国家层面合作，在当地投资建立中医医院，输送中医人才、传统中医器械，便于当地民众获得纯粹的中医药治疗，以疗效代宣传。黎巴嫩医疗服务系统以私营医院、诊所、药房等形式为主。[①]2017 年，黎巴嫩公共卫生部还将“医疗全覆盖”列为其 2024 年战略计划[②]，这一形势有利于促进中医医院在当地的建成。同时一些中东国家对中医已表现出一定程度的认同，如同仁堂在迪拜开分店和黎巴嫩总统对中医的认可。在当前形势下，加深合作对快速打开黎巴嫩中医药市场有益，可促进相关政策和法律的建立和完善。

4. 深化人文交流

可促进针灸治疗的发展，协助保健品瞄准、突破和占据黎巴嫩一定市场份额。从爱德蒙先生在黎巴嫩成功开设中医培训班的例子中可感受到当地民众对中医有一定的认可度。但当前黎巴嫩中医传统教育体系还存在诸多问题，解决的关键在于积极引进中医人才开设针灸培训班，延长授课时间，加快对中医针灸执业资格的认证。投资建设中黎文化交流中心（或中医药中心）[③]，在打进市场的同时跟进中国软实力，结合黎巴嫩的文化背景，因地制宜，将中医药文化理论体系通过开办文化交流中心等方式传播，加深黎巴嫩政府对中医药的了解，提高民众接受程度。

二、阿拉伯联合酋长国：中医药服务贸易的发展现状及建议 *

自 1984 年 11 月，中国与阿拉伯联合酋长国（简称“阿联酋”）正式建

---

① 中华人民共和国商务部:《黎巴嫩是个什么样的国家?》, http://www.mofcom.gov.cn/aarticle/i/jyjl/k/201103/20110307466841.html，访问日期：2019 年 5 月 20 日。

② 李绵绵、思璎桀、宋欣阳:《探中医学在阿联酋的疾病防治应用》,《中华中医药杂志》2018 年第 8 期。

③ 何艺韵、宋欣阳、李海英等:《“一带一路”视域下中医药海外中心发展策略》,《中医杂志》2018 年第 12 期。

* 此节曾以《阿拉伯联合酋长国中医药服务贸易发展现状及建议》刊载于《国际中医中药杂志》2019 年第 6 期。

交以来，双方始终保持友好往来，关系发展顺利。在传统医学领域，阿联酋政府秉持着开放的原则向中医药文化敞开国门。近年来，两国在中医药服务贸易方面的合作更是加速发展。为响应“一带一路”倡议，助力中医药走出国门，保障中医药在阿联酋的顺利发展，须充分重视当地传统医学市场，把握发展机遇，正确应对挑战，指导国内中医药企业拓展在阿联酋的市场规模，扩大中医药在当地的民间影响。

（一）阿联酋对华贸易概况

2017 年，阿联酋进出口总额达 4 392 亿美元，各酋长国自由区内注册公司出口总额达 613.9 亿美元，较 2016 年增长 6.6%。① 尽管全球经济处于下行，但阿联酋外贸仍处于相对稳定上扬的趋势。2017 年，中国自阿联酋进口额达 122.4 亿美元，阿联酋自中国进口额达 287.4 亿美元，两国进出口贸易总额达 409.8 亿美元。② 中国作为阿联酋的第一进口市场，与阿联酋形成 165 亿美元的贸易顺差。可见，阿联酋对华贸易具有良好基础。

（二）中医药服务贸易双边合作现状

1. 传统医药交流

阿联酋国内首家中医诊所于 1981 年在沙迦酋长国成立。此后，阿联酋对中医药的需求日益增大，当地中医药市场开始逐步扩大，民间多以针灸、按摩、中药等作为日常的中医诊疗手段，至今有数十位中国的中医药专家应邀前往当地进行传统医学研究工作。2000 年，时任阿联酋卫生部部长哈马德·马德法在与中国国家药品监督管理局代表团的会谈中肯定了中医药

---

① 驻迪拜总领馆经商室：《阿联酋自由区 2017 年出口增长 6.6%》，http://www.mofcom.gov.cn/article/i/jyjl/k/201804/20180402729342.shtml，访问日期：2018 年 7 月 13 日。

② 中华人民共和国外交部：《中国同阿联酋的关系》，http://www.fmprc.gov.cn/web/gjhdq_676201/gj_676203/yz_676205/1206_676234/sbgx_676238，访问日期：2018 年 7 月 13 日。

在国际发展的领先地位，并表达了想向中方学习传统医学发展经验的意愿。此后，阿联酋卫生部门将与中国合作进行传统医学研究列入部门办事重点。同年，阿联酋卫生部官员率团赴华进行中医药学习交流。2001 年 3 月，中国卫生代表团前往阿联酋进行访问。①2017 年 11 月 26 日，时任驻迪拜总领事李凌冰出席海上中医（迪拜）医疗中心开幕及“中国—阿联酋中医药中心”授牌仪式，中东地区第一所官方合作的中医药中心正式落成，为中医药在中东地区的深入发展奠定了基础。②

2. 境外消费

目前，阿联酋国民赴华进行中医药诊疗尚未成规模，其主要在当地部分医院的中医门诊或中医医院接受中医药诊疗服务。虽然我国的医疗旅游签证正投入初步实践，但旧有政策规定下的来华就诊手续较为烦琐，当地居民赴华就医的热情不高。阿联酋现有的 100 多家中医药诊疗机构③，尚可满足当地居民的中医诊疗需求。

3. 跨境交付

在阿拉伯联合酋长国迪拜高等教育委员会的批准下，哈姆·本·穆罕默德智慧大学（Hamdan Bin Mohammed Smart University，以下简称 HBMSU）与上海中医药国际服务贸易促进中心（Shanghai International Cooperation Center of Traditional Medicine，简称 SICCTM）于 2016 年 4 月在迪拜签订了合作协议，将共同打造两国中医药领域的学术及教育合作平台。④HBMSU 是阿联酋第一所智能大学，其所拥有的先进智能在线平台携手中医药，是阿联酋打开“互联网 + 中医药”形式的中医药教育服务贸易新篇章的第一步。

---

① 世界中医药科技信息专题服务：《阿联酋》，http://210.76.97.27/zyy/ContentDetail?id=1312&father=1，访问日期：2018 年 4 月 11 日。

② 中华人民共和国外交部：《驻迪拜总领事李凌冰出席海上中医（迪拜）医疗中心开幕和“中国—阿联酋中医药中心”授牌仪式》，http://www.fmprc.gov.cn/web/zwbd_673032/gzhd_673042/t1514585.shtml，访问日期：2018 年 7 月 13 日。

③ 宋欣阳、李绵绵：《中医药参与海合会国家卫生治理述论》，《阿拉伯世界研究》2017 年第 5 期。

④ 王晓兵：《阿中合作，打造迪拜中医药医疗健康服务新天地》，http://www.ccpit.org/Contents/Channel_3920/2016/0419/633347/content_633347.htm，访问日期：2018 年 4 月 11 日。

4．商业存在

阿联酋的中医药商业存在呈现规模较小且散乱的局面。阿联酋全国100多家中医医疗中心和诊所中，多数为当地国民或外籍人员经营，中国中医师仅作为被聘人员在机构内工作，而且华人经营的中医药服务机构知名度不高。2017年6月，"湖南中医药大学第一附属医院迪拜（中国）协和中医医疗中心"组建协议签订圆满完成。湖南中医药大学第一附属医院、迪拜协和医院、深圳海王集团3家单位联合，期望建成以协和中医医疗中心为重点，将中医药影响力辐射至整个中东地区的中医药项目示范工程。

5．自然人流动

自然人流动的主要形式为我国中医师前往阿联酋进行中医执业，鲜有阿联酋公民赴华学习中医药后回国执业者。两国的自然人流动与商业存在关系密切，自然人多以中国医疗机构外派员工作为主要形式进行流动。目前"海上中医"阿联酋迪拜中心已顺利落成，以此作为辐射中心，有望吸引更多国内的中医药从业者走进阿联酋，促进中医中药的传播。

（三）中医药服务贸易在阿联酋发展的机遇

1．中医药对阿联酋常见病行之有效

阿联酋的中医药应用主要集中于当地常见病与专科病的诊疗，方法多为医药与食疗相结合，疗效显著。由于长期饮食习惯问题，当地糖尿病患病率较高，中医药对糖尿病及并发症如糖尿病足、糖尿病肾病等均有较好疗效。阿联酋协和医药中心主要配套有6个专科门诊（糖尿病、男科病、风湿病、肥胖病、心脑血管病、高血压）①，既可满足民众日常诊治需求，又可发挥中医治疗慢性病的特长，以此获得阿联酋社会的普遍认可。阿联酋皇室亦青睐中医药。2003年成立的迪拜草药治疗中心（Dubai Herbal and

① 赵畅、刘新民：《中医药在阿联酋——阿联酋协和医药中心概要》，《世界科学技术》2000年第2期。

Treatment Centre，简称 DHTC）隶属于国王名下，其中医中药科室已聘请许多中国的中医专家坐诊。

2. 阿联酋是海湾地区的辐射中心

中医药在阿联酋发展速度超过海湾地区其他国家，且在中医药进入海湾地区的过程中扮演着助力者及辐射中心的角色。以中医药产品进口为例，阿联酋中药及中成药产品进口额远高于海湾地区其他 5 个国家的总和，阿联酋现约有 100 家中草药店和中医诊疗机构，中医诊疗机构的数量直接决定了其国内中药的需求量；此外，由于海合会其余各国国内市场较为狭小，诸多包括中医药在内的中国商品须经阿联酋转口。综上，阿联酋是中国商品在海湾地区的重要中转市场，加大与阿联酋的中医药服务贸易规模，把握阿联酋的中医药市场，亦可开拓海合会国家的中医药市场份额。

3. 依托迪拜健康城大有可为

迪拜健康城是世界上首个以保健、医疗为主题的自贸区，是没有诊所租赁服务的“完全自由贸易城”，其宗旨是为客户提供高质量医疗及健康管理服务。迪拜健康城汇聚了全球各地的治疗方法，医疗区功能构成中更是开辟出“替代性医疗服务”区域，将针灸按摩等列入其中，以此满足客户日益增长的需求。此外，在度假疗养社区中的“疾病预防及疗养中心”区块中，中西医结合的治疗方式是其主要特色。中国企业可充分利用迪拜健康城的自贸区优惠政策，趁目前城内对中医药的热推之势，加强与阿联酋的中医药服务贸易往来，并扩大中医药人才的输出规模，以迪拜健康城作为面向世界的优质展窗，增加受众，以提高中医药在阿联酋的影响力。

4. 替代医学、预防医学发展前景可观

替代医学在阿联酋已形成一定发展规模，且仍在不断扩大。迪拜健康城以替代医学疗法为主，早在 2005 年便与北京中医药大学合作，由校方派遣医师到迪拜坐诊。① 经多年发展，迪拜健康城现推出中医药疗程组合，涵盖推拿、针刺、拔罐、中药汤剂、耳穴治疗等诸多中医药特色疗法。在《阿联酋愿景 2021 国家议程》中，医疗保健行业占据重要地位。根据议程

① 黄建银：《中医药在阿联酋发展潜力大》，《中国中医药报》2013 年 5 月 10 日第 3 版。

规划，阿联酋将建立世界级的医疗体系，为更年轻的、更具健康意识的人群提供预防性医疗，力求为本国建立世界一流的医疗保健体系。① 可见，官方领导发展的预防医学前景可观，而中医药“治未病”的先进理念亦可在当地有所发展。

（四）中医药服务贸易在阿联酋发展的挑战

1. 市场规范不够完善

在过去的很长一段时间内，我国对于阿联酋的传统医药市场未给予足够重视，虽在近年已加强了与阿联酋的中医药服务贸易往来，但当地的传统医药市场规范仍未完善。目前，阿联酋仅对执业医师许可及草药监管等进行了法律规范，而对于其他诸多问题并无法律约束。当地的中医药诊疗机构多为民间积累并自行发展而成，其中大多数机构缺少长期发展及规范化经营的意识，导致行业不规范行为频发。由此，阿联酋现存的中医药诊疗机构整体呈现规模小、分布散、影响力低的尴尬局面。

2. 法律体系复杂

阿联酋由 7 个相对独立的酋长国组成，在诸多事务上各个酋长国拥有自行决定权。其法律法规体系较为复杂，既有标准的国际商法，同时也存在维护本国经济独立及限制外国影响的法律规定。这为中资企业入驻阿联酋带来了一定难度。

3. 宗教习俗具特殊性

伊斯兰教为阿联酋国教，其诸多宗教习俗与我国大相径庭，许多在我国极为平常的举动在阿联酋境内甚至属于违法行为。如依照当地宗教习俗，女医生可为男性患者治疗，而女性患者则只能由女医生诊疗，因此中医药在诊疗方式上受到了极大限制。阿联酋的同仁堂中医药诊疗中心充分考虑了当地习俗，所有出诊医师中仅有一位为男性，因此在当地获得了广泛好

---

① 驻迪拜总领馆经商室：《阿联酋医疗市场规模 2021 年将达 280 亿美元》，http://www.mofcom.gov.cn/article/i/jyjl/k/201703/20170302543774.shtml，访问日期：2018 年 4 月 11 日。

评。此外，当地宗教习俗要求教众在饮食上禁酒，禁食猪、驴、马、狗等动物，这使得带有乙醇成分的中成药（如藿香正气水）及部分动物药（如阿胶）的售卖和使用受限。故国内企业在进驻阿联酋的过程中，应加强对当地宗教习俗禁忌的了解，对外派人员进行相关培训，以降低违法风险。

（五）中医药服务贸易在阿联酋发展的建议

目前，阿联酋对外经济贸易正处于相对稳定上升期，中国与阿联酋双边贸易虽有微小波动，但对于两国中医药服务贸易影响不大，中国仍是阿联酋最大的贸易伙伴，双方自由贸易协定仍在密切接洽中，服务贸易前景向好。阿联酋人民对于中医药已有一定接受程度，当地中医药立法初具规模，近年来两国中医药交流愈发密切，医药卫生领域高层人员互动频繁。故建议从以下几个方面促进中医药服务贸易在阿联酋的发展。

1. 以远程技术助力中医药快速发展

我国远程医疗技术应用历史已有20余年，广泛应用于国内偏远地区远程诊疗与紧急卫生事件救援等方面，但在跨国运用上仍留有较大空白。开展对阿联酋的中医药国际远程医疗服务，可降低跨境交付成本，有助于扩大中医药服务贸易往来规模。而中医药教育服务贸易的开展，同样可依托于远程平台的建设。目前，国外中医药教育的开展多以外国留学生来华学习及我国与需求国联合办学为主，但这两种形式局限性较大。若中方资本牵头建设中医药远程教育平台，将成为助力中医药教育及中医药服务贸易发展的有效途径。

2. 以中医药医疗旅游刺激境外消费

在与阿联酋之间的多种中医药服务贸易模式中，跨境消费是目前发展最为滞后的一项。迪拜作为旅游名城，其市内发展医疗旅游起步较早，当地居民对医疗旅游的接受程度普遍较高，且具有相应的经济实力。根据国际货币基金组织的资料，2017年阿联酋人均GDP为37 226美元，中国人均GDP仅为8 643美元。可以说，中医药医疗旅游在阿联酋的潜在消费市场巨大。阿联酋境内除少量高山外，绝大部分地区为荒漠、洼地和盐滩，自然景观较为单一。中国的自然风光对当地居民颇具吸引力，且中医药医疗旅游注重自然环境对身心的影响。优质的旅游环境佐以特色的传统医疗，将有效刺激境外消费。

3. 加强文化科研交流，拓宽人才出口渠道

目前，中医药服务贸易的自然人流动中，中医药人才主要以三类形式输出，即官方机构外派、中医院校及相关医疗机构外派、政府中医药医疗援外。只有从根本上加快国内的中医药国际人才培养战略进程，重视培养掌握当地官方语言并通识中医药及旅游、商务、教育等的多元化人才，才能满足海外对于中医药国际化人才日益增长的需要。此外，国内企业应加大员工外派力度，加强与阿联酋的中医药文化及科研交流。这有利于企业自身发展，且对建立全方位、多层次的中医药服务贸易市场推进模式来说非常重要。

4. 开设指导部门，以投资补充建设

目前，在阿联酋的中医药机构多属于民营、私人诊疗机构，其诊疗环境、条件及规模虽远不如官方机构，但在数量方面十分可观。商业存在是衡量两国之间贸易往来规模最为直观的方式，但从零开始进行商业存在建设，不如组建起专门负责中医药服务贸易的指导部门来团结各中小型企业形成气候，以跨国投资的形式，推动国内大规模、具有强实力的中医药机构中的人才外派，佐以管理经验及发展资金支持，助力阿联酋规模小而分布散的诊疗机构加速发展，从整体上扩大中医药在阿联酋的办医规模。

三、卡塔尔：中医药服务贸易的发展现状及建议 *

卡塔尔国，简称卡塔尔，地处西亚，三面环海，南部陆地与沙特阿拉伯接壤。1988 年我国与卡塔尔建立外交关系后，两国友好合作关系不断发展。2007 年，卡塔尔起草《卡塔尔 2030 国家愿景》，提倡大力发展传统医药，针灸也得以纳入其国家医疗体系。卡塔尔作为我国“一带一路”倡议

---

* 此节曾以《卡塔尔中医药发展现状及策略探讨》刊载于《国际中医中药杂志》2020 年第 1 期。

的参与成员，需要传统中医药来丰富其国内医疗体系，且须与我国发展服务贸易，互利共赢。这为中医药在卡塔尔的发展提供了绝佳契机。

（一）卡塔尔中医药政策环境与发展现状

1. 医师执业

在卡塔尔，关于传统医疗从业者资格考试的相关政策尚未出台，但在2016年年初，卡塔尔卫生保健从业者委员会（Qatar's Council for Healthcare Practitioners，QCHP）颁布了《传统和补充/替代医学从业者执业资格申请指南》（以下简称《指南》），将针灸作为传统和补充/替代医学合法化纳入国家医疗体系。申请执业资格者须满足以下两个条件中任何一个：（1）具有5年及以上全日制医学（针灸）学士学位（含实习），并具有原籍国或原工作国的医疗执照，以及2年以上工作经验。（2）具有至少2年全日制或非全日制、不少于2 500个教学小时的正规针灸教育项目证明，或取得美国国家针灸及东方医学认证委员会（NCCAOM）认证并具有3年以上工作经验。申请成功的执业者可开具中草药处方，包括符合相关生产准入规定的草药、复方、颗粒剂等。①

2. 中药药品准入

在卡塔尔，阿拉伯草药及中草药被列入非处方药物或食品补充剂，并作为单独类别进行管理。德国草药典和英国草药典在卡塔尔均具有法律效力。卡塔尔大学出版过国家药材标准，如《卡塔尔生态学与植物》（1981）、《卡塔尔环境与植物》（1986）、《卡塔尔传统植物与栽培植物的植物化学》（1989）及《卡塔尔药用植物与有毒植物》（1995）等。除印度草药师外，其他草药师在卡塔尔没有独立医生资格，主要服务于私人诊所。②植物药的药品准入流程较为烦琐，要求企业生产标准达到原产地国家权威机构的生产质量管理规

---

① 卡塔尔医疗保健从业者委员会：《补充医学指南》，http://www.qchp.org.qa/en/Documents/Guide-line for Complementary Medicine.pdf，访问日期：2019年3月3日。

② 世界中医药学会联合会：《世界中医药科技信息专题服务·卡塔尔》，http://www.wfcms.org/zyy/ContentDetail?id=1303&father=1，访问日期：2019年3月3日。

范认证标准，并出具生产厂家提供的不含激素、合成类固醇、抗炎类固醇、精神药物、酒精、重金属致病菌、真菌、猪肉衍生物等产品证书，才能进行产品注册及销售注册。由卡塔尔药房和药品监督管理局监督批准。①

虽然卡塔尔的法规完善度不足，但传统医药市场仍较大。据统计，卡塔尔 2015 年中药进口额为 196.23 万美元，2016 年为 341.69 万美元，同比增长 74.13%。其中，2015 年中成药进口额为 37.35 万美元，2016 年为 60.75 万美元，同比增长 62.65%。②

3. 本土中医教育

卡塔尔教育资源集中在首都多哈，特别是 2003 年创建的卡塔尔教育城，设有多所世界顶尖大学的海外分校，医药教育以西方现代医学为主，暂无中医药相关的医学院校或专业，仅有部分私立的民间针灸培训机构。但卡塔尔承认中国境内全日制中医药大学的针灸教育。

4. 保险覆盖

卡塔尔国民及持长期居留签证者可享受免费医疗，只须每年缴纳 100 里亚尔（约合人民币 192.18 元）医疗保险费。③患者在公立医院可享受一系列的医疗补贴，但传统和补充 / 替代疗法并不进入公立医院，故不在免费医疗保险范畴内。鉴于传统医药的价格优势，卡塔尔政府鼓励国民使用传统医药疗法。

5. 医药投资及中医药商业存在

卡塔尔的外商医药投资是开放的，并享有特别优惠政策。如外国投资者可在当地长期租赁土地，享受投资资本税、进口设备关税免税等。此外，在农业、工业、卫生、教育和自然资源的开发利用方面，外国投资者可持有该项目总投资的 49% 以上，最多可持有 100% 的股份。④以上对中方医

① 卡塔尔卫生部：《草药产品、膳食补充剂和药用化妆品的注册要求》，https://www.moph.gov.qa/about-us/Documents/Product Registration Requirements.pdf，访问日期：2019 年 3 月 3 日。

② 宋欣阳、李绵绵：《中医药参与海合会国家卫生治理述论》，《阿拉伯世界研究》2017 年第 5 期。

③ 中国领事服务网：《卡塔尔：物价医疗》，http://cs.mfa.gov.cn/zggmcg/ljmdd/yz_645708/kte_646702/wjyl_646742/，访问日期：2019 年 3 月 3 日。

④ 姜英梅：《卡塔尔经济发展战略与“一带一路”建设》，《阿拉伯世界研究》2016 年第 6 期。

药企业在卡塔尔投资兴建制药工厂，开设中医诊所、中医教育培训机构，开展中药种植等方面均提供了保障和实惠。

随着人口规模的扩大、人均寿命的增加和医疗保险覆盖率的提高，卡塔尔的医疗及医药产品需求将越来越大。据投资银行 Alpen Capital 发布的海湾阿拉伯国家合作委员会（简称“海合会”）国家健康医疗报告显示，2015 年海合会国家健康医疗市场总值约为 403 亿美元，并预计在 2020 年将达到 713 亿美元，卡塔尔、阿拉伯联合酋长国将是未来 4 年发展最快的市场。[①] 而卡塔尔的制药工业远不能满足本国的市场需求，大量医药产品依靠外来进口。截至 2017 年，在卡塔尔已有 5 家中药店、中草药店和中医诊疗机构，主要提供针灸、草药、推拿及拔罐等传统中医疗法。

（二）中医药在卡塔尔发展的主要问题

1. 多元传统医疗交融，竞争压力较大

卡塔尔具有多元文化交流的发展史，且对各国传统疗法接纳度均较高。在《指南》目录中，与中医针灸同样受到合法化重视的还有阿育吠陀医学、整脊疗法、顺势疗法、湿罐疗法等。同时，韩医也在积极向卡塔尔输出和推广其传统疗法及保健产品。中医药面临着很大的竞争压力。

2. 外交困境使中医药辐射效应受限

卡塔尔所在的波斯湾地区作为“丝绸之路”经济带和“21 世纪海上丝绸之路”的交会枢纽，也是“一带一路”建设的重要能源通衢和关键交通要塞。2017 年 6 月，以沙特阿拉伯为首的部分阿拉伯国家相继宣布与卡塔尔断绝外交关系，切断与其海陆空联系。卡塔尔与该地区其他国家紧张的外交关系，势必会对我国在当地开展的投资项目产生较大影响。此外，按照海合会规定，成员国间药品可相互认可，即获得一国卫生部批准注册的药品，在进入其他成员国时无须重新进行注册审批。卡塔尔邻国阿联酋的

---

① 中国国际贸易促进委员会驻海湾代表处：《2020 年阿联酋医疗健康市场预计达 195 亿美元》，http://www.ccpit.org/Contents/Channel_3920/2016/0217/581352/content_581352.htm，访问日期：2019 年 3 月 3 日。

中医药产业发展相对完善，中国—阿联酋中医中心也于2017年年底揭牌，已有一批中成药产品和中药饮片在阿联酋完成上市。阿联酋与卡塔尔断交导致中成药在卡塔尔上市受阻，以及阿联酋中医中心对卡塔尔的中医药辐射效应减弱。

3．缺少具体政策扶持和本土中医教育

中医药在卡塔尔的立法尚处于初级阶段，中草药处方仅作为执业针灸师治疗的辅助手段，具体法律法规尚不完善。除一些民间针灸培训机构外，卡塔尔没有正规的中医教育机构及官方执业考试，执业申请须通过他国中医药或针灸学位认证。中医药国际教育亦缺乏，当地中医药从业者业务能力参差不齐，中医药服务依赖中方从业者的输出，始终不能本土化。

4．文化差异明显，中医药当前缺少曝光度

卡塔尔人民所秉持的文化观念与中医学所立身的中华传统文化存在着许多差异，如某些动物药材的使用，在卡塔尔受到一定的限制。投资前须做好调查并提出合理预案。此外，中医药目前在卡塔尔缺少知名度。2016年是“中国—卡塔尔文化年”，两国成功举办了一系列人文交流活动，但其中关于中医药文化的展示活动很少，宣传力度的缺乏使中医药服务贸易的开展受到桎梏。

（三）中医药在卡塔尔发展的策略分析

由于国际外交事件和国际石油行情影响，卡塔尔的经济扩张程度正面临新的限制，为摆脱“封锁”带来的负面影响，卡塔尔与中国这一重点合作对象产生了密集的外交往来。我国是卡塔尔最大的贸易伙伴之一，卡塔尔是我国“一带一路”倡议的参与成员，也是亚洲基础设施投资银行的创始成员之一。这正是中医药在卡塔尔推广的好时机。目前，我国在卡塔尔传统医药领域缺少大规模的投资贸易和建设，当地针对中医药药品准入、执业医师规范、医疗保险等方面的政策法规仍未完善。两国在中医药现代化科研工作、产品创新升级、医药投资、联合办学等方面存在较大的发展空间。中医药在卡塔尔属于“开荒”阶段。具体发展建议如下。

1. 利用规章宽限，借助针灸扩大中药市场

卡塔尔受阿拉伯传统医学及印度医学等的历史影响较大，对于传统草药的认可度和包容度较高。针灸在卡塔尔的接受度较高，在《指南》中，明确指出针灸师在执业过程中可开具中草药处方，这或许可作为中药打开卡塔尔市场的机遇。

2. 加强中医药文化及教育交流合作

以我国驻卡塔尔大使馆为平台，从当地民众的健康和医疗需求入手，首先取得其对中医药的好感及信任，如针对卡塔尔人民注重男性健康、老年保健、生殖医学的特点①，开办主题鲜明、官方授权的中医药文化展览、健康讲座和科普宣传活动等，以提高中医药的知名度。2018 年 12 月 21 日，我国政府与卡塔尔政府签署的互免签证协定正式生效②，中国与卡塔尔间的自然人流动空间也更为广阔。我国中医药高校与医院可与卡塔尔医院合作建立针灸和传统功法的短训项目，积极派遣中医师、针灸师赴卡塔尔交流、访学、指导，为中医药学术交流提供专业支持。同时政府应积极提供优惠政策鼓励卡塔尔留学生来中国学中医，为中医药在当地的发展储备人才，促进其本土化体系建设。

3. 以科研合作为切入点，推动药品上市

卡塔尔非常重视高等教育及科研，有较多优质的大学资源，现代药理研究基础较好。可鼓励我国药企与当地高校、科研院所等合作，以开发中国或阿拉伯传统医药的基础研究、建立协同创新平台、提高传统植物药产品的经济价值等作为投资切入点，一方面弥补卡塔尔制药产业的不足，另一方面推动新型中药药品的研发与上市。但应注意中医药知识产权的保护，通过建立相关机构，完善中医药知识产权保护制度，细化中医药专利知识保护的范围，以防中医药知识产权的流失。

---

① 宋欣阳、李绵绵：《中医药参与海合会国家卫生治理述论》，《阿拉伯世界研究》2017 年第 5 期。

② 中华人民共和国驻卡塔尔国大使馆经济商务参赞处：《中国与卡塔尔互免签证协定将于 2018 年 12 月 21 日生效》，http://qa.mofcom.gov.cn/article/ddfg/sshzhd/201812/20181202817234.shtml，访问日期：2019 年 3 月 4 日。

4. 积极开发中药种植产业，促进贸易往来

卡塔尔的外商投资政策优惠力度较大，且其全国地势低平，多为沙漠或岩石戈壁，适合甘草、肉苁蓉等耐旱能力强的药用植物生存，特别是锁阳，在卡塔尔传统文化中既被作为药用茶饮，也是元朝时期阿拉伯国家与我国贸易交往的商品。开发中药种植产业，既起到生物治沙的作用，可有效改善当地环境，又具有较大的经济效益和医用价值。同时，开发中药种植产业可帮助卡塔尔逐渐摆脱从前与我国以能源交易为主的贸易模式，增加贸易多样性，对我国中药市场也是一种反哺。结合中药种植业的开发，打造从药品产出到处方给药一体化的产业链机制，促进服务与产品相渗透，在实现个性化诊疗的过程中，利用服务提升中医药产品的附加值与市场黏性，提升竞争力。

5. 校企合作，建立中国—卡塔尔中医中心

鼓励以国内中医药高校及其附属医院为主导，与当地高校合作，吸引中国的中医药老字号企业加入。利用政策红利在卡塔尔建立中医中心，由高校附属医院派遣中国的中医师分批定期前往行医，并配合高校讲师定点开设中医传统功法教学班，以教代宣。

四、新加坡：中医药服务贸易的发展现状与建议 *

中国与新加坡在地域上的相近与文化上的相似，使中医药在20世纪就进入了新加坡。自20世纪50年代开始，中医药在新加坡逐步发展。中医学院、中医诊所陆续开办，中医药出现于新加坡的医疗界、教育界。通过刊物出版及相关团体成立，其影响日益加深，受到当地政府与民众的认可。中国与新加坡的贸易往来向来密切。2017年，中国与新加坡的贸易总额为792.4亿美元，其中出口贸易总额为450.2亿美元，占新加坡总出口额的8.7%；进口贸易总额为342.2亿美元，占新加坡总进口额的7.7%。[①] 密

* 此节曾以《中医药服务贸易在新加坡的发展现状》刊载于《国际中医中药杂志》2018年第10期。

① 外交部：《中国同新加坡关系》，https://www.fmprc.gov.cn/web/gjhdq_676201/gj_676203/yz_676205/1206_677076/sbgx_677080/，访问日期：2018年2月24日。

切的贸易互通关系及丰富的交流背景为中医药服务贸易在新加坡的发展提供了良好基础。

（一）新加坡法律与政策环境的保障

1. 中医师法案

1992 年新加坡政府开始关注中医药，目前已有针对中医药的法律法规。新加坡国会于 2000 年 11 月 14 日正式公布了传统中医师法案并宣布中医管理委员会成立，同时包括针灸师在内的中医师注册制度也相继出台。

2. 中药药品准入

在中医养生文化潜移默化的影响下，新加坡是中国传统中草药及企业中成药的出口大国。中草药在新加坡具有合法进口权利，新加坡年均进口量约 6 000 万美元，超过中国中草药出口总量的 10%，占出口东南亚总量的 65%。中草药及中成药以新加坡为跳板辐射整个东盟市场，包括泰国、马来西亚、菲律宾等。①

3. 本土中医药教育

1953 年，中医专门学校由新加坡中医师公会创办。自成立至今，该校致力于中医药教育事业，包括专门为参与培训者设立临床实训基地“弘华中医药中心”及“新加坡中医学院骨伤医疗中心”。为确保师资力量，特邀中国的大学教授担任客座教授或讲师，开设中医学士学位、中医专业高级文凭、中医硕士学位、中药学（药学）硕士学位等课程。

4. 中医药纳入保险

目前，中医医疗服务已纳入新加坡集体医疗保险范围。美国友邦保险公司针对企业保户联合 28 家中医诊所参与保险计划。

5. 医药投资丰富

2006 年 6 月，新加坡政府颁发了促进生物医药产业发展的行动计划，提出要将生物医药产业包括医药品、生物技术、医学技术、健康护理等国

① 黄建银、邱礬、税毅强等：《中国—东盟自由贸易区中医药服务贸易谈判要价研究》，《世界中医药》2014 年第 7 期。

民经济发展的支柱产业在5年内的临床重点项目给予500万新币的资金支持。在各种优惠政策的支持下，2010年新加坡生物医药领域全年吸引固定资产投资12亿新元。

（二）中医药服务贸易双边合作现状

1. 中医药交流打下坚实基础

19世纪初，大量华人迁徙定居在新加坡，自此中医药在新加坡生根发芽并茁壮成长。新加坡重视中医教育，在20世纪50年代开始支持成立中医学校。从起初的民办学校到政府教育部特批办学，中医药教育见证了新加坡对中医药的认可与发展。据统计，中医治疗已普及超过半数的新加坡人；每年中医治疗患者总数超过1/4。新加坡的中医能治疗的病种有数十种，包括各类内科疾病。多数情况仍采用中西医结合治疗的方式。同时，传统医药交流已走向民间，添加中草药的美食已成为新加坡的代表佳肴。新加坡的肉骨茶亦是中医食疗的代表之一。

2. 中医产业多点开花

新加坡中医药服务贸易的商业形式主要是合作建立中医院、中医药店及相关机构。北京同仁堂是较早进入新加坡的中国中医药企业。自2004年开始，新加坡与中国进行了密切合作，保障了同仁堂在新加坡的发展。目前，同仁堂已在新加坡开设5家分店，每年接待患者超过6万人次。同时，同仁堂注重经营企业文化，举办义诊、中草药园区参观及中医保健讲座等活动，借此推广中华文化，带动商业发展。同仁堂的医疗机构有中华医院、同济医院、大众医院等。

3. 人才交流合作方式丰富

在人才培养上，新加坡各中医药院校与中国的中医药院校共同合作了五年制课程、七年制课程、研究生课程等①，设立了各专业学士学位，包括专业高级文凭、中医健康管理师、中华药膳师、中医助理（中文）、中医助理

---

① 苏成吉：《新加坡中医药发展概况》，《天津中医药》2011年第1期。

（英文）等。1957—2016 年间，已培养学生 3 408 名。此外，两国还有中医教师互访学习及短期培训交流等项目。2013 年签署的中新《中医药合作计划书》倡导中国帮助新加坡完善中医师教育和资格认证。同时，新加坡继续为中方的中医药管理人员提供短期的管理培训。所以，自然人的流动不仅在中医药院校和各培训机构进行，更普及到相关的管理企业与监管机构。

（三）新加坡的气候及人口特点

1. 气候特点

新加坡为赤道多雨气候，气温常年在 25℃—32℃之间，日夜温差约 6℃，年均降雨量超过 1200 毫米，年湿度大于 70%，降雨天数每年超过 1/3。由此可见，气候可能是造成新加坡湿热病多发的主要原因。

2. 人口老龄化问题

据 2017 年统计，新加坡拥有 561 万人口，65 岁以上的老年人有 56.1 多万人，占 10%。① 据世界银行统计，自 2012 年始，新加坡的老年人口占比呈逐年上升趋势。② 新加坡在 2016 年预期寿命已达 83 岁，2017 年出生率为 8.9 人 / 千人，高于死亡率为 4.8 人 / 千人，可见其人口老龄化问题将越来越严重。③

3. 医疗旅游有待开发

新加坡日益增长的旅游市场是医疗旅游的重要资源。④ 近年来新加坡旅游业逐渐影响到全国 GDP，游客多来自中国、印度和日本等。2016 年，旅游业已成为新加坡政府大力发展的产业之一，2015 年接待国际游客 1 520

① 新加坡统计局:《人口与人口结构》, https://www.singstat.gov.sg/find-data/search-by-theme/population/population-and-population-structure/latest-data，访问日期：2018 年 2 月 24 日。

② 世界银行:《东南亚人口老龄化速度全球最快》, https://data.worldbank.org.cn/indicato，访问日期：2018 年 2 月 24 日。

③ 新加坡统计局:《死亡和预期寿命》, https://www.singstat.gov.sg/find-data/search-by-theme/population/death-and-life-expectancy/latest-data，访问日期：2018 年 2 月 24 日。

④ 新加坡统计局:《历年旅游收入》, http://www.tablebuilder.singstat.gov.sg/publicfacing/createDataTable.action?refId=15280，访问日期：2018 年 2 月 24 日。

万人次，较 2014 年增加 0.9%。2016 年接待外国游客 1 640 万人次，多次创下新加坡入境人数的历史新高。据新加坡统计局统计，2017 年新加坡的旅游收入为 1 831 亿元人民币。① 新加坡的中医医疗旅游市场尚未得到重视与开发，值得关注。

（四）中医药贸易发展建议

1. 重视地域选址，整合资源

目前，新加坡的注册中医师、针灸师共 3 217 名，但地域分布不均衡，据新加坡中医管理委员会统计，有些区域（Changi）中医师仅 1 名，最多地域（Toa Payoh）为 422 名。② 中医药服务贸易计划，应考虑到目前的执业区域分布。这样不仅可更好地发展中医普及弱的区域（即中医师少的地区），更可在重点区域利用人力资源。

2. 针对性地治疗当地易发病

因为湿热气候、人口老龄化，新加坡对治疗湿热病、老年病的需求较大，而中医药治疗这两种病皆有优势。（1）湿热病：中医药治疗湿热病有独特经验：《症因脉治》《温热经纬》《湿热病篇》等经典文献均记载了湿热证的不同治法，可见中医治疗湿热具有优势与潜力。（2）老年病：中药多靶点的治疗特点及推拿、针灸等保健手法适应于老年人的健康需求。故针对这两种病可从药物、人才培养及科技研发等方面给予重视。

3. 积极开展同行交流

新加坡的中医药占整个医疗市场的 28%，与主流医学相比仍较少。相对亚洲其他国家，新加坡有数量众多的国际医疗卫生机构认证联合委员会认证医院，有先进的现代医学医疗技术。故在发展中医药的同时要重视与西医同行的交流，并与新加坡当地的中医委员会、中医医院、中医团体进

---

① 新加坡统计局：《历年旅游收入》，http://www.tablebuilder.singstat.gov.sg/publicfacing/createDataTable.action?refId=15280，访问日期：2018 年 2 月 24 日。

② 新加坡中医管理委员会：《新加坡各区执业中医师名单》，https://prs.moh.gov.sg/prs/internet/profSearch/mgetSearchSummaryByRegion.action，访问日期：2018 年 2 月 24 日。

行充分交流。明确双方并非竞争，而是合作学习。可从教育、科研、医疗、文化等方面深入合作，结合当地力量发展中医药。

4．移动支付打开新市场

随着支付宝、微信钱包的广泛使用，移动支付方式正在走向世界。支付宝已进入新加坡，中医药服务贸易可借此平台，将一系列“互联网＋中医”软件打入新加坡市场，提供中医药远程服务。

5．文化渗透

服务贸易重在服务。中医药服务不仅是疗效、患者体验等，更重要的是在服务过程中渗透和传播中医药文化。通过举办中医药保健讲座、传统中医药展示等活动让新加坡人民了解中医药，从内心对中医药文化认同、崇尚。此外，可将中医药文化融入新加坡旅游业，打造出健康旅游特色项目，将新加坡打造成中医药面向世界的海外支点。

五、斯里兰卡：中医药服务贸易的发展现状与建议 *

发展中医药服务贸易是促进中医药产业市场化、国际化的重要内容，也有助于传播中国文化，提升软实力。斯里兰卡是我国重要的贸易伙伴，有较好条件发展中医药服务贸易。以下将对双边合作现况进行分析，探讨中医药服务贸易进入斯里兰卡的途径。

（一）中医药服务贸易双边合作背景

1．传统医药交流历史

古时印度移民将其医学引入斯里兰卡，与当地土著民族的传统医药相融合，逐渐形成了斯里兰卡医学（以下简称“兰医”）。兰医主要凭世代积

---

* 此节曾以《推动中医药服务贸易进入斯里兰卡的途径研究》刊载于《国际中医中药杂志》2019 年第 1 期。

累的经验治疗疾病，未形成理论体系。中国与斯里兰卡于公元1世纪开始进行传统医药交流，在发展过程中，斯里兰卡仅引进了针灸及部分草药，未接受中医理论体系。

2. 相关法律与政策环境

科伦坡是斯里兰卡最大的城市与商业中心，设有“中国传统医学医疗中心”，配有针灸、推拿、正骨医师，但尚无专门针对中医药的法律法规及正式的中医师从业资格相关规定。斯里兰卡实行公立医院公费医疗，但多数公立医院未设中医部门，且中医诊疗不在医保范围之内。斯里兰卡进口药品主要来自印度和孟加拉国，传统药品进口均须斯里兰卡传统医药司签发进口许可证。2014年，斯里兰卡政府对进口药品实行价格管制。斯里兰卡医疗行业允许外资进入，按有关规定，中药可在获斯里兰卡卫生部和投资局审批后于当地建厂生产，但投资额度不得低于5万美元。

3. 自由贸易协定谈判与贸易往来

2014年，中国与斯里兰卡签署了《关于启动中国—斯里兰卡自由贸易协定谈判的谅解备忘录》，正式拉开了双边自贸区谈判的序幕。2017年1月，在科伦坡举行了中国—斯里兰卡自贸区第5轮谈判[①]，取得了积极进展，服务贸易也是协商的内容之一。截至2016年年底，中国企业在斯里兰卡签订工程承包合同额累计180亿美元，完成营业额127亿美元，直接投资累计近10亿美元。2016年双边贸易额达45.6亿美元[②]，中国已成为斯里兰卡最大贸易伙伴和进口来源。

4. 商业存在与自然人流动

截至2013年，中国人在科伦坡开设的中医诊所有十余家[③]，也有斯里兰卡留学生远赴中国学习中医药。两国正携手推进“一带一路”建设，推动早日达成自贸区谈判，尽快完成有关投资和经济合作的发展规划，以指

---

① 中国自由贸易区服务网：《中国—斯里兰卡自贸区谈判举行取得积极进展》，http://fta.mofcom.gov.cn/article/chinasri/chinasrigfguandian/201701/34108_1.html，访问日期：2018年4月10日。

② 中华人民共和国商务部：《商务部召开例行新闻发布会》，http://www.mofcom.gov.cn/article/ae/slfw/201702/20170202517107.shtml，访问日期：2018年4月10日。

③ 马定科：《亚洲传统医药文化的地区特点》，《亚太传统医药》2013年第6期。

导两国企业不断开拓合作领域，深化互惠互利合作。

（二）中医药服务贸易在斯里兰卡的机遇与潜力

1. 文化认同感是合作基石

中国与斯里兰卡在文化上的认同感无疑是携手并肩的基石，也是中医药进入斯里兰卡的先决条件。此外，佛教在两国交往中发挥了至关重要的作用，直接增进了两国民间及官方好感，强化了深层交流的信任。[①]

2. 借力自由贸易协定谈判，互利共赢

中国与斯里兰卡自贸区谈判正式启动后，投资、人员往来、产业合作等均将因此获益，也为中医与兰医携手合作提供了政策支持。

3. 投资合作有保障，经济特区待遇优厚

斯里兰卡政府鼓励中国企业前来发展，于 2008 年在科伦坡附近为中国投资者建立了一个占地 150 公顷的经济特区，并为中国企业提供许多优惠，如税收减免 15 年、投资 25 万美元以上获得当地居住身份、到斯里兰卡免签证等。[②]2011 年 7 月 1 日，斯里兰卡央行批准使用人民币进行跨境交易，为中医药服务贸易进入斯里兰卡提供了便利。

4. 兰医医院的诊疗手段较为有限

兰医医院治疗的疾病以外感、哮喘、皮肤病、类风湿、中风后遗症等慢性病为主。由于医疗资源有限，既无医技科室，也不设急诊室和手术室，因此无法收治急危重症患者。传统兰医调剂前不炮制草药，药剂人员依处方在成捆的草药中选药、称量、配齐，用砍刀砍、锤子砸等方式将草药碾碎为末后装袋交给患者。兰医医疗的局限性为中医服务贸易的引入创造了条件，中医特色疗法与兰医结合有助于提高斯里兰卡整体医疗水平。

---

① 司聃：《21 世纪海上丝绸之路战略构架下深化中国—斯里兰卡经济合作研究》，《兰州财经大学学报》2016 年第 2 期。

② 宋志辉、马春燕：《斯里兰卡的经济发展与中印在斯的竞争》，《南亚研究季刊》2011 年第 4 期。

5．斯里兰卡旅游业前景广阔

服务业是斯里兰卡国民经济主导产业，旅游业、通信业发展迅猛。2016年，服务业增加值占GDP比重达到56.5%，增速达4.2%。①2017年，中国是斯里兰卡第二大游客来源国。②目前，斯里兰卡在北京、上海、广州、香港、昆明、重庆等地设立了直飞科伦坡的航班，还增设中文导游、中文频道等，希望吸引更多中国游客前往。斯里兰卡旅游部部长明确提出，抓住中国提出“21世纪海上丝绸之路”倡议的机遇，深化同沿线地区旅游合作，构筑斯里兰卡“旅游大国梦想”。③这为中医—兰医特色医疗旅游提供了良好机遇。

（三）中医药服务贸易在斯里兰卡发展的途径

1．抓住自贸区谈判机遇，推进中医药准入

当下中国与斯里兰卡贸易合作的重点领域包括推进贸易便利化、投资以及服务贸易的发展。双方应抓住机遇，着重发展中医药特色健康服务业，在双边及多边合作中提升中医药健康服务的角色地位。渐进式推进中医药在两国间的贸易自由化，使中医诊疗走进斯里兰卡当地医院。

2．传播途径因地制宜

在斯里兰卡，网络与手机普及率偏低，广播与报纸仍是主流④，中医药可以利用广播剧、专栏介绍等形式传播推广。此外，还可加强学术交流，在教育、文化、商业等领域为两国带来广泛互利。目前，斯里兰卡尚无与

① 驻斯里兰卡经商参处：《斯外贸表现情况》，http://lk.mofcom.gov.cn/article/ddgk/201709/20170902645117.shtml，访问日期：2018年4月10日。

② 中国一带一路网：《2017年中国赴斯里兰卡游客超26万　斯政府期待深入两国交流》，https://www.yidaiyilu.gov.cn/xwzx/hwxw/42843.htm，访问日期：2018年4月10日。

③ 韩露、林梦、经蕊等：《中国—斯里兰卡经贸合作：现状与前景》，《国际经济合作》2017年第3期。

④ 杨刚、朱珠：《斯里兰卡汉语快速传播：小国经验的大启示》，《印度洋经济体研究》2015年第3期。

中国合作建立的中医中心。通过企业与政府的携手合作进行中医中心建设，有助于提高工作效率、降低成本，并有效把握主动权。一方面，可向斯里兰卡输送医药研究技术人员，拓宽服务贸易范围；另一方面，以中心为依托，突破医师执业认证、药品准入等政策瓶颈，进行高层次研究合作，推动中医药服务贸易与更多中医药产品走入斯里兰卡。

3. 填补当地医疗空白，打造中医特色服务

受限于经济发展能力与科技水平，斯里兰卡医疗水平较低，政府将医疗目标置于医疗保健服务体系建设上，为所有公民及多数住院患者建立预防保健服务账户，基本上控制了传染性疾病的扩散。但癌症、糖尿病、慢性呼吸道疾病及心血管疾病等非传染性疾病发病率正在上升。此外，医疗水平在城乡、地区间差距较大。中医药对上述疾病均有较好疗效，可瞄准当地常见病、多发病，派遣医疗队，与兰医优势互补，填补医疗空白，改善城乡不均衡的医疗条件。中医也可伴随援建入驻斯里兰卡，如 2017 年 4 月中国援建的斯里兰卡国家医院门诊楼项目在科伦坡奠基，可考虑在医院纳入中医诊疗。中医可凭借疗效赢得口碑，为整体中医药贸易的后续进驻打下民众基础，也从侧面推动政策、立法的成形。

4. 探寻中、斯、印三方合作，医旅结合

中国与印度均为斯里兰卡重要的邻国及周边外交的重要合作对象。印度传统医药在斯里兰卡的认知度与影响很高。中医药进入斯里兰卡市场须考虑与印度传统医学的关系，积极探讨三方合作领域与可行途径，促成传统医学层面的良性互动、合作共赢，既符合三方利益，又维护地区的和平稳定与共同繁荣。如凭借三国丰富的佛教旅游与传统医学文化资源，合作开辟医疗旅游路线。

目前，中医在斯里兰卡的地位高于兰医，若在旅游项目中融入针对国外游客定制的高端中医药服务，可大力助推中医药服务贸易的发展，使两国人民从彼此丰富的医疗文化中汲取养分，进一步密切联系。

六、越南：中医药服务贸易的发展现状与建议 *

随着中医药文化的传播和对外交流合作的加强，中医药在全球的应用越来越广泛。越南作为“一带一路”沿线重要国家，与中国山水相依。两国自古以来交流频繁，具有很高的文化相似性。目前，中医药作为我国走入越南的一张名片，获得了两国政策上的大力支持，发展前景广阔。推动中医药在越南发展可惠及两国人民利益，且是积极响应“一带一路”倡议的重要举措。

（一）越南传统医学与中医的交融发展

公元前 3 世纪，中医药传入越南，结合当地环境条件和病情特点，不断汲取民间用药经验，与当地医学交融，最终形成了越南传统医药——东医药体系。① 当下，经越南培养取得其国家卫生部承认的各级传统医药技术人员（包括研究生、医师、医助、药剂师）、短期培训进修的医务人员及医师，组成了遍布越南全国的传统医疗网。

1. 越南的传统医学与中医学一脉相承

越南东医学的发展深受中医学的影响。据越南史料记载，公元前 257 年，中国医生崔伟在越南所著《公余集论》成为东医学发展的开端。② 秦汉时期，越南出现了中国传入的“北方学派”，与越南本土的“越南派”几经争辩后逐渐调和。隋唐时期，中国经典著作《黄帝内经》《脉经》等传入越南，一些中国医生也相继来到越南。③ 南宋以后，随着中医药在越南的

---

* 此节曾以《中国与越南传统医学交流现状及发展策略探讨》刊载于《国际中医中药杂志》2019 年第 8 期。

① 杨福顺：《越南中药市场商机无限》，《中国现代中药》2006 年第 1 期。

② 同上。

③ 孙治安、李相中：《中国和越南传统医药交流探讨》，《中医学报》2011 年第 5 期。

广泛传播，越南本土医学开始和中医融合。越南医家开始深入研习中医理论知识，如后黎朝代的医家黎有卓（1720—1791年）对《黄帝内经》《难经》《伤寒论》《金匮要略》均有独到研究，结合自身行医经验著成《海上医宗心领全帙》，此书在理论建构与思维逻辑上遵从《黄帝内经》所述的基本原则，诊断方法上受清代医家冯兆之《绵囊秘录》影响，药方中一半为南药（越南本土草药），一半为中药。中药成为中国输入越南的主要商品，越南从黎民百姓至宫廷显贵都广泛接受中医药。从明末至近代，随着两国人民的频繁交往及大量华人移居越南，很多华人在当地开办医院、药店、药行等，如20世纪初，越南侨胞在聚居区开办了广肇医院、寿康医院等，更促进了中医与东医的融合发展。①

2. 越南传统医药与中医药相互补充

医学交流方面，越南本土用药主要依据经验，其传统医学的基本理论体系、临床分科形式、治疗方法及卫生管理体系等方面都吸收或直接借用了中国传统医药的模式，科研方面离不开中医理论基础及中国中医药技术人才的引进。同时，越南的传统医学也影响着我国历代医家的实践，丰富了中医学体系的全面发展。② 药物流通方面，受气候环境差异影响，两国适宜种植的药用植物各异，可进行流通互补，如适宜温带大陆性气候的药用植物党参、白术、白芍等，不宜在越南种植，须从中国进口或引进③，而甘草、金银花、益母草、板蓝根等，更宜在越南种植，可为我国提供产量更大、质量更优的中药材；另外，越南有丰富的本土药材资源，可为我国企业药品生产提供丰富优质的原料。④

总体而言，中医学对东医学的促进作用大于后者对中医学的影响，中医学对东医学体系的理论指导、治疗手段及行业发展处于指导地位。越南人民对中医药的信任源于两国医学一脉相承的关系、中医学对东医学的充

---

① 周伟民、胡冬裴：《中医学对越南传统医学的影响——兼论越南传统医学的医家医著现状》，《中医药文化》2013年第2期。

② 武香江：《越南中药贸易与产业发展研究》，硕士学位论文，广州中医药大学，2011年。

③ 蔡捷恩：《中医药学在越南》，《北京中医》1993年第2期。

④ 杨然：《越南天然药材的开发与利用》，《东南亚纵横》1991年第1期。

实作用及两国文化的相似性，而密切的商贸往来与频繁的自然人流动及在越华人侨胞生活习惯的渗透亦有重要影响。

（二）中医药在越南的良好发展基础

越南政府早在1961年就将“发展传统医学、现代医学和两者结合医学”列入《越南社会主义共和国宪法》，较早地开展了对传统医学的立法管理，并先后建立了东医研究机构（东医研究院）和东医协会，旨在促进传统医学的继承与发展，保障公众在国家卫生保健体系中特别是初级卫生保健中获得传统医学服务。①

1. 法律保障基础

（1）行政管理制度健全。越南传统医药由越南卫生部负责，并设有越南卫生部传统医药管理局。根据《越南卫生部职责、权力、机构组织法》（188/2007/ND-CP）规定，卫生部负责制定传统医药继承发展及现代化相关政策、传统医药行业规则及相关技术规范，指导监管传统医药与现代医药的政策及法规，颁发和撤销相关执业资格证书等；卫生部下属的药品管理局负责天然药物、古方药、天然药物原料的管理及注册；主要由食品安全与卫生局负责相关保健品的管理及审批。② 自2000年以来，越南政府对传统医药在越南的发展进行了立法管理，目前传统医药的管理法案为《疾病诊断治疗法》③，并设有传统医学行医资格证书，越南卫生部医疗诊治管理局为核发医学执业证书的主管机关，持证人员可在公立和私人的诊所或医院从业。根据越南《医学检验及治疗法》规定，越南人欲取得越南传统医学执业证照，必须具备传统医学证书，而外国人除须具备传统医学证书外，还应符合有关语言能力的需求，即外国人以越南语或通过翻译进行医

① 武香江：《越南中药贸易与产业发展研究》，硕士学位论文，广州中医药大学，2011年。

② 张春梅、王兰、周微等：《越南传统药品管理及注册政策的分析》，《现代药物与临床》2012年第3期。

③ Woerdenbag, H. J., Nguyen, T. M., Van, Vu D.：《越南传统医药概况》，《亚太传统医药》2013年第11期。

疗检验及治疗时，该外国人或翻译须经卫生部指定专业医学训练机构考试及承认。

（2）中医合法地位保障。医师执业方面，越南已正式承认中医的合法地位，并承认我国卫生部门核发的中医医师执业证书及中医院校学历，由我国卫生部门核发的关于中医药行医的合法证书，只要符合上述法律中所规定的相应条件，即可在越南取得合法行医资格。保险覆盖方面，传统医药疗法和中药产品已经纳入当地医疗保险，为中医药产品服务深入越南千家万户提供了良好契机。药品准入流通方面，越南政府于2016年7月1日颁布第102/2016/ND-CP号政府令，对中医药进出口商、批发商、零售商及药品保管商均有严格的准入规定及合格证明。此外，越南全面承认《中华人民共和国药典》，其中收载的中成药品种，由通过中国官方药品生产质量管理规范认证的企业生产并在中国市场上销售5年以上，即可在越南卫生部办理简单的注册登记手续，准入越南市场销售。①

2. 政策扶持基础

越南政府在要求提供符合相应法规标准的标准化证书的前提下，鼓励外商投资传统医药，可以合资或合作方式设立传统医药诊疗服务的医院和诊所。② 越南“尊重对中国的全面合作，维护和不断推动两国之间的贸易关系”，“一带一路”倡议和“两廊一圈”框架的提出更是为中医药进入越南市场提供了广阔舞台。

越南政府对传统医药进出口贸易采取优惠政策，在两国边境地区传统医药交易中，人民币可作为通用货币，免去繁杂的进出口手续。我国对越南方面，既注重以当地市场“补充”中国西南地区的缺口，又采取政策手段，使国内企业在经济活动中得到更多自主权，推动各项进出口活动的发展。③

3. 中医药市场基础

越南市场对我国中药需求量及贸易量非常大。目前，越南有很多规模

① 郭楚：《品牌战略推动中医药走向越南》，《战略决策研究》2011年第2期。

② 武香江：《越南中药贸易与产业发展研究》，硕士学位论文，广州中医药大学，2011年。

③ 阮明俊：《中越进出口贸易研究》，硕士学位论文，北京交通大学，2015年。

较大的东药店，中小药店更是遍布城乡各地。在第一大经济城市胡志明市，已形成了具有较大规模、品种丰富的中药材集散地。近年来，随着越南经济的迅速发展，城市居民生活质量日益提升，对健康渐渐重视，传统中医药逐渐被应用于日常保健，其在治疗常见病、慢性病方面的疗效得到广泛认可，以针灸、推拿为主的传统外治法也受到推崇。另一方面，越南贫富差距较大，传统中医药依托“简、验、便、廉”的优势相较于现代医学更符合越南贫困人群、山区和农村地区人民的经济情况。

4．医药交流基础

近年来，越南卫生部每年均派越南医生到中国学习与研究中医药，并在医药专业开展传统中医药理论教学。越南承认中国境内相关大学的中医药教育，留学生参加为期12个月的传统医学定向规范化培训并取得相关证书即可正式工作，在规定单位工作满18个月即可申请行医执照独立行医。[①] 越南传统医药学院目前已同天津中医药大学、成都中医药大学、广州中医药大学签署了合作协议，共同开展科教活动。2017年7月，时任越南卫生部副部长黎光强、时任胡志明市医药大学校长陈叶俊等卫生界代表团到中国医师协会访问，为推进两国医师培养教育事业的发展提供了机遇。

（三）中医药在越南发展的优化途径

中医药在越南的发展存在一些不可忽视的问题，例如：由于缺乏国际标准及大型中医药医疗实体引领，早年间在越南开设的一些中医诊所服务质量低下；行业规范的缺乏导致中药材走私、中国企业经营管理混乱等问题频出；受越南舆论环境及社会因素的影响，我国中医药及相应企业在越南树立口碑面临了一定程度的阻力。同时，越南相较于发达国家及马来西亚、泰国等邻近工业化起步较早的国家而言，生产力较为薄弱，基础建设尚不完善，也在一定程度上成为中医药市场发展的制约因素。对上述问题，

---

① 越南卫生部：《关于规定持有由外国颁发医类本科文凭的人补充培训的通知》，2018年2月6日。

须逐一寻求优化途径，首先，应提升中医药产业集约化程度，以多层面合作项目为切入点探索合作新模式，构建医疗共同体，强化大型中医药实体的引领作用；其次，应依托商会，助力中医药企业了解当地市场，适应环境，实现规模化、市场化、特色化、多元化发展；最后，坚持服务与产品相互渗透，促进货物贸易与服务贸易的均衡全面发展。

1. 以多层面合作项目为切入点探索合作新模式

（1）政府间以合作援建为手段，对接中国援越建设医院项目。中方可利用现有援外机制，通过无偿援助、低息贷款等，升级改造越南北部地区各省古传医学医院，提升医疗机构硬件质量，并对越南传统医药从业人员开展能力建设和技能培训，提升医疗机构诊疗能力。

（2）医疗机构、科研院所、医学院校以建立传统医学教育共同体为手段，对接中国援越建设传统医药学院项目。采用“中医院校 + 传统医学学校”模式，向越南输送中国优秀的中医药技术人才，加强合作交流，推动中医学与东医学、中药与南药（在越南，本土产的药材被称为“南药”，从中国进口的药材则被称为“北药”）的优势互补与相互促进，如邀请国内专业机构和学者与越南当地专业部门、传统医院开展交流合作，加强学术探讨，联合制定行业标准和规则。

（3）以市场投资建设为手段，对接“中越友谊东医中心”建设项目。目前，菲律宾、泰国、缅甸等国家的中医药中心已投入运营或进入建设阶段，越南建设中医药中心时机业已成熟，应通过政府主导、院所协助、企业投资，发挥各方面优势，高效深入合作，探索公共私营合作制、建设—经营—转让等新模式，还应积极结合越南东医学、南药种植等方面的优势，实现特色化发展。①

2. 依托越南中国商会助力中医药发展

中医药在越南的发展可通过商会和行业协会的市场引领作用、产业融合度及话语权争夺力的优势，寻求因地制宜的发展模式与合作手段。成立

① 何艺韵、宋欣阳、李海英等：《“一带一路”视域下中医药海外中心发展策略》，《中医杂志》2018 年第 12 期。

于2001年的越南中国商会目前已有近700个会员单位，以中国在越南的独资、合资合作企业及驻越南代表处为主体，是中医药企业在越南的理想合作组织。① 与商会合作可吸取同行经验，规避一定的投资风险，还可更好地实现中医药在越南的规模化、市场化、特色化、多元化发展。

3. 坚持服务贸易与货物贸易相互补充促进

中医药在越南的海外发展应坚持服务与产品相互渗透与促进，“以产品优化服务，以服务提升产品”；以高质量产品改善中医药服务质量；以中医药服务为手段，提升中医药产品的附加值与市场黏性，提升中医药在越南的美誉度及竞争力。②

（四）中医药在越南的发展策略

1. 双向定位

推动中医药在越南的发展必须坚持“推广中医”与“接纳东医”并行的“双向定位”原则，形成“共同发展观”。既要从中医药的立场出发开拓新市场、扩大海外影响力，也要从越南传统医学的根本利益出发，维护东医学与南药的传承发展，深化两国传统医药事业共同发展，巩固两国友谊。

2. 因地制宜

我国企业在进入越南前应将自身发展与当地经济社会发展相结合：（1）应充分进行前期市场调研，根据越南经济、市场规律及风俗习惯进行市场定位，价格定位须结合其经济状况进行综合考量。（2）应根据越南当地地域差异、国民体质特点及常见病种合理引进产品。（3）应尊重当地法规，主动履行社会责任。虽多数企业具有很高的商业道德和自律能力，但也有极少企业的不法行为损害我国中医药企业在越南的社会形象。我国企业应严格遵守越南法律法规，主动承担社会责任，推动中国传统文化传播，

---

① 越南中国商会：《商会介绍》，http://www.vietchina.org/shjs/hczc/，访问日期：2018年10月23日。

② 杨弘光、施建蓉、宋欣阳等：《论势在必行的中医药供给侧改革》，《中国医药导报》2018年第4期。

建立市场信誉。

3. 规范标准

越南在制定药品相关法律时，推崇并采用了部分国际通行标准或区域标准，如《药品注册管理法》提出国外药品生产企业制药不得低于世界卫生组织的药品生产质量管理规范操作规范，东盟关于药品稳定性研究的指南亦可适用等。[①] 我国企业应在越南注册高质量的中成药产品，借此打开东南亚医药市场，进一步推动中药的国际化发展。针对部分中国企业依法经营意识较差、边贸口岸监管不完善、走私问题严重、对越南市场状况的前期研究不充分等问题，我国应重视中医药国际化发展各环节的国际标准建设，规范中药产品进出口法律法规，提升中医药在越南的市场信誉、质量保障与服务口碑。[②]

4. 风险防范

中医药在越南的发展亦应注意市场风险。如越南人口多，生产力较为薄弱，基础设施建设尚不完善，必须将部分地区存在的道路、水电、通信等基建问题纳入全面考量；越南仍存在一些非经济的人为阻力，如政府行政效率低、舆论环境不佳、中国企业在越南当地的适应性较差等，中国企业须严格管理，维护自身形象，且应当对投资政策、法规深入研究，防范市场、法律、社会环境等层面的不确定因素与市场风险。

---

① 张春梅、王兰、周微等：《越南传统药品管理及注册政策的分析》，《现代药物与临床》2012年第3期。

② 同上。

第五章

中医外交的推动与展望

第一节
支点吸引型中医外交

一、通过 BSC 建立中医药海外中心考核指标体系研究 *

（一）中医药海外中心是中医药“走出去”的重要载体

国务院发布的《中医药发展战略规划纲要（2016—2020 年）》重点任务之一便是积极推动中医药海外发展，“本着政府支持、民间运作、服务当地、互利共赢的原则，探索建设一批中医药海外中心”。建立中医药海外中心是中医药走出去的重要举措。目前，我国建立的中医药海外中心主要分布于“一带一路”沿线国家，现已完成 17 家项目的立项或运营，预计到 2020 年，将达到 30 家的建设规模（见表 5-1）。

* 此节曾以《通过 BSC 建立中医药海外中心考核指标体系研究》刊载于《中医药管理杂志》2017 年第 19 期。

表 5-1 中医药海外中心一览

序号	项目名称	执行机构
1	中国—美国中医药肿瘤合作中心	中国中医科学院广安门医院
2	中国—澳大利亚“中医药中心”（墨尔本）	南京中医药大学
3	中国—马拉维“中医药中心”	广州中医药大学
4	中国—卢森堡“中医药中心”	湖南中医药大学
5	中国—法国“中医药中心”	江苏省中医院
6	中国—中东欧“中医药中心”（匈牙利）	黑龙江中医药大学
7	中国—俄罗斯“中医药中心”（圣彼得堡）	北京中医药大学东方医院
8	中国—捷克“中医药中心”	上海中医药大学附属曙光医院
9	中国—俄罗斯“中医药中心”（莫斯科）	中国中医药科技开发交流中心
10	中国—瑞士“中医药中心”	南京中医药大学
11	中国—西班牙“中医药中心”	北京市中医管理局
12	中国—黑山“中医药中心”	成都中医药大学附属医院
13	中国—澳大利亚“中医药中心”（悉尼）	北京中医药大学
14	中国—吉尔吉斯斯坦“中医药中心”	甘肃省卫生和计划生育委员会
15	中国—尼泊尔“中医药中心”	泰安市中医医院
16	中国—北欧“中医药中心”（瑞典）	传统医药国际交流中心
17	中国—葡萄牙“中医药中心”	江西中医药大学

目前，我国现有的 17 家中医药海外中心尚未建立起一套成熟的考核机制。在中医药国际化进程加快的今天，海外中心需要一套相关的绩效考核体系来规范服务，激励发展，分析经营情况。这既是中医药国际化发展和我国医疗体制的必需，也是管理部门了解我国医疗机构发展现状的载体。因此，以下将通过对中医药海外中心特点进行分析，为中医药海外中心考核指标体系提供思路和建议。

（二）建立中医药海外中心考核指标体系的要点

中医药海外中心与普通医疗机构有着相似之处，但更有着本质的不同。

海外中心不仅是为世界提供中医医疗服务的医疗机构，更是我国“一带一路”建设中的一环，起着互通互利、文化传播、服务贸易等多重作用。它具备医疗机构和企事业单位的双重特性，因此建立海外中心的考核指标体系需要注意如下要点。

1. 体现“六位一体”的功能要求

《国务院关于扶持和促进中医药事业发展的若干意见》是中华人民共和国成立以来党和国家发展中医药事业方针政策的高度概括和系统总结，从国家发展、民族复兴的层面，对中医药工作作出全面部署，提出了推进中医药医疗、保健、科研、教育、产业、文化“六位一体”发展的清晰思路。我国“十二五”中医药事业发展的总体目标也要求中医药在国际传统医药领域的优势地位能够得到巩固和加强，基本实现中医药医疗、保健、科研、教育、产业、文化全面协调发展。中医药海外中心的功能是基于中医的多种价值，应当根据所在国的国情有所侧重，而非单一的功能。中医药海外中心应具备复合功能且各具特色，其功能可围绕“六位一体”协调发展。所以针对考核内容的制定，必须以“六位一体”功能作为中医药海外中心的一级指标。①这些功能的实现情况能够直接反映出中医药海外中心的发展程度。

2. 注重财务性与非财务性指标的平衡

中医药海外中心作为医疗机构具有一定的特殊性。海外中心虽然以盈利为主，但它不同于一般企业。中医药海外中心更重要的作用是作为中医药“走出去”的载体。所以在制定中医药海外中心考核指标体系时，既要注重财务性指标，也应重视非财务性指标。

在企业组织的绩效考核中，非财务性的指标可以综合反映和暴露企业在发展过程中的各项实力和短板，同时，非财务性指标的发展也影响着财务指标的绩效。对医疗组织来说，其最终目的是非财务性指标，非财务性指标诸如患者满意度、医疗服务质量、内部管理情况等，更能反映出医疗机构的宗旨。

中医药海外中心也是如此，财务指标只是支持其发展的基础，或者只

① 王霞：《2011 年全国中医药工作会议在京召开》，《中国当代医药》2011 年第 5 期。

是从某一侧面反映中医药海外中心的发展状况，而非决定性因素。对于中医药海外中心，其“六位一体”的功能不是单一地以创收为目的，非财务性指标将会成为其主要考核指标，它能够准确地反映出中心的各项服务性功能是否达到其应有的效果，而这些仅仅靠财务性指标是无法体现的。所以，建立中医药海外中心考核指标时，更需要注意财务性指标与非财务性指标相结合，并且要权衡好两者的权重问题，才能进行合理、科学的考核。

3. 鼓励多元发展

中医药海外中心发展的最终形态应是“六位一体”全面发展，但这会是一个长期的过程，同时由于在发展过程中不同中心所处的国家不同、人员构成不同、优势条件不同等导致各自会以不同的方式发展，短期内很难完成全面发展。不同中医药海外中心在六大功能中一开始会各有侧重，这是其发展的必然过程，在设计考核指标体系时需要考虑到这一点，应鼓励不同中心各有侧重的多元化发展。对此可以采用从含苞到绽放的“花瓣模式”作为中心的发展流程，即每个中医药海外中心在达到准入标准后，可以先选择发展1—2个重点特色功能，首先实现“花瓣的部分绽放”。当其重点发展的功能达到某一高度后，再发展其他几个方面的，如此往复，从“两朵花瓣”到“四朵花瓣”，再到“六朵花瓣”，最终实现海外中心“六位一体”功能的全面发展，呈现出“花朵从含苞到绽放”的梯度模式。

依照此思路，在对中医药海外中心进行评定的时候需要有准入标准、发展标准、一流中心标准这三个评定标准来代表其三个发展阶段。

（1）准入标准

即为合格标准，此项标准对于提出申请成为中医药海外中心的机构来说是准入的门槛，达到这一标准即可被认定为是被我国认可的中医药海外中心。对已经成为海外中心的机构来说，此项标准为每年的考核结果必须达到平均分，若低于此水平则取消其中医药海外中心的资格，并进行整改。

（2）发展标准

在达到准入标准后，每个中医药海外中心可以选择六大功能中的1—2项作为重点特色项目发展。对重点特色项目，考核的结果除了达到准入标准以外，必须保证每3年有一定的考核分数增长。若某项重点特色项目的指标已经达到了某一规定数值，则该功能被认定为“高度发展”，不再要求其增长。发展期间需要保证的增长率和“高度发展”的数值共同构成发展标准。

（3）一流中心标准

六项功能的指标中，有四项达到“高度发展”，且六项中的最低分要高于某一分数，即可被评定为一流中心。此时该中心已达到全面发展的程度，以上条件可以作为一流中心的标准。此后，该中心每年的考核结果都必须保持达到一流中心标准的水平，否则继续以发展标准进行要求。

（三）建立中医药海外中心考核指标体系可使用的工具

由于中医药海外中心具备“六位一体”的复合功能，故其考核指标体系也要能够多维度地考核一家中医药海外中心的综合实力。通过参考海外已实行的医疗绩效考核体系、国内外多家医院以及企事业单位已经采用的绩效考核方式，综合它们的考核成果并加以适当改进，提出以平衡计分卡（Balanced Score Card，以下简称“BSC”）和关键绩效指标（Key Performance Indicator，以下简称“KPI”）相结合作为主要工具。

1．BSC 的应用

BSC 是一种绩效考核指标体系，被《哈佛商业评论》评为 75 年来最具影响力的管理工具之一。设计 BSC 的总体方向为企业组织的战略目标，BSC 将企业的战略目标按层次分解，然后转变为具体且均衡的绩效考核指标体系，并对这些指标的完成情况进行不同时期的考察，逐渐为企业战略目标的实现建立起坚实可靠的基础。

BSC 的创新之处在于它突破了仅仅使用财务性指标来考核绩效的传统方法，BSC 在财务性指标的基础上加入了未来驱动因素，即客户因素、内部经营管理过程和员工的学习成长。这对一个组织来说，在战略规划、执行、管理方面发挥了非常重要的作用。①

① 黄娟莉：《浅析财务指标在平衡计分卡中的作用》，《现代商业》2012 年第 11 期。

BSC 根据财务、客户、内部运营、学习与成长这四个维度，设计相对应的绩效考核指标，从总体上将组织的战略目标量化为可操作的衡量指标和目标值。使用 BSC 的目的就是要建立“实现战略制导”的绩效管理系统，从而保证能够有效执行企业组织的战略目标。① 因此，人们通常称平衡计分卡是加强企业战略执行力的最有效的战略管理工具。见图 5-1。

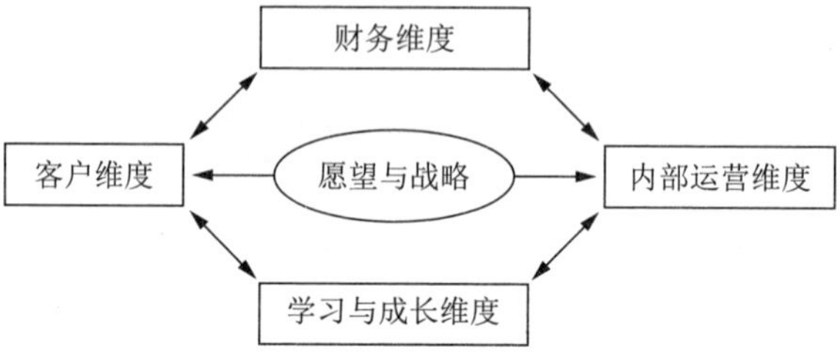

图 5-1 BSC 理念图

BSC 在国内外大量医疗机构中有着很多的应用。1996—2000 年间，美国北卡罗来纳的杜克（Duke）儿童医院应用 BSC，使医院在患者身上的平均支出从 15 000 美元减少到 10 500 美元，实现了每年亏损 1 100 万美元到盈利 400 万美元，患者满意率提高了 18%，平均住院日从 7.9 天降到 6.1 天，且住院率从 7% 降到 3%。在没有裁员的前提下，总支出减少了 2 900 万美元。2003 年 9 月起，上海曲阳医院开始实施院科两级的 BSC 试点。经过 10 个月的运行，医院的业务收入和住院率明显上升，药品毛利率大幅上升，部分科室业务量明显增长。但同时也发现，对非财务性指标方面考核薄弱，对医技、护理的业务水平没有有效的评估指标，医疗质量管理水平没有提高，对医院和科室的考核还是以财务性指标为重点。

不难看出，BSC 对于非财务性指标的注重对医疗机构的绩效提升和成长发展都有很好的效果。通过财务、客户、内部运营、学习与成长四个维度的综合考评方式也十分适应中医药海外中心考核指标体系建立的要求，它能够综合反映出中医药海外中心每项功能的发展情况，不仅可以科学地

① 汪丽娟：《基于平衡记分卡的非营利性医院绩效评价指标体系研究》，硕士学位论文，山东大学，2006 年。

考评，也对分析其发展趋势、规划未来发展起着很好的指向作用。因此，BSC 可以应用于中医海外中心的考核指标体系中。

2. BSC 与 KPI 结合

在国际上，英、美、澳大利亚等国家完善的医疗卫生机构绩效考核计划中均采用了多维度的考核方式。如英国采用权重相同的财务、服务质量两个维度考核，澳大利亚从健康状况、健康影响因素和卫生系统绩效这三个领域来考核，美国则在 2013 年的报告中分了八个维度进行考核。在考核维度的选取上，英国明确表示其现有的评价体系是以 BSC 为基础发展而来。

关键绩效指标（KPI），又称主要绩效指标、重要绩效指标、绩效评核指标等，是指衡量一个管理工作成效最重要的指标，并且必须是客观、可衡量的绩效指标。它是把企业的战略目标分解为可运作的远景目标的工具，是企业绩效管理系统的基础，使业绩考评建立在量化的基础之上。①

因此，中医药海外中心的考核可采用 BSC 与 KPI 相结合的方式来制定考核内容框架，用于设立二级和三级考核指标。

BSC 和 KPI 的结合，能够相互弥补缺点，更好地发挥优点。（见表 5-2）具体来说，可以将 BSC 的四个维度作为二级指标，以此来保证考核的全面性，同时又能建立一套指导性的考核框架。在此基础上，用 KPI 对每个维度进行量化，并以此作为能够反映该维度准确情况的具体量化指标，即三级指标，最终采集需要的数据。由此基本能够实现全面性、有条理、可量化、可变动的考核体系。

表 5-2　BSC 与 KPI 的优缺点比较

	BSC	KPI
优点	将非财务性的维度纳入了考核维度，使考核更为全面，适用于许多不以营利为最终目的的机构	寻找可靠的量化指标，并且动态性强，能够根据实际情况灵活调整指标，利于战略目标的制定
缺点	量化以及各指标的权重分配上较为困难，不利于战略制定	只明确了“考什么”，而没有一套完整的、有指导意义的考核框架体系，较为零散

① 冯丹:《医师绩效管理 KPI 设计与展现》,《中国医院》2009 年第 10 期。

（四）中医药海外中心运用 BSC 的可行性分析

1．建立的目的

（1）确保中医药海外中心的功能得到发挥

目前，在世界各地共设有 17 个中医药海外中心，它们是否正常运营，其“六位一体”功能是否得到发挥，当地民众的接受程度如何等相关问题都需要得到重视，国家也在密切关注着这些中医药海外中心是否发挥了推动中医药走向世界的功能，这些信息的获取都能通过绩效考核来实现，并确保中医药海外中心的功能得到长远发挥。

（2）激励中医药海外中心的发展

在中医药海外中心能够发挥功能的基础上，不同的中医药海外中心还需要在某些方面体现出各自的特长，扩大影响力，并且要取得显著成绩甚至做出突出贡献。这些中医药海外中心的具体发展情况可以通过考核的结果来体现，而考核的结果也必须能够激励发展、指导发展。

（3）对未来政策的制定起指导作用

通过绩效考核的方式，身处中医药海外中心的工作人员能了解自己的工作情况，考核结果还能够为上层的政策制定者反馈中医药海外中心发展的情况。建立中医药海外中心是一项探索性的工作，制定相关政策需要随其发展的实际情况而变动，而这些变动的依据可以来自考核的结果。

2．中医药海外中心考核标准的基本要求

由于中医药海外中心的考核内容多、涉及面广，考核结果又必须反映中医药海外中心目前的运行情况和发展情况，其考核指标至少要具备以下特点。

（1）多维度而全面

由于中医药海外中心的功能较多，单一的考核角度往往不能反映出实际运营情况，若是过度地细分考核项目又会使得考核过程变得十分冗长，因此设计的考核指标需要从几个有代表性的维度来全方位地反映出中医药海外中心的实际状况。

（2）客观而准确

若要中医药海外中心的考核结果起到资格评定、激励发展、指导发展的作用，它的考核指标必须能够客观而准确地反映出中医药海外中心目前的状况。若不够清晰则很容易导致考核名存实亡。

（3）量化而具体

考核指标要确保客观性，并且要能够直观地将海外中心的情况反馈给相关管理部门，因此量化考核指标有着重要的意义。只有在量化到具体数值的情况下，才能够通过统计等方式进行进一步的分析，更好地发挥考核结果的作用。

3. BSC对中医药海外中心考核指标建设的契合性

（1）BSC能保持平衡并富有活力

BSC作为一种在世界各大成功企业中被广泛应用的绩效考核评估工具，在中医药海外中心的绩效考核中同样展现出较高的适用性。BSC的核心优势就是它将企业的整体绩效考核分成了四个维度，即财务维度、客户维度、内部运营维度和学习与成长维度。这四个维度相互发挥作用，共同影响着企业的绩效与发展。对于中医药海外中心的绩效考核也同样可以用这四个维度来概括，从而实现全面而有目的性的考核。

此外，BSC的四个维度及其所代表的意义也可以在医疗机构中找到相关的对应关系：（1）财务维度，即中医药海外中心通过运营所获得的财务收入，这是中医药海外中心存在的根本物质基础。以财务性指标为主导的绩效考核体系虽然具有一定的局限性，但是财务收入的多少能够反映中医药海外中心发展战略的制定、实施和执行情况，并直接体现中医药海外中心的财务基础，故财务维度是BSC对海外中心进行绩效考核的一个关键指标。（2）客户维度，此处指在中医药海外中心就诊的患者或是进行其他消费的消费者。"更好地满足客户需要"已成为现代企业最重要和最基本的理念之一，它在医疗行业具有更重要的意义，能够保证和谐的医患关系以及中医药海外中心良好的口碑。另外，根据实际情况也可以将概念拓宽到对科研成果进行验收的专家等，他们的满意度直接决定了组织的各项收益。（3）内部运营维度，此处指中医药海外中心的工作情况、工作效率、对外合作情况、成果表达、创新性以及所获得的政策支持等指标。这影响着组织的服务质量和业务水平。中医药海外中心财务收入的提升、客户需求的满足以及总体战略目标的实现，都需要依靠良好的内部运营过程来实现。（4）学习与成长维度，即中医药海外中心对工作人员能力的提升和业务创新性的突破，这决定了中医药海外中心是否能够长远发展。中医药海外中心的成长与发展主要来自人才、信息和组织三个方面，具体体现在科教、创新和工作人员三个层面。反映工作人员学习和成长的指标主要有对环境和薪酬的满意度、稳定性、培训力度、分工和生产率等。学习与成长维度的指标可以包括从国际到地方性各等级的奖项。

（2）BSC 应用广泛且灵活多变

BSC 的四个维度能对一个组织或者机构进行全方位考核。这四个维度具有广泛适应性。中医药海外中心所属的区域不同，存在经济情况、宗教信仰、传统文化、风土人情等的差异，会导致中医药海外中心在发展的过程中由于区域特点的不可抗力产生发展侧重，如医疗水平落后地区可能会无意识地加强医疗方面的发展，此时 BSC 的客户维度可以向患者侧重，内部业务则向医疗中的治疗过程侧重。灵活多变的 BSC 更能适应世界范围内各个中医药海外中心。

（五）结语

中医药海外中心作为中医药“走出去”的重要载体，一再为国家所重视。中医药海外中心考核指标体系的建立则是对其管理和规划的必要过程。通过分析中医药海外中心的功能、特点而建立起全面、客观、具体的考核指标体系能够帮助中医药海外中心更好地发展。合理的考核指标体系配合后续的具体考核评分方式、奖惩机制等措施，有助于中医药海外中心在海外稳固立足，蓬勃发展。

二、中医药对外交流合作示范基地现状与展望 *

2015 年 3 月 28 日，随着《推动共建丝绸之路经济带和 21 世纪海上丝绸之路的愿景与行动》的发布，中国开始以“走出去”的方式开展全球化工作。“中医是打开中华文明宝库的钥匙”①，随着第九届全球健康促进大会上中医药的大放异彩以及《中国的中医药》白皮书发布，中医药在国际上的地位逐步提高，中医药在此时机迎来了对外交流与合作的新机遇。

国家中医药管理局开展了中医药国际合作专项项目，即中医药对外交流合作示范基地（以下简称“示范基地”）建设。（1）第一批 5 个示范基地：首批中医药国际合作专项设立于 2015 年，国家中医药管理局选择了国内多家在医疗、文化、教育等方面具有对外交流合作基础的机构作为项目承担单位，共 17 个专项，其中有 5 个示范基地。②（2）第二批 6 个示范基地：首批专项实施后，海外中医药中心、国际合作基地、国际指标体系和国际文化传播等项目在推动中医药国际化方面发挥了引领示范作用。2016 年 12 月 19 日，国家中医药管理局在京召开了中医药“一带一路”专项座谈会。在此次座谈会上，第二批 30 个专项及其执行单位名单公布，其中新增 6 个示范基地。③ 具体见表 5-3。

表 5-3　国内 11 个示范基地名称及承担单位

项目批次	基地名称	承担单位
第一批	中医药国际教育培训基地 中医药国际合作基地 中医药服务贸易健康跨境服务基地 中医药国际科技合作基地 中医药健康旅游示范基地	天津中医药大学 河北省中医院 上海中医药国际服务贸易促进中心 广东省中医院 三亚市中医院

---

* 此节曾刊载于《中医药管理杂志》2017 年第 20 期。

① 顾植山：《中华文明与〈黄帝内经〉》,《中医药文化》2016 年第 3 期。

② 国家中医药管理局：《中医药国际合作专项项目简介》, http://www.satcm.gov.cn/e/action/ShowInfo.php?classid=257&id=21605，访问日期：2015 年 7 月 30 日。

③ 王国强：《“六先六后”推动中医药“一带一路”发展》,《中医药通报》2016 年第 6 期。

续表

项目批次	基地名称	承担单位
第二批	中美中医药教育研究基地 世界传统疗法研究与国际合作示范基地 中医特色微创技术（筋骨针法）国际传承基地 中国—东盟传统医药交流合作中心 对台港澳中医药合作基地 东北亚中医药传播发展基地	广州中医药大学 辽宁中医药大学附属医院 河南中医药大学— 北京世针联中医微创针法研究院 广西中医药管理局 广东省中医院— 对台港澳中医药交流合作中心 长春中医药大学

（一）现状分析

1．两条发展中医药传统魅力之路

（1）世界传统疗法研究与国际合作示范基地——发展中医药传统疗法之路

世界传统疗法研究与国际合作示范基地由辽宁中医药大学附属医院作为承担单位。世界上有许多种传统医学，如中国的中医药、印度的阿育吠陀、阿拉伯的传统医学等，它们都有着悠久的历史。这些医学宝库也包含了许多珍贵的传统疗法，包括正骨疗法、顺势疗法、自然疗法和整脊疗法等。

近年来，随着中医药等传统医学的兴起与国际化步伐的加快，传统医学所含有的特色医疗知识和技术保护逐渐引起了国际上的重视，关系到传统疗法发源国切身的文化传承、医疗技术发展和经济利益。同时，传统医疗的可持续发展也是人类历史上不可缺少的一部分。科研合作的方式可以使中医药的传统疗法在比较学习中进一步向世界推广，从而在世界传统疗法中占有一席之地。

（2）中医特色微创技术（筋骨针法）国际传承基地——发展中医特色微创技术之路

中医特色微创技术（筋骨针法）国际传承基地由河南中医药大学和北京世针联中医微创针法研究院作为承担单位。在留学生教育上，河南中医药大学秉持着“中医＋针灸＋养生＋武术＋禅修”等综合性学习特色。截至2016年12月31日，该基地已开设了659届中医筋骨针法学习班，包括全国第646届中医筋骨三针法学习班——印尼国际班等国际传承教育班。[①]

微创技术是中医药领域的瑰宝，通过与高校留学生教育管理先进模式相融合，并获得专业技术研究院的技术支持，借助国际传承基地这一对外交流平台，可有效地将中医药特色微创技术推向世界的舞台。

2．四大中医药发展新突破

（1）中美中医药教育研究基地——教学融合新载体

中美中医药教育研究基地由广州中医药大学作为承担单位。广州中医药大学与国外多所大学签订合作协议并努力开展对外短期中医药教育，共有50多个国家和地区的学生参加了短期培训课程学习并顺利结业。[②]

在中医合作教育上，美国的教学方法更倾向于让学生直接参与临床实践，在具体实践中学习中医的辨证论治理法方药[③]，而中国的教育更加注重于培养临床的带教老师。通过老师从本质上加强学生对中医知识的高效吸收及具体应用。由此可见，中美间在中医教育上存在着巨大的差异，因此，要想促进中医国际教育事业的发展，两国应谋求合作，相互学习，以基地为新载体融合两国教育模式开展中美中医药教育。

（2）中国—东盟传统医药交流合作中心——交流合作新亮点

中国—东盟传统医药交流合作中心由广西中医药管理局作为承担单位。自2009年起，“中国—东盟传统医药高峰论坛”已在广西成功举办了三届。[④]通过高峰论坛，中国与东盟在传统医药的交流与发展方面取得了一定的合作基础。在中国这一多民族国家中，除中医药外，各民族还有着自身宝贵的民族传统医药等待关注与挖掘。高峰论坛的举办，无疑对这些民族传统医药的发展起到了催化与促进作用。

---

① 北京世针联中医微创针法研究院：《中医筋骨三针法远播印度尼西亚》，http://www.wczf.com.cn/xwzx/rdxw/345.html，访问日期：2016年12月7日。

② 石磊、罗晖、鞠思婷：《中美科技创新合作历程与展望》，《中国软科学》2015年第8期。

③ 顾军花：《中美两国中医教学差异剖析》，《世界中西医结合杂志》2012年第4期。

④ 李瑶：《中国—东盟卫生合作升级传统医学借势走出去》，《医药经济报》2016年10月31日第7版。

重视对中国—东盟传统医药交流合作中心的建设能够拓展双方在传统医药领域的贸易通道与文化交流途径。此举不仅能够在传统医药的传播和发展上起到重要作用，还将成为促进双方政治友好和经济利益交流合作的新亮点。

（3）东北亚中医药传播发展基地——文化传播新支点

东北亚中医药传播发展基地由长春中医药大学作为承担单位。长春中医药大学国际教育学院秉承着“教学一流，服务一流”的宗旨，为韩国、日本等多国留学生提供了良好的国际化教育。

早在1993年，由联合国开发计划署倡议，中、日、韩、朝、蒙、俄等6国政府代表在延边签署了《关于建立图们江经济开发区及东北亚开发协议》等3个文件，组建了3个委员会和1个办事机构，为东北亚联盟的建立提供了法律基础和组织保证。①

东北亚联盟中的日本、韩国、朝鲜和蒙古国在文化上都与中国有着千丝万缕的联系，在这些国家中都有中华文化的影子，如日本的汉方、韩国的书法汉字。在东北亚联盟中实行以文化为载体发展中医药的策略符合现实需要，基地作为文化传播新支点将更有利于中华文化在东北亚的传播。

（4）对台港澳中医药合作基地——两岸沟通新桥梁

对台港澳中医药合作基地由对台港澳中医药交流合作中心和广东省中医院作为承担单位。目前台港澳中医交流工作中心已成功举办了“海峡论坛——海峡两岸中医药发展与合作研讨会”“海峡两岸中医药发展大会”“搭桥专案系列高峰会议”等多次文化交流和研讨会、成果推广会、博览会。对台港澳中医药交流合作中心与台港澳地区100余家机构有着广泛交流合作并保持着友好的联系。②

对台港澳中医药交流合作中心在其负责地区的中医药行业内起着良好的示范作用，也拥有巨大的影响力，能起到沟通两岸间中医药文化交流的

---

① 李俊江、周华起：《构筑东北亚合作共赢的平台》，《中国经济时报》2005年12月28日第26版。

② 国家中医药管理局对台港澳中医药交流合作中心：《中心简介》，http://www.tgatcm.com/e/action/ShowInfo.php?classid=2&id=19，访问日期：2013年6月12日。

良好作用，成为两岸中医药发展的新桥梁。

3. 四个方面促进中医药发展

（1）中医药国际教育培训基地——教育牌

中医药国际教育培训基地由天津中医药大学作为承担单位。2016 年 5 月 30 日，“一带一路”国际中医药教育培训班正式开班。来自泰国陆军医学部中医教育领域的 11 名专家学者参加了此次培训，在基地进行了为期两周的学习和交流。天津中医药大学选派优秀的专家和教师进行中医药教育讲座，安排了临床体验，以及天士力制药集团和滨海国际生物医药联合研究院参观考察等活动，加深了泰国学员对中国文化及中医药的了解，增进了彼此之间的交流，促进了中医药在国际上的影响力。该基地成功地打造了一张面向世界的中医药“教育牌”。

（2）中医药服务贸易健康跨境服务基地——贸易牌

中医药服务贸易健康跨境服务基地由上海中医药国际服务贸易促进中心作为承担单位。上海中医药国际服务贸易促进中心建立了中医药健康跨境服务平台，成为中医药“走出去”的新窗口。

2013 年 5 月 24 日《上海中医药服务贸易发展规划纲要（2014—2018 年）》出台，随后上海大力发展中医药服务贸易。2016 年 11 月，“海上中医”健康中心的第一个服务站落户德国，成为第一张打向世界的“贸易牌”。该中心落地国外，将对国外地区提供健康管理、健康顾问、健康评估检测、老年病治疗等服务的人员进行培训。①

（3）中医药国际科技合作基地——科技牌

中医药国际科技合作基地由广东省中医院作为承担单位。该院治未病中心承担各级科研项目 30 余项，编写专著 10 余部，发表科研论文 60 余篇，还提出了针对健康状态干预、健康状态辨识、治未病行业管理、治未病产品制作工艺、健康旅游等 5 类 17 项指标的修订建议并报送国家中医药管理局，大大促进治未病技术的规范化。② 该基地凭借这些优异成绩吸引了

---

① 聂平香：《我国中医药服务贸易发展路径选择及对策》，《国际贸易》2016 年第 5 期。

② 广东省中医院：《治未病中心》，http://www.gdhtcm.com/sitecn/departmentsList.aspx?zkid=DK1048，访问日期：2015 年 1 月 1 日。

来自美国、日本、越南等数十个国家地区的学者前来学术访问和交流。基地还主办或承办了各类治未病培训。由此可见，治未病中心便是该基地作为“科技牌”促进中医药国际科技合作的典型。

（4）中医药健康旅游示范基地——疗养牌

中医药健康旅游示范基地由三亚市中医院作为承担单位。三亚市中医院在国际上享有盛名，很多外国领导人都选择其作为疗养胜地，如2014年塔吉克斯坦总统埃莫马利·拉赫蒙①，2015年吉尔吉斯斯坦共和国时任总理詹托罗·萨特巴尔季耶夫等。②2016年3月26日，集休闲度假、医疗服务、康体保健于一体的海南省三亚市中医院国际友好中医疗养院开业。③

相较于其他医学，中医在疗养保健方面具有独到之处，它蕴含了“天人合一”等哲学思想，更有着中医传统功法的技术特色，是中医独树一帜之处。中医药健康旅游示范基地是需要重视的一张“疗养牌”。

（二）结语

2017年发布的《中医药“一带一路”发展规划（2016—2020年）》中提及“到2020年将建立50家示范基地”。④通过对示范基地的现状剖析可以清楚地了解中医药如何以发展之路、创新之法、特色之牌的形式“走出去”，对今后示范基地项目的设立具有一定的启示作用。同时，根据对11家示范基地的归纳分析对其提出三点展望。

1. 踏实行走传播道路

丰富的传统文化、哲学思想、医疗技术、历史内涵赋予了中医药特殊魅力。行走于传播中医药的路途上要步履坚实、脚踏实地，切勿急功近利，

---

① 佚名：《塔吉克斯坦总统应习近平邀请赴三亚休息疗养》，http://www.hinews.cn/news/system/2014/05/18/016675618.shtml，访问日期：2014年5月18日。

② 三亚中医：《我院中医药温泉医疗项目获吉尔吉斯斯坦前总理夫妇肯定》，http://www.syzhy.com/Acticle/yydt/20151118104445_1075.shtml，访问日期：2015年11月18日。

③ 国家中医药管理局：《海南三亚中医院国际友好中医疗养院启用》，http://www.natcm.gov.cn/xinxifabu/gedidongtai/2018-03-24/4870.html，访问日期：2025年2月25日。

④ 国家中医药管理局、国家发展和改革委员会：《中医药“一带一路”发展规划（2016—2020年）》。

应发挥中医“治未病”“治慢病”的特色，高瞻远瞩、步步前进。若在发展过程中遇到阻碍，如中美文化差异阻碍双方教育发展和微创技术的陌生、不信任阻碍受众的接受等，应秉持着中国海纳百川的文化思想，不急于促人接受、促人喜爱，要做到互学精华、相互促进，在肯定对方的同时，努力得到对方的认可，从而踏实地行走在发展中医药国际化的道路上，避免大跨步所造成的“绊摔”。

2. 积极创新合作模式

在多边外交、多元合作、多极化的全球交流合作大背景下，中医药国际发展应采取积极创新的思维模式。其不仅局限于在载体、方式、内容上的创新，更应注重在已有的合作对象或合作内容中发展适合中医药国际化的平台，如“中国—东盟传统医药高峰论坛”“海峡论坛——海峡两岸中医药发展与合作研讨会”等。在一定的国际合作基础上，拓展中医药合作新模式是容易被人忽略的一点。相较于科技上的创新、管理上的创新，合作模式的创新更能加速中医药的国际交流合作，通过合作的展开能促进中国与他国的友好关系，提高政治地位等。

3. 用心“摸”出特色好牌

中医药是一座潜力巨大的宝库，有着多重复合价值。其不仅在教育、疗养、科技等方面能成为中国在世界舞台上展示的“特色牌”，更有许多其他价值等待人们的发现与挖掘。一是要高度重视并深入理解中医药，还需要用心培养中医药人才，尤其是复合型人才。复合型人才能更好地了解中医药的复合价值，实现从发现到发展的过渡。二是用心研究中医药古籍文献。古籍文献是中医药历史发展的见证，也是研究中医药的第一手资料。屠呦呦借助《肘后方》发现青蒿素而获得诺贝尔奖。这不禁引人深思，还有多少诺贝尔奖藏于众多的中医药古籍当中？我们应当用心挖掘、发现、重视、珍惜中医药这张好牌，以此丰富中医药国际化的途径，推动中医药“走出去”。

三、中医药对外交流合作示范基地发展策略研究 *

中医药对外交流合作示范基地为国家中医药管理局申请、财务部批准设立的中医药国际合作专项之一。国家中医药管理局贯彻落实国家《中医药发展战略规划纲要（2016—2030年）》的各项要求，以支持中医药国际交流与合作为目的开展立项工作，建立了一批示范基地和海外中心，制定了中医药国际标准，促进了中医药文化海外传播。首批项目设立于2015年，共17个项目，遴选了国内23家对外交流合作具有良好基础的中医药文化、科研、教育、医疗机构作为专项建设单位，其中示范基地5家。① 第二批专项项目于2016年开展工作，其中示范基地6家。两批项目中示范基地共11家，名称以及承担单位见表5-3。

（一）重要意义与现实需要

1. 中医药发展正受到政府的重视

示范基地是国家政府重视中医药国际化发展的具象产物。通过政府文件的指示，示范基地等中医药国际合作专项项目以“点”向“面”开展工作，成为中医药国际合作新支点。

中医药的发展与传承在我国具有相当悠久的历史。古代的中医药典籍，如《黄帝内经》《难经》《本草纲目》《伤寒杂病论》等被当世中医学者列为中医必读经典，其更是作为中医热爱者的读物活跃在各大书店。近代，中医药发展出现了很多重要标志性事件，如丁甘仁、谢利恒创办的上海中医专门学校、包识生创办的神州医学专门学校；又如中医刊物《绍兴医药

---

* 此节曾刊载于《世界中西医结合杂志》2017年第12期。

① 国家中医药管理局：《中医药国际合作专项项目简介》http://www.satcm.gov.cn/e/action/ShowInfo.php?classid=257&id=21605，访问日期：2017年2月27日。

报》《医事公报》等。[①]这些都象征着中医药在近代的发展过程与历史地位。1958年10月11日，毛泽东在对卫生部党组《关于西医学中医离职学习班的总结报告》批示中指出，“中国医药学是一个伟大的宝库，应当努力发掘，加以提高。”[②]至此，对中医药发展的重视正逐渐上升到国家领导层。2015年至今，国家商务部、国家中医药管理局等发布了多个与中医药密切相关的指导性文件，见表5-4。随着改革开放，在如今“一带一路”和全球化的大背景下，中医药发展不仅在国内迎来加速期，更是随着2015年《推动共建丝绸之路经济带和21世纪海上丝绸之路的愿景与行动》的发布，迎来了“走出去”的国际化时代。

表5-4　2015年至今以中医药为主要内容的政府文件表

时　间	政　府　文　件
2015. 03	《关于推进中医药海外惠侨计划的战略合作协议》
2015. 04	《中医药健康服务发展规划（2015—2020年）》
2015. 04	《关于全面推进中医药法治建设的指导意见》
2015. 04	《中药材保护发展规划（2015—2020年）》
2015. 05	《中医药工作国家秘密范围的规定》
2015. 11	《关于促进中医药健康旅游发展的指导意见》
2016. 02	《中医药发展战略规划纲要（2016—2030年）》
2016. 08	《国务院中医药工作部际联席会议制度》
2016. 08	《中医药发展“十三五”规划》
2016. 10	《基层中医药服务能力提升工程“十三五”行动计划》
2016. 12	《中国的中医药》白皮书
2016. 12	《中医药人才发展“十三五”规划》
2016. 12	《中华人民共和国中医药法》
2017. 01	《中医药“一带一路”发展规划（2016—2020年）》

① 苏全有、周丹娅：《对中国近代中医史研究的回顾与反思》，《辽宁医学院学报》（社会科学版）2012年第3期。

② 毛泽东：《论中医——中国对世界有三大贡献，第一是中医》，《今日科苑》2010年第7期。

2. 中医药能发挥传统医学的独特魅力

示范基地是开展中医药国际化的媒介，更是向世界展示中医药所具有的独特魅力的新平台。

中医药是世界公认的传统医学。春秋战国时期形成的中医理论以及对中药的配伍使用是中医学的独特所在之一。中医药作为传统医学对汉字文化圈国家影响甚远，其流传各国并衍生出了如日本的汉方医学、韩国的韩医学、朝鲜的高丽医学、越南的东医学等。

除了中医学外，传统医学还包括印度医学和阿拉伯医学等。各色各样的民间医学和世界各地传统医学体系也在传统医学的范围之内。传统医学还具有多种的别称，例如“替代医学”或“补充医学”。在世界范围传播较广的传统医学除了上述提到的3种外，还有正骨疗法、顺势疗法、自然疗法和整脊疗法等。①

近年来，随着中医药等传统医学的兴起与国际化步伐的加快，传统医学的知识和资源保护逐渐引起了国际上的重视，关系到传统医学发源国切身的文化传承、医疗技术发展和经济利益。同时，传统医疗的可持续发展也是人类历史上不可缺少的一部分。科研合作、文化传统、教育传播等多种多样的对外交流方式，可以使中医药作为传统医学之一被世界接受、认可、重视、珍惜。

3. 中医药能提高国家实力与国际地位

示范基地通过开展中医药相关的对外交流合作工作能提高国家地位，提升国际地位。

中国在实现中华民族伟大复兴和全球性大国崛起过程中，要发挥自身的硬实力，即经济实力，也需要提升自身的软实力。中医药不仅能通过中医药服务贸易、中药出口等方式提高中国经济硬实力，还能通过中医外交、中药治理环境等方式提高中国外交软实力。②

---

① World Health Organization, “WHO Traditional Medicine Strategy, 2002—2005”, accessed February 27, 2017, http://www.who.int/medicines/publications/traditionalpolicy/en/.

② 叶小文:《大国崛起的软硬实力——中华民族伟大复兴的关键支撑》,《人民论坛》2015年第23期。

近年来，随着国家政府对中医药的重视，中医药在世界舞台上大放异彩。例如，2016 年 11 月在中国上海所召开的第九届全球健康促进大会上，众多嘉宾深入交流“中医药发展”①；2017 年 1 月，中国国家主席习近平在日内瓦访问世界卫生组织，会见陈冯富珍总干事。在此期间，中国与世界卫生组织签署有关用“一带一路”连接卫生和经济发展备忘录。同时，举行了中国向世界卫生组织赠送针灸铜人雕塑仪式，象征着中国与世界合作互利的友好原则，更象征着中医药增强了中国在世界上的影响力。

（二）发展策略——“五抓五建”

中医药对外合作示范基地的建立属于起步阶段。同时作为一类专项项目，示范基地的发展具有很多潜力与拓展性。在 2017 年发布的《中医药“一带一路”发展规划（2016—2020 年）》中提及，到 2020 年将建成 50 家示范基地。② 可见对现有 11 家示范基地提出可持续的发展策略具有重要意义以及后续影响作用。结合已有文献对中医药海外中心提出发展策略研究，即树立国际品牌形象、发挥中医药特色优势、开展中医药国际科研合作等③，在此基础上，提出以顶层设计、战略导向、绩效考核、先进评优、示范交流为主的“五抓五建”发展策略。以下将重点分析“五抓”方面的内容。

1. 抓顶层设计，建管理机制

“顶层设计”在中共中央关于“十二五”规划中首次出现。④ 顶层设计的确立在起始发展阶段有着决定性的作用，从全局的角度出发，统筹各示范基地已有的资源，促使其有效地完成使命工作，确保项目的后续发展潜力。

---

① 人民网：《第九届全球健康促进大会召开　众多嘉宾深入交流“中医药发展”》，http://health.people.com.cn/n1/2016/1123/c398004-28890560.html，访问日期：2017 年 2 月 27 日。

② 国家中医药管理局：《国家中医药管理局　国家发展和改革委员会关于印发〈中医药“一带一路”发展规划（2016—2020 年）〉的通知》，http://219.143.15.135/gjhzs/zcwj_183/201702/t20170206_36262.html，访问日期：2017 年 2 月 27 日。

③ 蒋继彪：《海外中医药中心发展策略研究》，《世界中西医结合杂志》2016 年第 4 期。

④ 竹立家：《改革需要什么样的“顶层设计”》，《人民论坛》2011 年第 2 期。

示范基地不同于中医药海外中心，其立足于国内、放眼于世界。从目前11家示范基地的地理位置可以看出，多为东部沿海城市且多为一、二线城市，担任着中国面向世界的门户角色，见表5-3。故在发展设计中要抓住“充分利用国内资源，大力发展国际交流”这一原则，结合“一带一路”对外开放有所作为。

顶层设计需要统筹各方资源的特性，因此建立一个有效的管理机制尤为重要。良好的管理机制能确保顶层设计有效执行。作为中医药国际专项项目的负责单位，国家中医药管理局已出台一系列项目管理文件，如《中医药国际合作专项管理办法》《经费管理办法》《项目评估评审准则与督查办法》等。但管理机制仍须完善，如人才培养、知识产权保护、合作模式创新等，因此需要根据顶层设计的要求，进一步强化管理机制的建立。

2. 抓战略导向，建考核团队

战略导向是示范基地发展的标杆，其与顶层设计是两根确保项目长久屹立的顶梁柱。战略导向在示范基地发展中能够明确开展工作的最终目的与期望成效，使示范基地避免无效的人力、物力、财力的付出，更高效地完成使命任务。

战略导向需要引导、把控。对于示范基地这一类功能多样、结构复杂的组织需要一个稳定且专业性强的考核团队对其战略导向进行监督与纠正。专业的考核团队是发展体系中不可或缺的部分，处在第三方的位置，能避免“当局者迷”，及时发现基地发展的问题并提出可行的改善建议，使基地回归正确的战略导向。同时，考核团队的专业性可对示范基地的工作成果做出准确的界定，评价示范基地是否按照战略导向进行中医药国际化工作。参考2016年8月4日对三亚示范基地进行验收的团队组建模式——由中医、旅游、健康产业、食品、财务等方面的八位专家组成。① 考核团队需要以相同的模式来构建——需要来自各行各业，可以进行专业指导的专家构成。同时，国家有关部门，如国家中医药管理局等需要对考核团队进行相

① 三亚市中医院：《三亚市中医院“中医药健康旅游国际示范基地建设”接受专家组验收》http://www.syzhy.com/Acticle/yydt/20160805162113_1234.html，访问日期：2017年2月27日。

应的质量监督与结构调整，以确保考核团队的正常运作，施行对示范基地的引导职能。

3. 抓绩效考核，建反馈机制

关键绩效指标是为组织机构发展战略而服务的一种指标体系，其最大特点就是带有明显的组织机构战略性，可使各个职位的业绩要求充分体现出组织机构的战略目标。① 抓各示范基地的绩效考核能客观且形象地反映出其在战略导向中所取得的工作成果。

绩效考核应秉持着“找基准，考增长”的原则。“抓”的最大难点是各家基地的基本情况千差万别，难以统一。这是基地在发展过程中客观存在的先天问题，无法改变。故在建立绩效考核基准时，必须对各家基地的情况加以考虑，结合考核团队引导，防止巨大差异以及不公平的产生。

反馈机制是对各示范基地绩效考核后的结果进行总结与交流。良好的反馈机制能帮助基地指出错误、弥补不足以及施行今后的改善措施。

反馈机制应在考核完毕公布考核结果时同时启动，专业考核团队以面对面的形式进行反馈，与基地负责人员沟通，指出不足，肯定成果，使基地负责人员清晰具体地了解考核结果是如何得出的，了解基地有哪些须改进、继续努力之处。同时，在专业团队的建议下，制定、调整下一年的工作计划。这样可使工作计划更为合理，更能符合基地的实际情况，使基地走上可持续发展的理想道路。

4. 抓先进评优，建奖惩机制

任何组织、企业乃至于个人的发展离不开有效的奖惩措施执行。合理的奖惩措施能起到激励与警示作用，故在示范基地的发展过程中，需要采取奖惩措施。奖惩的对象即为示范基地的承办单位。奖惩内容可由国家中医药管理局及中医药国际合作专项负责单位所决定，奖励方式如资金鼓励、锦旗颁发等，惩罚方式如通报批评等。

奖惩需要依据，其不仅需要考核团队发挥作用，更要针对考核结果进行排名分类，区分出每年统一考核后需要奖惩的示范基地。在每年的考核

---

① 顾英伟、李娟：《关键绩效指标（KPI）体系研究》，《现代管理科学》2007 年第 6 期。

后，专业考核团队讨论出该年作出杰出贡献的示范基地、个人授予奖励。对于在该年造成不良影响，如产生医疗事故的示范基地采取惩罚措施。达到奖惩双行，促进发展的最终目的。

5. 抓示范交流，建互动平台

2016 年 12 月，国家中医药管理局新增批 15 家全国中医药文化宣传教育基地。[①] 同年 7 月，与国家旅游局共同印发的文件指出，"计划用 3 年左右时间，在全国建成 10 个国家中医药健康旅游示范区，100 个示范基地，1000 个示范项目。"[②] 国内中医药基地的工作正在如火如荼地开展。示范基地应秉持着"国内示范、国际交流"的原则起到行业表率作用。

建立一个互动平台是抓示范交流的良好措施。通过互动平台，示范基地与国内基地进行互动，积极吸取国内基地的建设经验，把中国其他地区的中医药发展情况融入自身项目开展，更好地开展国际交流工作；国内基地则能汲取示范基地开展国际交流工作的经验，发展自身国际交流潜力，逐步形成示范基地的雏形，互相学习、共同发展。此外，互动平台能引入相关中医药国际化机构，如海外中医药中心、中医孔子学院等。多方交流、多方合作、互相学习、互相进步，以达到发展中医药国际化的最终目的。

（三）总结

展望未来，随着"一带一路"建设的推进与全球化的大背景，中医药"走出去"的脚步加快，中医药对外交流合作示范基地的建设将愈来愈完善，也愈来愈受到国家乃至世界的关注。通过认识示范基地建设的重要意

---

① 国家中医药管理局：《国家中医药管理局办公室关于公示 2016 年拟新增全国中医药文化宣传教育基地的通知》，http://www.satcm.gov.cn/e/action/ShowInfo.php?classid=193&id=23537，访问日期：2017 年 2 月 27 日。

② 国家中医药管理局：《国家正式启动中医药健康旅游示范区（基地、项目）创建工作 3 年建成 10 个示范区、100 个示范基地、1000 个示范项目》，http://www.satcm.gov.cn/e/action/ShowInfo.php?classid=33&id=22637，访问日期：2017 年 2 月 27 日。

义与现实需要，对其施行“五抓五建”发展策略能推动示范基地更好地完成工作使命。示范基地结合国内中医药基地、海外中医药中心等组织、企业、政府的多方合作，推动中医药国际化的发展，使中医药能够站在世界舞台上展现出中国独有的魅力。

第二节
中医药参与“一带一路”经济产业合作

一、“一带一路”沿线荒漠化治理的中药种植指导系统 *

荒漠化已成为全球范围内亟待治疗的生态疾病之一。干旱侵袭了全世界约 40% 的陆地，土地退化直接威胁到数亿人口。[①]“一带一路”沿线的很多国家和地区都饱受荒漠化困扰，尤其是在中东、中亚等国，沙漠占国土面积的一半以上。[②]

虽然中国西北地区的荒漠化问题严峻，但是在防沙治沙的过程中积累了丰富的经验和技术。我们已开发针对“一带一路”沿线地区荒漠化治理的中药种植指导经验，该经验能实现对中药生长环境要素的便携式采集。通过大数据分析技术，我们能为用户提供个性化的定制种植指导建议，紧密联系“一带一路”倡议下的命运共同体。

---

* 此节曾刊载于《中华中医药杂志》2018 年第 10 期。

① 李晓梅:《中国荒漠化治理为全球提供范例》,《国土绿化》2017 年第 9 期。

② 刘玉贞、阿里木江 · 卡斯木、阿布都米吉提 · 阿布力克木:《丝绸之路经济带沿线典型地区荒漠化动态变化遥感监测》,《中国水土保持科学》2017 年第 2 期。

（一）我国荒漠化治理的基础扎实

1. 经验充足

中国在荒漠化治理的过程中积累了丰富的经验。自 2004 年荒漠化和沙化土地面积出现缩减以来，我国已经连续十几年保持了“双缩减”。[①] 世界上大多数国家还处于“沙进人退”的状态，而中国用十多年便实现了土地沙化的逆转。联合国环境署于 2017 年发布的《中国库布其生态财富评估报告》中认定，库布其修复绿化沙漠共计 6 253 平方千米，创造了生态财富人民币 5 000 多亿元，帮助 10.2 万当地民众脱贫[②]，为荒漠化防治提供了“中国方案”。

2. 中药资源丰富

我国防沙治沙的中药资源丰富。中药在荒漠化治理中具有适应性强、耐干旱和对土壤要求不高的优点。在西北干旱荒漠化地区，有高等植物（包括蕨类）3 900 种，中药资源 2 300 种，主要以麻黄科、锁阳科、豆科、蒺藜科、菊科、伞形科、茄科、紫草科、百合科、柽柳科为主[③]，绝大部分为药用植物。常用的中药如麻黄、甘草、肉苁蓉、锁阳、枸杞、秦艽等，不仅能较好地适应荒漠化环境，而且有巨大的经济潜力。

3. 技术先进

中国对外输出中药种植技术早有先例。加纳环境科学与技术创新部部长曾表示希望尽快在“一带一路”框架下学习库布其模式。[④]2015 年“中国—阿拉伯国家技术转移暨创新合作大会”上签署了三方合作协议，中方将在防治红棕象甲、发展椰枣产业等方面为阿方提供先进的技术支撑，共

---

① 王守华：《浅析中国土地荒漠化生态治理现状、存在问题及对策》，转引自中国治沙暨沙业学会、中国林业教育学会编，《〈联合国防治荒漠化公约〉第十三次缔约大会“防沙治沙与精准扶贫”边会论文集》，2017 年，第 9 页。

② 王占义：《世界防治荒漠化的“中国方案”——库布其模式解析（下）》，《北方经济》2018 年第 7 期。

③ 尹仁芳：《中药种植治理荒漠化现状》，《中国中医药信息杂志》2010 年第 4 期。

④ 《中阿椰枣研究中心成立》，《吉林农业》2015 年第 18 期。

同建设中阿椰枣研究中心。[①] 此举旨在以阿联酋作为示范，为中国今后逐步向中东 23 个阿拉伯国家和地区输出种植技术打下基础。

（二）开发中药种植指导系统具有实际价值

1．生态价值

改善“一带一路”沿线荒漠化地区和国家的生态环境。中国在减少沙化面积、减轻沙化程度、改善沙区的植被覆盖率、减少沙尘天气和提高沙区人民生活水平等方面都取得了不错的成绩。现在库布其沙漠沙尘天气天数减少 95%，生物种类增长近 10 倍，当地 10 多万人已脱贫致富，与 1988 年相比降雨量增加了 6 倍。[②] 著名的恩格贝沙漠生态示范区建成了特种生物规模化培养示范基地和鄂尔多斯环境修复植物资源筛选及快速繁育基地，有 70% 以上的植被覆盖率。[③]

2．经济价值

中药种植为荒漠化国家和地区带来经济效益。肉苁蓉、甘草、长柄扁桃等珍贵中药材可以在沙漠独特的水土与气候条件中生长。通过开展中药种植、开发相关保健产业可以直接为“一带一路”沿线人民带来经济效益。当农户种植寄生作物肉苁蓉时，必然会先种植防风固沙的宿主梭梭树等，此举对环境保护和生态优化起到一举两得的作用。亿利集团的甘草扶贫项目极大地改善了 10 万西部沙区民众的生活[④]，每年酒泉的甘草种植经济效益超过 2 亿元。[⑤]

3．引领价值

用中国的生态文明理念和技术引领全球生态建设。在 2017 年《联合国

---

① 尹成国：《库布其模式国际治沙的“中国名片”》，《西部大开发》2016 年第 5 期。

② 阿拉腾其木格：《“沙漠”定义的社会建构——以“沙漠”开发示范区恩格贝为例》，《环境与发展》2017 年第 7 期。

③ 耿国彪：《为全球荒漠化治理贡献中国智慧》，《绿色中国》2017 年第 18 期。

④ 铁铮、田阳：《中国沙漠闯出精准扶贫路》，《绿色中国》2017 年第 18 期。

⑤ 李晓梅、许云飞：《〈联合国防治荒漠化公约〉第十三次缔约方大会闭幕取得五项重要成果》，《国土绿化》2017 年第 9 期。

防治荒漠化公约》第十三次缔约方大会上，作为东道国，我国启动了“一带一路”防治荒漠化合作机制，112 个国家承诺加入了“土地退化零增长”自愿目标设定进程。[①] 通过把荒漠化治理的技术和人才输出到国外参与全球生态环境治理，强化“命运共同体”，推动中药种植荒漠化治理在种苗、人才、技术、资金等方面的交流，携手走向生态文明新时代。

4. 医药价值

创造“一带一路”沿线地区的“新道地药材”，以扩大生态空间。随着生态环境变化、农村人口转移，传统野生中药采集更加困难。目前，种植与产业化经营中草药、开发利用经济植物是重点培育的固沙产业。规模化种植中药旨在保护并培育珍稀濒危中药植物，同时修复沙区生态环境，提供经济效益好、遗传品质高的优良植物种源。此举有望打破地域局限，开创“新道地药材”的理念。

（三）中药种植指导系统具有创新意义

1. 大数据分析

选择与组合指标必须依靠已有的框架[②]，所以要建立全球中药种植数据库，收集中药种植和生长所需的自然地理条件等数据，将自然、经济、贸易和政策等条件联系起来，为种植地分析推荐最适宜、经济效益最好的中药种植方案。它应包括以下数据：（1）中药治理荒漠化成效评估；（2）种植地区自然地理条件；（3）中药新品种；（4）中药材市场需求量；（5）海关进出口数据；（6）中药材价格波动；（7）中药材标准更新。

2. 终端采集

全球首套终端环境参数采集和中药种植大数据分析定制化推荐指导的荒

---

① Sommer, S., Zucca, C., “Application of Indicator Systems for Monitoring and Assessment of Desertification from National to Global Scales, in *Land Degradation & Development*, Vol. 22, No. 2 (2011), pp. 184–197.

② 中华人民共和国国家质量监督检验检疫总局：《GB/T20482-2006 土地荒漠化监测方法》，中国标准出版社，2006 年。

漠化治理中药种植指导系统，可集合多种传感器的智能硬件，随身便携进行环境参数采集，同时结合中药大数据分析，提供更加切实的定制种植指导建议。

3．系统组成部分

建立应用于荒漠化治理的中药引种系统，使中药在荒漠化地区和国家种得活，长得好，卖得出，实现“一带一路”沿线国家和地区的互利共赢。系统主要划分为一、二级标准和反馈机制，如下图 5-2 所示。

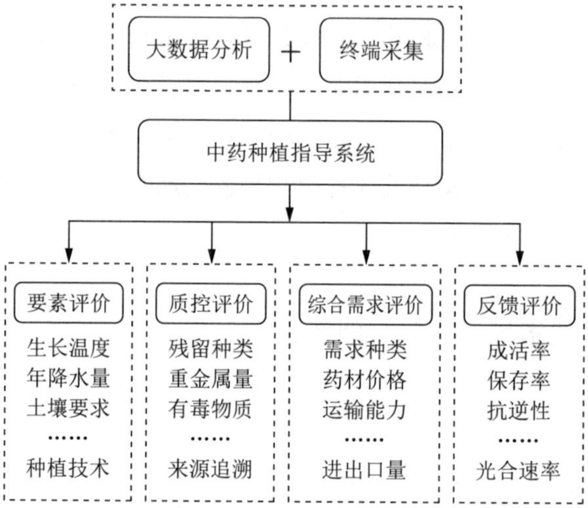

图 5-2　中药引种系统组成

（1）要素评价体系

依托第四次全国中药资源普查工作建立的中药资源数据库、资源动态监测体系和机制[①]，结合迄今为止国内外荒漠化监测和评估最全面的地中海荒漠化监测和评估信息系统 DIS4ME[②]，根据自然地理条件筛选出该种植地区适宜生长的中药。由于荒漠地区土壤含水量低，砂石比热很大，平均年昼夜温差保持在 30 ℃—50 ℃，一般植物无法适应，但是中药能满足荒漠

---

① Geeson, N., Brandt, J., et al., “Desertification Indicator System for Mediterranean Europe (DIS4ME)”, accessed December 24, 2013, https://www.researchgate.net/publication/291774725_Desertification_indicator_system_for_Mediterranean_Europe_DIS4ME.

② 任壮：《引领中药材种植走向规范化》，《中国中医药报》2012 年 8 月 31 日第 7 版。

化治理温度适应的要求。（见表 5-5）

要素评价体系包括以下指标：①最高和最低的生长温度（见图 5-3）；②年降水量（mm^3）（见图 5-3）；③分布纬度（见图 5-4）；④年日照数（h）；⑤土壤要求：有机质、含盐、pH 值（见图 5-5）；⑥生长特点；⑦种植技术。

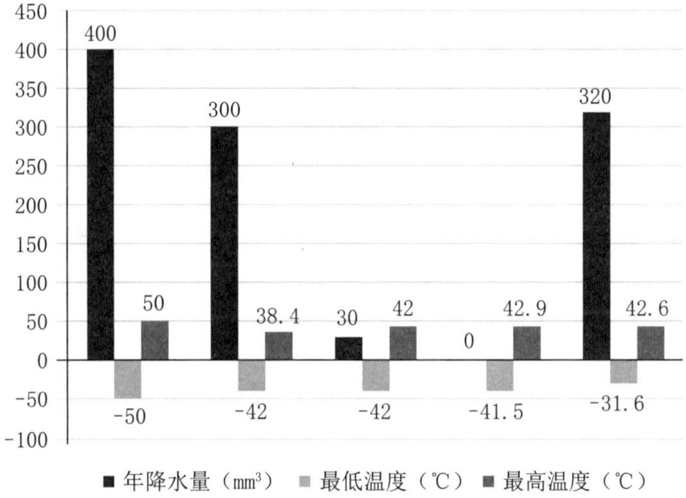

图 5-3　荒漠化地区中药可生长气候情况图

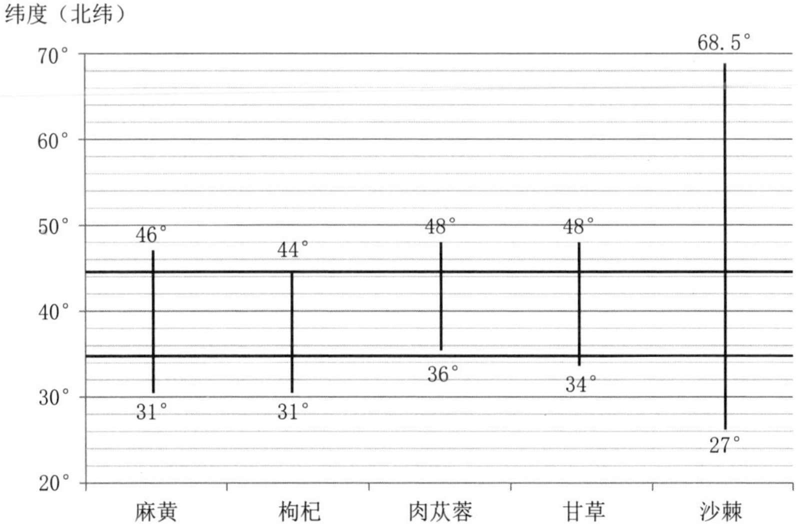

图 5-4　治沙中药生长分布纬度情况图（北纬）

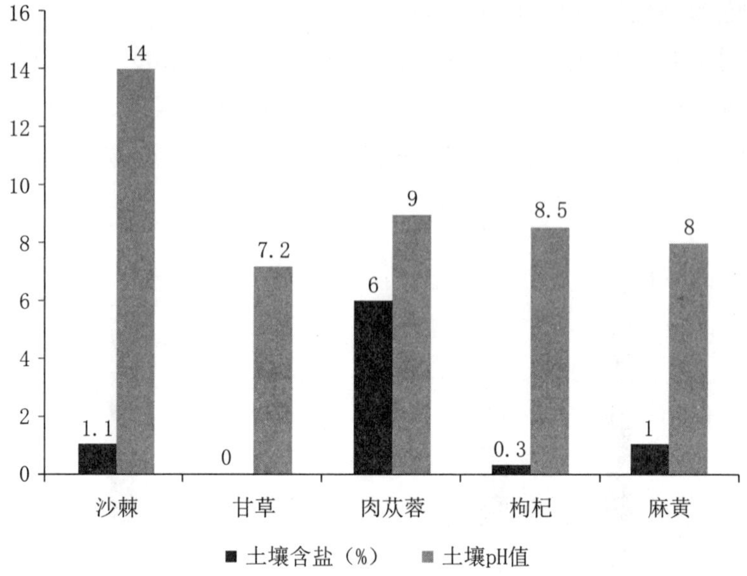

图 5-5 荒漠化地区中药可生长土壤要求图

（2）质控评价体系

中药材卫生质量是中药产生经济价值的关键，由于各国准入门槛不一，故有必要对多种因素进行衡量，提高信息技术水平。①② 其包括以下指标：（1）各国药典关于植物药材农药残留种类及限量值（欧洲药典和美国药典是当前世界上涉及植物药材农残限量最多的药典）；（2）各国对中药材中重金属规定相应的限制标准；（3）非法添加化学物质等外源有毒有害物质；（4）溯源机制：药材有稳定可控的来源；（5）生物评价法。③

（3）综合需求评价体系

中药材的种植还需要关注供需关系④，以市场为导向才能保证中药获得

① 赵臻、杨海丰、孙扬波等：《中医药标准化信息技术支撑体系的构建》，《中南民族大学学报》（自然科学版）2009 年第 2 期。

② 王鑫、王艳翚：《中药标准化问题与对策研究》，《中华中医药杂志》2018 年第 1 期。

③ 金幼芳：《我国中医药产业技术性贸易壁垒现状及对策分析》，《社会科学动态》2013 年第 9 期。

④ 张雯、谢雁鸣、宇文亚：《中医药科研成果向技术规范转化的路径探讨》，《中国中药杂志》2014 年第 18 期。

相应的价值，为荒漠化治理带来切实利益，促进科研成果向技术规范转化。[①]包括以下指标：①种植当地需要哪些药材：常见疾病、中医中心、中医医院、自贸区；②中药材价格；③海关进出口量；④航运、陆运和空运能力。

通过要素评价体系、质控评价体系和综合需求评价体系可以为种植地分析推荐最适宜、经济效益最好的中药种植方案。为了更直观地表示“一带一路”荒漠化治理的中药种植指导系统的筛选过程，如图 5-6 所示。现假设有编号 1—6 的中药可供种植地区选择，并且这 3 个体系的满分各是 100 分，在评估后输入数据，可得这 6 种中药在三维体系中的坐标。权衡利弊后，可以筛选出最好的中药种植方案。

表 5-5　荒漠化地区中药的生长条件

中药	生长温度（℃）		年降水量（mm^3）	土　壤			年日照数（h）	分布纬度
	最低	最高		有机质	含盐	pH 值		
麻黄	–31.6	42.6	300—340	≥1%	≤1%	≈8	—	N31°—46°
枸杞	–41.5—–21.5	33.9—42.9	无要求	—	≥0.3%	8—8.5	2600—3100	N31°—44°
肉苁蓉	–42	42	30—200 或更低	—	4%～6%	≈9	>3000	N36°—48°
甘草	–42—–30	38.40	300—500	—	≤0.2%	7.2—9	2700—3360	N34°—48°
沙棘	–50	50	>400	无要求	≤1.1%	7—9	1500—3300	N27°—68.5°

（4）反馈评价体系

评估中药治理荒漠化成效，需要重视植物间、土壤间、植物与土壤的相互作用，再评价种植当地中药的实际生长情况。包括以下指标：①成活率；②保存率；③生长状况：高生长（m）、胸径（cm）、树冠面积（m^2）、生长势；④抗逆性；⑤耐风蚀能力；⑥耐沙割能力；⑦最大沙埋深度；⑧光合速率；⑨水分利用效率。

① 郎涛、夏建新、吴才武等：《干旱荒漠区濒危药用植物资源保育模式研究》，《中国农业科技导报》2017 年第 6 期。

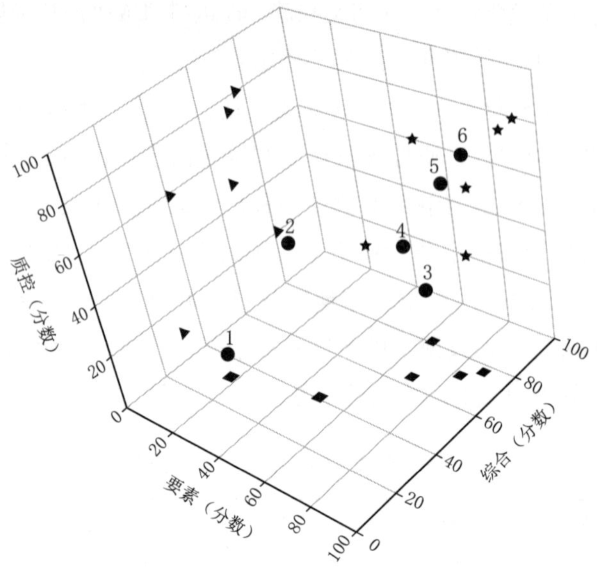

图 5-6　要素、质控、综合需求三维评价体系示意图（模拟 6 种中药在系统内分布）

（四）小结

荒漠化的治理无法一蹴而就，存在着资金需求量大，技术水平与多样性不足，过程经历时间必然持久等问题。要实现“边治理，边发展”的理想目标，应把“治理”变成一种产业，是让“治理”保持持久活力的最好方式。对于荒漠化这一土地“癌症”的治疗，可以采取多种治理模式。应积极探索将中药种植的荒漠化治理引入一条产业化的道路，建立中药荒漠经济，带动沙产业发展，为“一带一路”荒漠化治理献上一份来自中医药的礼物。

二、依托中国—白俄罗斯工业园发展中医药产业的构想 *

白俄罗斯作为中国的友好国家，在中国的外交战略中有重大意义。与

---

* 此节曾刊载于《中医药导报》2018 年第 23 期。

此同时，白俄罗斯作为新亚欧大陆桥的咽喉，区位优势非常明显。中医药产业应当顺应“一带一路”倡议，充分在海外大力发展。中白工业园作为中国在海外产业园中规模最大、入驻企业最多、发展状况最好的成员之一，对于中医药的国际化具有非常重大的意义。因此，应当因地制宜，根据白俄罗斯的基本国情和中白工业园的实际情况，循序渐进地在中白工业园推广中医药，这将对中医药在白俄罗斯，以及所有独联体国家乃至全世界的发扬光大具有非凡的意义。

（一）在中白工业园发展中医药的可行性分析

1. 中白外交和经贸背景基础良好

（1）白俄罗斯奉行东西方平衡的全方位外交

白俄罗斯位于中东欧地区，毗邻波兰、立陶宛、拉脱维亚等欧盟国家。白俄罗斯在国际舞台上奉行东西方平衡的对外政策和全方位外交，旨在成为“连接东西方的桥梁”。白俄罗斯的时任总统卢卡申科具有鲜明的政治立场，走独立自主的发展道路。这给中白两国树立全面战略伙伴关系树立了坚实的制度基础，为我国在白俄罗斯的发展提供了可靠的制度保障。同时，中白两国在外交上，是互有利益与诉求的，故双方合作具有稳定性与长期性。[①] 就中医药产业而言，由于不少欧盟国家具有对中医药发展不利的限制性政策，因此选择在白俄罗斯发展中医药具有较高的可行性。

（2）中白两国具有紧密的经贸合作基础

白俄罗斯是与中国关系较为良好的国家之一。中国也是最早认可白俄罗斯独立的国家之一。自 1992 年中白两国建交以来，双方经贸合作发展总体顺利，两国先后签订了《中白经济贸易合作协定》《中白政府关于鼓励和相互保护投资协定》《关于对所得和财产避免双重征税问题的协定》等一系列双边文件，为双方顺利开展经贸合作奠定了坚实的法律基础。自两国 1992 年建交以来，中白经贸发展经过了关系确立、稳步上升、快速上升 3 个阶

---

① 赵会荣：《白俄罗斯与“一带一路”》，《欧亚经济》2017 年第 4 期。

段。[①]2010年，两国贸易额为21.95亿美元，同比上涨72%，2013年1月—10月，中白贸易额达27.71亿美元。[②]此后，两国贸易额自2002年起稳步上升。2009年后中白贸易在世界金融危机的冲击下逆势快速发展，自2011至2016年间，中国对白俄罗斯的投资总额已达到10亿美元，其中直接投资额超过4亿美元，是2006至2011年间的14倍。[③]至2013年，中国已经成为白俄罗斯第6大贸易伙伴，是白俄罗斯在亚洲最大的经贸合作伙伴。[④]

两国紧密良好的外交关系为经贸往来的良性发展奠定了坚实基础。在全球金融危机的背景下，由于两国领导人的重视以及市场的看好，中白经贸额得以逆市上扬，充分体现了两国经贸交流往来密切与迅速。因此，中白工业园的发展必将受到政府、企业及相关职能单位的大力支持与青睐。

2. 中白工业园具有得天独厚的优势

中国—白俄罗斯产业园位于白俄罗斯腹地，占地112.47平方千米，紧邻首都明斯克，毗邻明斯克国际机场，基础设施总投资额近60亿美元。[⑤⑥]2014年，中白工业园正式启动，这不仅是中国与白俄罗斯之间最大的投资合作项目，也是白俄罗斯招商引资的最大项目。

中白工业园区位优势明显，基础设施完善，产业功能齐全，集电子信息、生物医药、精细化工、高端制造、物流仓储等产业于一体[⑦]，是中国在海外最大的产业园区之一。目前，中兴、华为、中联重科、吉利等中国的

---

① 韩璐：《中国与白俄罗斯经贸关系：现状、问题及对策》，《俄罗斯中亚东欧市场》2013年第6期。

② 习近平：《中华人民共和国和白俄罗斯共和国关于进一步发展和深化全面战略伙伴关系的联合声明》，《人民日报》2015年5月11日第2版。

③ 赵会荣：《白俄罗斯与“一带一路”》，《欧亚经济》2017年第4期。

④ 韩璐：《中国与白俄罗斯经贸关系：现状、问题及对策》，《俄罗斯中亚东欧市场》2013年第6期。

⑤ 习近平：《中华人民共和国和白俄罗斯共和国关于进一步发展和深化全面战略伙伴关系的联合声明》，《人民日报》2015年5月11日第2版。

⑥ 高潮：《中国—白俄罗斯工业园：“丝绸之路经济带”上的明珠》，《中国对外贸易》2015年第7期。

⑦ 康晓博：《行走于国家责任和商业利益之间：国机集团与中白工业园的第五年》，《中国机电工业》2016年第1期。

大型高科技企业已经陆续入驻该园区，产业发展已经初具规模。白方预计工业园产品出口为其带来 500 亿美元的外汇收入。

启动不久的中白工业园承载着两国企业合作共赢的梦想，将为促进中白两国的经贸往来起到不可估量的作用。①

（1）区位优势明显

白俄罗斯位居欧洲地理中心，是亚洲国家通往欧盟国家的门户，处于东、西欧国家及黑海、波罗的海沿岸国家交通运输的十字路口，是欧亚大陆至欧盟及大西洋港口的重要通道，过境运输的必经之地，其在“一带一路”建设中有着强烈的地缘优势。同时，白俄罗斯连接着世界第 3 大经济体欧盟 5 亿人口的大市场和世界第 6 大经济体欧亚经济联盟 1.83 亿人口的大市场②，对保障欧盟和亚太地区（包括中国）经贸往来意义重大。

中白工业园占地 112.47 平方千米（约是明斯克面积的 1/3），包含明斯克国际机场，距离明斯克城区约 25 千米，周围途经两条高速公路，距离鹿特丹港 500 千米，区位优势相当显著。

（2）中白两国领导人对工业园发展高度重视

中国国家主席习近平和白俄罗斯总统卢卡申科高度重视中白工业园的发展。2014 年 5 月 12 日，两国领导人共同见证了首批入园企业仪式。在《中华人民共和国和白俄罗斯共和国关于进一步发展和深化全面战略伙伴关系的联合声明》（以下简称《联合声明》）中明确提出：中国—白俄罗斯工业园是符合两国发展利益的项目。双方以园区为基础建立两国大型合作项目的典范。中方将支持有实力的中国制造业和高技术企业入驻中白工业园，鼓励中国公司向园区投资创新项目，在园区建立高新技术企业。③ 中方强大的支持将会为中白工业园注入源源不断的财力、技术支撑，有助于中白工业园成为

---

① 康晓博：《行走于国家责任和商业利益之间：国机集团与中白工业园的第五年》，《中国机电工业》2016 年第 1 期。

② 熊琛然：《欧亚经济联盟对“丝绸之路经济带”战略认知及利益诉求分析》，《学术探索》2016 年第 3 期。

③ 习近平：《中华人民共和国和白俄罗斯共和国关于进一步发展和深化全面战略伙伴关系的联合声明》，《人民日报》2015 年 5 月 11 日第 2 版。

中白全面战略伙伴关系的典范以及“丝绸之路经济带”上的璀璨明珠。

（3）中白工业园招商情况良好，政策优势明显

中白工业园作为中国在海外发展状况最良好的工业园和“丝绸之路经济带”的高地，招商情况良好。中方鼓励中国公司向园区投资创新项目，在园区建立高新技术企业，包括华为和中兴在内的首批入驻园区的 15 家公司将投资 20 亿美元。至 2016 年年底，已有 8 家中国企业入驻园区，30 余家签署了入园意向协议。根据中白双方的长期规划发展，中白工业园区将在未来吸引 200 余家高新技术企业入驻。① 总投资 5 000 万美元的中联重科表示将在中白工业园打造一个市场覆盖东欧及中亚地区的研发、制造基地。吉利集团也将在中白工业园投资 5 亿美元建立一个大型的汽车组装工厂，销往俄罗斯、乌克兰、白俄罗斯的自由贸易区。

中白工业园的政策优势明显，两国联合公报明确表示：白方将为园区入驻企业提供优惠政策，并创造良好的运营环境。白方也制定了吸引中国企业进入的税收优惠政策，最受关注的是“五十免五十减半”政策，即对入园企业采取 50 年免征所得税、不动产税及土地税，之后 50 年减半征税。入园企业进口设备及配件时，可以享受免除进口关税和进口环节增值税的待遇，股东利润也可自由汇出。② 这为中国企业在白俄罗斯发展提供了极大的政策便利与经济优惠，中医药的发展也并不例外。笔者认为，中医药也应该搭“五十免五十减半”的顺风车，前往具有良好市场前景的中白工业园发展。

3. 中医药有一定的交流基础且潜力巨大

（1）白俄罗斯与中国中医药交流概况

白俄罗斯共和国拥有丰富的药用植物，人们也有着传统的应用植物药的习惯，这为在白俄罗斯推广中医，尤其是中药奠定了良好的基础。1986 年切尔诺贝利核电站发生核泄漏事故后，白俄罗斯成为重灾区，我国政府于 1992 年曾派出医疗队前往明斯克，实行无偿援助。由此，我国传统医药

---

① 李燕、T. 维尔金斯卡娅、O. 卡列达：《“一带一路”中的中白工业园：建设进展与发展战略》，《西伯利亚研究》2017 年第 4 期。

② 韩璐：《中国与白俄罗斯经贸关系：现状、问题及对策》，《俄罗斯中亚东欧市场》2013 年第 6 期。

学的确切疗效，通过新闻媒介，在白俄罗斯人民中间逐渐地被认识和传播。白俄罗斯也曾经选拔一批青年医生到我国学习针灸、按摩技术。①

由于显著的疗效，白俄罗斯人民对中医药普遍持较欢迎的态度，白俄罗斯社会各界也对中医药高度重视，白俄罗斯卫生部部长、白俄罗斯医学院院长曾访问中国中医科学院，进行了深入交流，并且与国家中医药管理局签订了合作谅解备忘录，决定大力加强在中医药领域的合作。

（2）中白双方有意在白俄罗斯建立中医中心

《联合声明》明确表示，双方愿进一步加强教育、文化、医疗卫生、体育和旅游等领域的交流与合作，不断增进两国人民间的相互了解和友谊。此外，还明确提出，双方愿在白俄罗斯建立中医中心问题进行探讨。白俄罗斯中医中心将成为中白中医药事业合作的第一门户，对中医药在白俄罗斯乃至于独联体国家范围内的发展起到显著的推动作用。

（二）在中白工业园发展中医药可能面临的挑战

1. 白俄罗斯经济生态体系相对脆弱

2017 年白俄罗斯人均国内生产总值 11 078 美元，虽然其在苏联解体之后经济发展相对其他独联体国家较为稳定，并且维持了较为平稳的经济增长，但是在世界金融危机的冲击下，白俄罗斯的经济形势不容乐观，市场萎缩。且近年来，其政府为大量贷款提供了主权担保，而大量无法偿还的项目贷款则变成了国家债务。② 虽然在白政府采用稳定经济和金融的政策下，白俄罗斯经济一度企稳，然而至今未进行触及经济体制和结构的改革。由于市场开放度低、政府干预过多、国有企业份额过高且技术水平低下等原因，白俄罗斯经济发展的稳定局面还比较脆弱。③ 这给中国企业及中医药在白发展带来了一定的风险和不确定性。

---

① 郭静华、付晶莹：《中药在白俄罗斯》，《中医药管理杂志》1994 年第 5 期。

② 赵会荣：《白俄罗斯与“一带一路”》，《欧亚经济》2017 年第 4 期。

③ 韩璐：《中国与白俄罗斯经贸关系：现状、问题及对策》，《俄罗斯中亚东欧市场》2013 年第 6 期。

2. 中白两国合作经验不成熟

由于双方对外合作的经验不足，尤其是对投资项目国家的法律规定、财务金融制度、社会政治环境、环保法规和民族心理及劳工习惯等缺乏深入了解等诸多原因，中白两国经贸合作虽然取得了一定成就，但是在合作过程中的争议、摩擦与其他困难在所难免，如合作项目新出现的许多问题和困难导致项目延期，使投资方蒙受重大经济损失。而这些通常无法得以快速解决，以致企业方面的矛盾经常需要政府层面的协调才得以解决。① 而在中白工业园区的基础建设资金来源中，白俄罗斯国家财政负担仅占3.8%，其余资金则希望得到中白工业园开发股份有限公司和中方的援助。且管理公司需要同时承担招商引资的责任。一旦资金链断裂，那么对未来的发展会有极大的不良影响。②

3. 中医药在白俄罗斯的市场需要长期培养与潜力挖掘

白俄罗斯人民对中医药有一定的了解，两国之间也有一系列的交流。在中医药相关产业及项目中，较具规模的成功案例暂缺。在周边的国家，如捷克、波兰、俄罗斯等都有中医中心、联合教育机构和中医药产业的成功入驻，这一点说明了中医药在白俄罗斯的发展潜力尚未被充分挖掘。

然而，在两国领导人高度重视、市场前景看好、两国民心所向等诸多有利条件下，中医药在白俄罗斯以及中白工业园的充分发展的困难相信可以在不久的将来在两国深化交流合作下得以解决，造福两国人民。

（三）中医药在白俄罗斯工业园发展策略探讨

1. 中医药企业和企业分部应当打“文化养生”品牌

（1）以同仁堂在波兰的成功为先导

波兰作为白俄罗斯的邻国，有着非常值得借鉴的中医药交流经验。同仁堂集团在波兰成立了同仁堂（波兰）公司，分别于 2014 年 1 月和 12 月

① 韩璐：《中国与白俄罗斯经贸关系：现状、问题及对策》，《俄罗斯中亚东欧市场》2013 年第 6 期。

② 赵会荣：《白俄罗斯与“一带一路”》，《欧亚经济》2017 年第 4 期。

在华沙开办了两家养生中心，提供推拿按摩服务，销售中国茶叶和茶具、保健品、有机食品等，旨在通过此平台推广中医文化、中医养生保健的理念，为整个欧洲地区提供健康服务。①

白俄罗斯与波兰均具有较为良好的中医药交流基础，且具有较为相似的国情，因此波兰同仁堂的经验非常值得在白俄罗斯，尤其是中白工业园推广。国内的中医药企业可以借鉴同仁堂在波兰的成功经验，在园区开设养生中心，为产业园区的中方工作人员及当地居民提供可靠的中医药服务。

（2）推出适应白俄罗斯国情和国民体质的养生和服务产品

白俄罗斯人民有着悠久的植物药应用历史，因而白俄罗斯更加能够接受与中医药相关的产品，这为中医药在白俄罗斯的发展提供了良好的条件。我国应当利用这一有利因素，充分借助产业园的区位、政策和税率优惠等优势，成立中医药企业，推出销往明斯克、白俄罗斯甚至亚欧大陆桥沿线其他地区的养生产品。推出的养生产品应当注重三个基本原则：第一，摸清白俄罗斯的市场背景，做足市场调研，以满足白俄罗斯的市场需要；第二，推广的产品线应当趋于多元化，推出的产品可以是养生食品、饮料，甚至是润肤乳、面膜等化妆品；第三，推出的产品应当符合“辨证施治”的基本原则，结合白俄罗斯国民实际体质情况研发。“辨证施治”是中医学体系的核心内容，而地域差异性是人与自然统一性的体现之一，是中医“整体观念”的集中体现，白俄罗斯国民的体质特点由于当地气候、水土等因素与我国国民不尽相同，在推广产品期间，应当与我国推出的产品存在一定的差异，体现“辨证施治”的基本原则。

（3）采用“华佗模式”

华佗再造丸治疗中风达到国际国内先进水平，其疗效也被世界医学界高度认同，其以药品或传统药物的身份出口俄罗斯、越南等29个国家和地区，被业内称为“华佗模式”。“华佗模式”通过在各个国家建立代理销售网络，保障了产品的可观销量。广州医药集团有限公司和其他中药企业可以在工业园借助各种优势成立分公司，在当地销售产品，从而获得便利与

① 驻波兰经商参处：《波兰中医药服务贸易发展情况》，《服务外包》2015年第7期。

税率优惠，更好地使白俄罗斯人民共享中医药的国际化成果。

2. 充分利用入驻企业和中国员工优势培养市场

（1）通过树立口碑扩大影响力

中白工业园内有许多的中资大型企业，这对于中医药的发展而言具有至关重要的意义。作为中国在海外建设的最大的工业园之一，相当数量的中资大企业，为中医药的发展提供了非常可靠的平台支撑。应借助入驻企业的资源发展中医药。首先，入驻企业有大量的中国员工可以成为发展中医药的使者，对于企业内的当地员工形成影响力，树立口碑；其次，入驻企业更加透彻了解当地的市场前景，从而更有针对性地使中医药取信于白俄罗斯人民。

（2）将中医药和其他中国传统文化作为企业文化的一部分，增强民族自信心

一个民族的复兴与自信，离不开文化的支撑，而企业尤其是在海外的企业就成了中华民族影响力的缩影。充分借助驻地企业发展中医药，使中医药和其他中国传统文化成为企业文化的一个组成部分，不仅有利于中医药的推广在白俄罗斯形成规模效应，还可以增强企业的自信心和民族自豪感，让企业在海外发展更有底气，更有信心地应对挑战。

3. 应《联合声明》精神，在产业园筹建中医中心

目前，在不少的国家和地区都已经成立或正在筹备中医中心，建设中医中心将可以大大提高中医在海外的服务质量。中医诊疗服务将更加专业化和高效化，规范的服务、精良的设备更能让外国人民相信中医。《联合声明》已经明确双方有意筹建中医中心的议题。我们应当响应《联合声明》的指示精神，利用上述产业园的诸多优势建设中医中心。

（1）中医中心应当以高附加值的产品为主

中医中心应当成为当地中医药服务乃至于传统医学服务行业的标杆和翘楚，因此，医疗的水平必须先进，服务的质量必须上乘，提供的产品必须顶尖。中医中心的产品应当具有较高的附加值，产品的价值不仅包括中医药本身的价值，还有文化的附加值。

（2）融入教学与科研功能

中医中心不仅仅是为消费者提供良好中医药服务的平台，更可以是中

医药在海外学术交流平台，与其他中医药机构和中国文化相关机构开展合作交流项目。中医中心可以借助数量可观的中文学院培养外国人对中医的兴趣，定期或不定期邀请国内外中医药人士举办学术沙龙，扩大中医在当地的学术地位，与此同时开办“访学交流”活动，邀请当地教师和学生前往国内知名中医药院校交流访问。对当地的贫困学生定向开放留学生名额，免费培养中医师。在2017年10月的“一带一路”框架下中白高等教育领域合作发展国际研讨会中，白方教育部部长强调，白方将与中方一道继续致力于促进双方教育领域合作，共同开展科研交流和人才培养。这也将推进中医的海外教学。

（3）经营模式应当多样化

中医中心作为海外推销中医药以及中华传统文化的窗口，不仅仅是医院更应充分利用中医“治未病”“养生”等概念，为当地居民提供多元化的养生服务，并与中华传统文化的其他方面相辅相成，相互促进，如开办养生运动班、茶道表演。这不仅仅发扬了传统文化，对于扩展中医药也具有重大的间接意义。除此之外，其他的相关文化活动还可以提高消费者对于中华文化的兴趣，从而对中医药产生信任感。

4. 加大宣传力度

（1）制作官方宣传视频

我国曾在世界各国播放国家形象宣传片，获得了良好的效果。拍摄宣传片有利于增强我国影响力和民族自信心，是我国对外宣传的必然之举。建议我国宣传主管部门拍摄中医相关的官方形象宣传片，在产业园的LED屏幕、电视台等平台播放展示，使当地人民了解博大精深的中医药，从而耳濡目染地引导他们接受中医。

（2）建设博物馆

中白工业园不仅仅是一个产业园区，还是对白俄罗斯人民宣传中国产业与文化的门户。可以建造一座中医药博物馆，或者由国内的中医药教学研究机构建设一座中医药博物馆分馆，或由筹建的中医中心自行建造博物馆，使当地人民对于中医药有全面、直观、形象的了解，缩短中医药与他们的间隔，成为宣扬中医药文化的窗口。

中医药博物馆不仅仅可以陈列中医药相关的文物与著作，还要提高与当地居民的互动性，主动欢迎当地社会各界人士参观，邀请在校学生游览，举行线下文化交流项目等。

（3）响应《联合声明》号召，与“文化日”“电影节”等文化交流项目有机融合

《联合声明》称，双方将在文化交流框架下开展“文化日”“电影节”及其他文化交流活动。中医药的发展应当充分借助这些文化交流项目。中医药不仅仅是产业，也是一种文化，将中医药融入“文化日”“电影节”等项目，成为它们的一个组成部分。

三、我国中药产业国际竞争力提升策略研究 *

中医药作为中华传统文化的载体，兼具人文交流与服务贸易的双重功能，对于提升我国在“一带一路”合作中的软实力及发展服务贸易新业态具有独特作用。目前，中医药已传播至全球 183 个国家和地区。《中医药法》、《中医药“一带一路”发展规划（2016—2020 年）》的发布正加速我国中医药国际化进程。2019 年 10 月 20 日，《中共中央　国务院关于促进中医药传承创新发展的意见》出台，强调“推动中医药开放发展”“研究推动现有中药交易平台稳步开展国际交易”，为提升中药产业国际竞争力指出了新方向。下面将力求分析我国中药产业国际竞争力现状及主要制约因素，在此基础上探索未来提升我国中药产业国际竞争力的策略。

（一）我国中药产业国际化现状

世界卫生组织将中医药列入传统与补充替代医学范畴。世界上很多国家都有本国的传统医学，在长期的历史发展中服务于人民的健康。与我国

---

* 此节曾刊载于《国际经济合作》2020 年第 2 期。

中医药历史渊源相近且具有竞争性的传统医药是日本汉方医学和韩医学，其中以日本汉方药最为突出。因此，将我国中药产业与日本汉方产业进行对比，可以从药物标准化生产能力、国际市场占有率、国际专利水平以及研发投入等角度综合分析我国中药产业国际竞争力的总体状况。

1. 中药标准化生产能力亟待提升

中药和日本汉方药的药物来源相同，均为中药材，药材品质才是竞争的核心因素。目前，我国中药企业与日本汉方药生产企业都在加大中药材生产基地建设，但从实践看，两国发展的差距逐渐加大。实现中药“优质、稳定、可控”，建立现代化、高标准的药材生产基地是破解药材质量难题的有效模式，我国著名中药企业天士力在国内建立了符合现代生产标准的 60 个大型生产基地，而日本三大汉方药企之一的津村药业已在全球建立了 70 多个生产基地，且大部分在中国。高质量原料是保证成品药质量的重要条件，并可提升药品的附加值和疗效，为赢得广泛的国际市场奠定了坚实的基础。就这一点而言，中药企业未来应加强中药材生产基地建设，为提升国际竞争力奠定基础。

2. 中药产品国际市场竞争力有待加强

从中日两国中药和汉方药产品出口情况看，日本的汉方药主要是满足本国市场需求，出口较少。日本生产汉方药所需的中药饮片、提取物等生产原料 75% 从中国进口，年进口额约为 2 亿美元，占到中国同类产品出口比重的 20%—25%。目前大量中国游客和消费者采购或网购日本汉方药，而这些药大多为日本企业利用中国进口原料生产，也有部分汉方药为我国中药企业生产的“贴牌”产品。尽管汉方药的生产规模和出口量还无法与我国中药产品相比，但在产品定位上更加高端，更具吸引力和品牌效应。而我国的中药出口以药材原料为主，附加值相对较低。

3. 各国重视传统医药专利注册

产品专利是中药企业参与国际药品市场竞争必不可少的“利器”。在日本专利检索官方网站进行查询，搜索关键词“漢方薬”后，显示共有 729 条相关记录，且均属于专利和实用新型范畴。世界知识产权组织（WIPO）数据库中，来自日本的“漢方薬”为 2 570 条。截至 2015 年，日本津村制药已申请注册 118 项国际专利和 149 项国际商标，其部分汉方药已通过美国 FDA 认证并以药品形式在药店销售。韩国知识产权信息服务网搜索词条“herbal medicine”显示 1 945 条结果，其中专利 777 项，设计 4 项。以“traditional medicine”为关键词，技术领域限定 A61，在国家专利局专利检索及分析平台进行跨语言检索，结果显示：中国、韩国、日本、美国的专利数量众多，排名靠前，各国在传统药品专利注册上的“跑马圈地”愈演愈烈。

4. 我国中药产业研发投入明显不足

国际竞争最终归于技术竞争，我国中药产业技术创新和研发氛围逊于日本。表 5-6 显示，2018 年我国 17 家大型（市值均超过 100 亿元）中药企业中，除以岭药业外，其余 16 家企业研发费用占年营收比值均不足 5%。与之形成鲜明对比，早在 2013 年，世界医药前 10 强企业的研发投入占主营业务收入比值平均达到 18.03%，如日本津村、三共、钟纺三大汉方药企业的新药研发费用常年稳定在年销售收入的 10%—20%。日本汉方药企通过研发，发挥其在草药制剂工艺及营销手段方面的优势，以及“兼蓄并用，自成体系”的策略，在开发汉方药过程中不断创新，采取温浸提取、减压浓缩、喷雾干燥、真空冷冻干燥等技术，以最大限度保留药效；采取颗粒剂、片剂、胶囊剂、口服液等剂型，摆脱了水煎火熬的传统中药服用方法，通过对原有产品的二次开发，不断扩大在世界天然药市场的份额，抢先赢得了海外市场。

表 5-6　2018 年国内市值大于 100 亿元中药企业经营情况

公司名称	市值（亿元）	年营业收入（亿元）	研发费用（亿元）	研发费用占年营收	销售支出（亿元）	研发费用占销售支出
云南白药	770.22	267.08	1.10	0.41%	39.22	2.80%
白云山	581.38	422.34	5.85	1.39%	50.57	11.57%
片仔癀	522.77	47.66	1.01	2.12%	3.92	25.77%
康美药业	458.09	193.56	1.37	0.71%	9.74	14.07%
同仁堂	377.15	142.09	0.93	0.65%	29.53	3.15%

续表

公司名称	市值（亿元）	年营业收入（亿元）	研发费用（亿元）	研发费用占年营收	销售支出（亿元）	研发费用占销售支出
天士力	290.43	196.03	6.17	3.15%	30.89	19.97%
济川药业	273.21	72.08	1.96	2.72%	36.64	5.35%
东阿阿胶	258.67	73.38	2.41	3.28%	17.76	13.57%
华润三九	243.35	134.28	3.56	2.65%	64.49	5.52%
步长制药	224.07	136.65	4.80	3.51%	80.36	5.97%
吉林敖东	167.79	33.24	0.88	2.65%	15.58	5.65%
康恩贝	158.17	67.87	1.83	2.70%	34.22	5.35%
以岭药业	126.18	48.15	3.17	6.58%	18.2	17.42%
贵州百灵	123.48	31.37	0.31	0.99%	9.33	3.32%
广誉远	101.88	16.19	0.58	3.58%	6.29	9.22%
珍宝岛	101.73	27.86	0.91	3.27%	8.77	10.38%
奇正藏药	101.58	12.13	0.37	3.05%	6.30	5.87%

注：企业市值排名根据2018年最后一个交易日股价计算。
数据来源：2018年企业年度报告。

相比之下，我国中药企业产品同质化问题十分严重。大量中成药，尤其以经典方为主的中药产品，由成百上千家中药企业竞相生产。中药产业“千企同药”的奇观恰恰表明我国中药企业研发投入不足、创新乏力。很多中药企业囿于传统工艺，长期生产中药饮片、中药颗粒剂或仿制药，难以形成可持续的竞争新优势，造成我国中药产业鲜有新品，原有产品单一化、附加值低的局面，以致难以赢得海外消费群体，缺乏国际竞争。

（二）我国中药产业国际化进程面临诸多挑战

中医药产业在世界各地具有一定的市场基础，但总体来看，目前海外市场不是我国中药企业的主要目标市场，中药产业国际化仍有较大市场空间，亟待开拓。随着我国中药产业的发展，将目光投向海外是必然的选择。在这一进程中，要面临海外市场和竞争对手的诸多挑战，但最大的挑战仍源于中药产业内部，表现在以下几个方面。

1. 创新开拓意识缺乏

我国是世界上最大的中药生产国和消费国，成熟的中医药服务体系、悠久的传统中医药文化的积淀与庞大的国内消费市场共同支撑着中药产业发展。中药产品常常供不应求，一个县的销售额往往超过海外一个国家的销售额，中药企业便易于满足现状，缺少开拓国际市场的主动性。

与此同时，在拓展海外市场的过程中，我国中药企业多注重宣传中药产品的商品功能，忽视中药的创新营销。中药与所在国文化和市场特点的融合度不高，致使中药产品形象“呆板”“单薄”，附加值低，市场黏性不足。而日本汉方药企业的产品营销十分“接地气”，如小林制药研制出应对雾霾的“清肺汤 DUSMOCK”、山本药业针对肥胖的脂流茶和针对白发的黑豆茶、株式会社的慢性咽炎龙角散（RYUKAKUSAN）糖果，销量可观，很多企业以卡通的表述形式制作药品说明，让消费者非常直观地了解产品。

2. 制度保障不强

（1）现有注册审批制度不利于激励创新研发

研发新药是中药创新的重要体现。目前，我国市场销售的大部分中成药来自经典名方。根据我国中药注册审批的相关规定，以经典名方制成的中药复方制剂申请上市，不须提供药效学研究及临床试验资料，仅须提供药学及非临床安全性研究资料。而创新中药制剂研发费用中临床试验费用高、耗时长、程序复杂。相比之下，采用经典名方制药能节约成本，是获利的捷径，这使得部分企业对中药新药的研发意愿下降，选择“吃老本”，只生产不研发。

（2）现行专利制度未充分考虑中药知识产权的独特性

我国国内专利审查制度与国际知识产权保护体系之间存在较大偏差。目前，以祖传中药经典方制成的中成药产品被视为“现有技术”，无法注册专利授权。现有专利审查机制虽然鼓励药企提交富有创新性与新颖性的专利申请，但在针对中医经典方的保护方面，其实际效果仍有待加强。国内中药企业主要是生产经典方，但在国际市场竞争中并未因此获得知识产权红利，制约了中药产品在国际市场的认可度和竞争力。

（3）中药国际标准导向不清制约中药产业话语权

参与国际标准制定是获取国际话语权的重要途径，如何以国际标准为中药产业赋能还需清晰的标准建设定位与布局。截至 2019 年年底，世界中医药标准化技术委员会（ISO/TC249）公布了 47 项中医药 ISO 标准，我国参与制定了 34 项，韩国 7 项、日本 5 项、加拿大 1 项。虽然我国占据了数量优势，但就质量而言，我国制定的中医药国际标准比较注重中医相关术语、编码规则、诊断系统等标准，缺乏对于中药制剂生产、剂型质量等产品导向的国际标准关注。制定中药国际标准的产品与产业导向性不足，限制了中医药国际影响力的发挥。

3. 中药企业管理水平亟待提升

我国中药产业在国内市场“营销模式单一，销售体系臃肿”的现状，不仅拖累了企业在国内市场的业绩增长与利润提升，也使得中药企业难以贴近海外市场需求，产销策略存在偏差。目前，我国中医药企业以中小微企业为主，90% 以上的中药企业从业人数不足 50 人，年营业收入在千万元以下。截至 2018 年年底，70 余家上市中医药企业中仅有 3 家企业市值大于 500 亿元，17 家企业的市值大于 100 亿元（见表 5-6）。大多数中小型中药企业缺乏国际化经营必备的先进管理体系，经营模式和管理体系较为陈旧，市场化意识淡薄，难以适应国际市场需求的变化，难以与国外同类企业开展竞争，而沿袭多年的代理分销和集散式采购营销模式更是难以适应多变的市场需求，亟待调整。

此外，中药企业以中小企业为主，缺乏协同攻关意识，产业集群合力明显不足。部分企业在海外市场孤军奋战，缺少国内援军，难以在汉方药、韩医药等众多厂商中突围，亟须主管部门协调、统筹、整合中药产业的政策与机制，并联合社会资本形成多层级支持体系。

（三）提升我国中药产业国际竞争力的策略

鉴于我国中医药产业发展的现状，提升其国际竞争力还须多管齐下，形成合力。

1．强化顶层设计，制定我国中药产业国际化战略

中药产业国际化是集“政、产、学、研、用”于一体的系统工程，须从国家层面进行顶层设计，制定中药产业国际化战略，为企业开拓海外市场提供指引。为此，应协调政府相关主管部门、中医药产学研等机构，针对中药产业国际竞争力薄弱环节制定行之有效的鼓励政策，各部门协同推动。如出台鼓励中药新药研发的制度，引导激励企业创新发展参与国际竞争。应倡导通过联合、兼并、优势互补等形式做大做强中药企业，鼓励、支持、引导传统医药企业以组建产业集群、设立行业协会等形式提升行业集约度并增强协同攻关意识。应为中药企业国际发展提供必要的金融便利和资本支持，探索设立中药产业国际发展基金，利用货币金融杠杆，推动社会资本参与中医药国际化进程。同时，还应积极落实企业国际化的主体责任，出台鼓励政策支持传统医药企业与海外医药企业竞争、交流、合作，全方位开拓国际市场，提升自身的竞争力。

2．增强国际中医药标准与知识产权的话语权

世界已进入由标准和知识产权规范制约市场的时代，标准和知识产权已成为影响中药国际竞争全局的关键因素，也是中药走向世界的重要武器。为此，应重视中药国际标准建设问题。在国家层面，应加强传统医学标准建设的统筹，对不同机构进行标准制定的合理分工，避免“一哄而上”“自相矛盾”。同时应注重产品标准的质量建设和内在价值的提升，强化标准制定的产品导向和市场导向。在企业层面，应重视标准申报，与目标市场建立全方位、多层次、系统性的交流合作机制，通过市场竞争提升标准的生命力。通过世界卫生组织和国际化标准组织等国际组织平台参与国际规则的制定，在全球传统药物领域获取更多的话语权。

加强知识产权保护至关重要，为此，在国家层面，应大力加强中医药

传统知识产权的保护，探索建立一套适合中国国情和中医药技术特点的知识产权保护机制及知识产权申请模式，加强中药行业相关知识产权的保护与应用。在企业层面，加强国际专利申请，防止保密方和新药研发成果大量流失。

3. 提升中药企业跨国经营能力

（1）强化开拓意识，满足国际市场需求

中药企业须增强开拓国际市场的紧迫感，应深入研究海外市场的医药法律与政策，根据不同市场的特点，因地制宜寻求合理发展模式。中药企业应持续加强中药创新研发投入，努力建立完备的生物医药研发中心，打造出一批具有企业核心竞争力的个性化、难以模仿和替代的产品，满足国际市场的需求。中药企业还应进一步完善规章制度，规范管理体系，充分借鉴国外企业先进管理经验，大力提升企业的经营管理水平，以适应国际化发展的需要。

（2）探索多种国际化营销模式

中药产业在继续采用代理分销方式的同时，还应积极探索新型海外运作模式，通过绿地投资、合作经营等形式贴近海外市场，满足广大海外客户需求，实现中医药国际产业形态的规模化、特色化与多元化。应充分挖掘中药产品的文化内涵和人文关怀，赋予商业营销更多人文色彩，提升产品的附加值。应积极构建多层级市场开拓渠道，打造“产品＋服务”一体化的中医药国际化模式，提高中医药产品与服务的认可度与市场黏性，探索从中药产品制造商向药品供应链服务商发展的“新业态”。此外，中药企业应依托我国在信息网络方面的优势，充分利用云计算等现代信息技术手段，根据海外市场的特点和消费者的健康需求，制定差异化营销策略，依托电商平台采用 O2O 模式进入国际市场，探索中药以“新零售”模式参与国际竞争。

4. 加强中药国际化人才的培养

提升我国中药企业的国际竞争力，人才培养是重中之重。伴随中医药现代化和国际化进程加快，对中医药专业人才和产业复合型人才的需求日益增加。具有创新意识和懂得国际竞争规则的复合型人才严重缺乏，已成为制约中医药行业长远发展的重要因素。为此，应大力发展中医药高等教育相关专业，鼓励学科交叉，增强学生的国际化视野。中医药企业应探索建立以海外中医药从业人员为储备核心的培养体系，培养兼具研发能力与产品设计能力的“超级产品经理”，了解海外市场特点、具有产品营销能力的“海外销售之星”，以及熟悉国际规则、具有全球视野和跨文化管理能力的“海外分部高管”。

第三节

中医外交建议与展望

十二届全国政协委员、中国中医科学院首席研究员曹洪欣在阐述“中医外交”的概念时说道：“如果疗效好，喝惯咖啡的外国人，也会接受中药。”通过中医防病治病的优势领域，进一步推动中医走出国门，当“中医在国际上被接受，蕴含其中的中华文化内涵也会获得认可和认同”，实现中华文化有效传播，这就是“中医外交”的目标。中医外交未来的发展，应当聚焦中医药的三大特点“可及性、经济优势、治未病”，根据地域、文化背景的不同，制定个性化的中医发展方案，从而实现卫生外交和公共外交的双重价值。在中国对外关系中增加中国化要素，这是全球化大背景下对文化自觉与自我认同的要求。全球化的文化舞台给了中医药一个位置，而中医药在公共外交的价值是巨大的。①

一、“顶层设计”外交模型的构建

“顶层设计”原是系统工程学中的专门术语，本义是统筹考虑大型工程

① 卞跃峰、思璎桀、宋欣阳等：《中医药在国际外交中的价值存在与发展展望》，《中医药导报》2017 年第 15 期。

项目各层次及各要素，追根溯源，统揽全局，力求在最高层次上寻求问题的解决之道。中医外交的“顶层设计”就是立足国内，面向国际，从高层次统筹中医外交发展，以政策带动行动，加快中医外交进程。

（一）基本原则

中医外交的基本原则是基于“顶层设计”模型构架，对中央层面进行整体规划，寻求改善中医外交面临的重大挑战的解决办法和执行策略。具体来说，其基本原则首先要结合我国的外交理念，将“和谐”放在首位，并以此为基础，遵循互惠互利、多方共赢的理念。其次，还要兼顾中医的特点，立足传统文化的精华，秉承开放创新的思想，发挥医学的特性，因此可以暂拟为“立足传统，开放创新；精诚仁爱，共享健康；互惠包容，以和为贵”，该基本原则也将随着中医外交的不断推进而逐步凝练，体现中医外交的根本特色。

（二）国际规则

国际话语权是国家综合实力的呈现结果。一国在国际决策中，对世界问题和全球话题的影响力、引导力，以及全球对该国核心价值观和意识形态的认可度，都与国家话语权密不可分。规则的建立是中医药获得国际认可的关键要素，是中国软实力的全面展现。中医外交是我国争取国际传统医学领域话语权中的必要手段。中医药对全民健康具有重要意义，是中国软实力的重要内涵之一。它具有低进攻性与高渗透性的特点，在话语权的争夺上可发挥独特的作用。争夺国家在传统医学与补充医学界的话语权时，中医外交的关键是提升话语质量、促进国际各方认同，并不断肯定中医药作为中国自主知识产权的优势，强调中医药的影响力与历史地位。我国要积极参与传统医学国际规则、标准的研究与制定，如中医药疾病的国际标准、中医药产品与服务贸易的准入和通行规定与定价权、中医药国际知识产权等。

通过制定中医标准提升中医外交的国际话语权有三个基本策略：建

立中医标准体系，完善中医标准管理体系，加快中医国际标准制定。相关统计显示，中国由国家、地方和企业制定的中医相关标准已经达到了639项。① 然而这些标准在实际应用中常常会出现互不认可的情况，即便是具有高效力的国家标准也常在实际应用中受阻。中医标准定而不用的问题已经严重影响了中医自身发展，因此，建立中医标准体系迫在眉睫。它不仅能将多个标准整合成一个统一的体系，也能为之后标准建立提供依据。

完善中医标准管理体系针对的是目前各种标准建立过程中随意而为的现象。鉴于中医标准体系还没有整合完备，完善现有的管理体系可以对标准制定进行严格的监管。在中医标准体系建立后，它依然可施行监管功能，促进中医标准体系持续健康地发展。②

中医国际标准是中医在国际组织中获取话语权的最有力武器。但国际标准化组织官网信息表明，中医国际标准起步晚、数量少。2014年3月—2016年3月，以中医（Traditional Chinese Medicine）为关键词的标准仅有10条。同样的关键词下“未发布”的标准有46条，其中不乏提交了多年仍未通过的标准。不断增加中医国际标准，推动中医国际标准数量、质量双提升是未来中医国际化发展的重要途径。

此外，应当同时重视对苗医、藏医、蒙医、土家医等民族医学的支持与发展，把握“中医”宏观定义下传统医学的话语权。中医在国际上拥有的话语权，是中医未来发展的保障，强有力的话语权将大大降低中医在海外发展的阻力。

（三）政策保障

中医外交是中医国际化发展历程中的亮点，随着中医“走出去”在国家软实力发展战略上逐渐被重视，中医在医疗外交活动中多次亮相，越来越广泛地向世界展现着中医在外交中的作用。但中医外交尚处于发展上升

① 常凯、王茂、马红敏等：《中医药标准体系表研究》,《中医杂志》2014年第2期。

② 韩伟：《中医技术标准推行现状分析及问题研究》，硕士学位论文，北京中医药大学，2007年。

期，许多配套政策还未被提及，与此相关的法律法规仍不完善，制约了中医外交的发展。

中医外交虽然有一定的前期实践，但对比其他类型的外事活动仍缺乏经验，在具体操作过程中多以体验和参观活动为主。低层次的中医外交既无法凸显自身特色，也难以达到发展中医的长期目标。探究问题的根源可以发现，在外事活动较为活跃的领域如经济贸易、人才交流和国土安全等都有一系列的条例和规范来把控己方利益，同时限制人员权力，而中医外交却缺乏这样的法律为其保驾护航。2009 年 10 月颁布的《中华人民共和国驻外外交人员法》是一部保障中国驻外外交人员权益的法律，虽然它适用于中医外交的人员，但缺乏针对性，难以指导中医外交活动。中医外交需要法律的保护，因此出台中医外交相关的法律指导相应的政策成形迫在眉睫。在《中华人民共和国中医药法》(2016）和相关外交法规的基础上探索中医外交的政策保障，如起草《中医外交条例》等，对于建立中医外交的政策基础有重要意义。

二、中医外交与全民健康覆盖

根据《世界卫生组织传统医学战略（2014—2023）》，中医药作为传统医学的一部分，对于全民健康覆盖有着不可替代的重要作用。中医外交未来的发展，应当聚焦中医药的三大特点“可及性、经济优势、治未病”，根据地域、文化背景的不同，制定个性化的中医发展方案，从而实现卫生外交和公共外交的双重价值。

（一）关注医疗保险

医疗保险是全民健康覆盖的重要元素，将中医药与医疗保险两大有力推手结合，对全民健康覆盖有着十分重要的意义。各国对中医药纳入医疗保险的态度大致分为三种：一是如中国、韩国等，完全纳入；二是部分纳入，大多为欧美国家，这些国家健康保障体系相对健全，中医药虽与这些国家存在文化冲突，但作为另一种医疗选择受到民众的欢迎，是私人医疗保险公司常常会提供的一种方案；三是完全不纳入，这一类国家或是对中医药完全不认可，或是本身医疗体系非常不完善，医疗保险体系无从谈起，大多集中于非洲国家。

1. 中医药完全纳入国家医疗保险——从“治未病”角度拓展报销范围

在中国、韩国、蒙古国、越南等亚洲国家，中医药已基本纳入国家健康保障体系。但在治疗手段上，仍可以拓宽报销范围。中医药对慢性疾病具有治愈优势的前提在于长期、有效的治疗与保健养护，国内将各种预防、保健性的诊疗项目纳入医疗保险范围，但音乐疗法、保健性的营养疗法、磁疗等辅助性治疗项目完全不纳入医疗保险的范围。因此目前的医疗保险报销制度对中医预防疾病的优势有很大的忽视，使得预防保健全部成为个人的责任。一些推拿、敷贴治疗也应当进一步完善报销方案，并借此加强对“治未病”的宣传，同时能增加中医药在各国的受众面积，提升全民健康覆盖程度。

2. 发达国家——保险方案私人定制

针对健康保障体系相对完善的欧美国家，可从私人医疗保险公司入手，定制适宜传统医学发展的保险方案。药物或者治疗方式能否纳入医疗保险，需要全面的药物安全性和经济学评估，以及对执业人士实行严格的资格认证。首先，“顶层设计”一系列评估方案，筛选最易融入当地社会的药物与治疗手段。同时，对于各国大型私人医疗保险公司进行调查，与当地政府沟通并向其建议合理的传统医学方案，即从私人保险公司入手，利用官方力量定制中医药物与治疗的方案。要充分发挥市场经济的作用，给私人医疗保险公司充足的发挥余地。私人定制的目的不是强制融入，而是在于展现优势，作为发挥中医药市场导向力的第一步。

涵盖中医药的保险方案的推出，恰恰契合民众开始寻找新的健康治疗手段的意愿，有利于吸收更多的中医药消费者，反向推动保险公司获得更高的收益，实现双赢。对渴望通过中医药减轻医疗负担的国家，例如澳大利亚，通过“私人订制”设计保险方案为中医药在该国的发展打开新的局面。随着中医药受众不断扩大，“私人”转向“官方”，同样指日可待。“私人定制”还有利于中医药纳入整体的国家医疗保险体系，直接地为全民健康覆盖献力。

3. 非洲国家——以中医药完善国家健康保障体系

在整体卫生条件较差的非洲地区，国家健康保障体系仍旧存在很大的缺口，并伴随着恶性传染疾病流行等问题。中医药援非对于该地区疟疾、艾滋病的治疗有着不可替代的作用，中医外交在非洲既能发挥卫生外交的作用，又具备公共外交的影响力。同时，传统医药在非洲地区实为最易获得的治疗手段之一，可及性高且价格低廉，利用这一优势，将中医药纳入国家医保，有利于完善国家健康保障体系，对进一步改变非洲地区的卫生现状有着极为重要的推动作用。在研究可纳入医保体系的药物名单的同时，将非洲当地特色传统药物进行分类研究，发挥因地制宜的中医治疗原则，也有利于拓宽传统医药的合作视野。

（二）重视中医药援外医疗

全民健康覆盖另一十分重要的要素在于“卫生人力”。世界卫生组织认为，卫生工作者数量不足且获得教育不充分威胁着所有领域的卫生保健工作。中医药援外医疗，可以在卫生资源不足的地区派遣我国优秀的中医药人才。

1. 援外医疗队

中国援外医疗队在政府指导下有得天独厚的优势，由各医院选派具有主治医师以上资质的骨干组成，不仅在业务上技术一流，更能够根据受援国家的具体情况适应不同的实际需求。在主治医师制的影响下，大多数西方国家的医生只能通过志愿者、民间社团或无国界组织的形式参与国际援助。除了常规援助项目，还可以有计划地打出“中医牌”，比如充分发挥中医简、便、廉、验的特色在发展中国家占得先机，在关节疼痛、慢性溃疡、偏头疼、脑血栓等西医疗效不佳的领域，用疗效和口碑打开当地的中医药市场。除了在对外援助中践行中医特色诊疗技术，更要帮助当地建立中医思维模式的培训体系，留下一支“不走”的医疗队，扩大中医药在时间跨度上的影响力。再者，可拓展援外合作领域。在传统医学保护、药用植物研究、中药开发及生产、中医药贸易、合作办中医医院和中药厂等多方面尝试与当地机构建立合作关系，优势互补，不断扩大中医药在世界范围内的影响力。

2. 中医药海外中心

中医药海外中心的建设一直是我国中医药发展战略中的关键一步，也是中医外交中的重点任务。2019 年 4 月，商务部、国家中医药管理局联合印发的《关于开展国家中医药服务出口基地建设工作的通知》中提出，鼓励通过多元化投入模式开设中医药海外中心。2016 年 2 月，国务院发布的《中医药发展战略规划纲要（2016—2030 年）》中提出探索建设一批中医药海外中心。中医药海外中心作为中医药参与“一带一路”建设的重要成果，在我国对外交往中的特殊性及代表性不言而喻。它既代表了我国对全球公共卫生事业始终如一的关注，也是中医作为国家文化瑰宝的实体呈现。

目前，有十余家中医药海外中心已经揭牌运行，还有很多正在筹建。近年来，关于中医药海外中心建设的研究层出不穷，如何将一个兼具医疗作用及文化影响力的海外机构良好运营，尚处于探索阶段。中医药海外中心对中医外交的重要作用仍有待继续开发。我们应当尽力拓展中医药海外中心“六位一体”的创新功能，极力发挥其在“一带一路”沿线国家与地区的影响力及服务当地医疗的作用，发挥中医药“治未病”特长，加强国家与国家、国家与地区之间的传统医学科研合作，完善当地中医药教育体系，努力发展当地中医药产业，宣传中医药文化。同时利用中医药海外中心，在执业准入、法律法规、纳入医保等方面实现突破。

三、中医外交与国际话语权的提升

（一）扩大国际合作对象

中医外交将中医药文化作为中华传统文化的一张名片传播全球，塑造中国形象，其根本目的是通过提升中医在全球医疗卫生领域的积极影响，进而增强中国在世界舞台上的话语权和影响力。扩大国际合作对象，通过更多的国际交流与沟通协作，将中医药文化的特点与优势、中医药物的疗效与潜力进行更高层次、更深程度的推广，获得国际认可，有助于中华文化的传播和大国地位的彰显。

1．目标合作对象

中医外交有助于提升中医药的国际话语权和中国的大国影响力，必须做好全球布局，扩大国际合作的对象。可充分运用中亚与独联体（上合组织）、南亚（孟中印缅经济走廊合作机制）、东南亚（中国—东盟“10+1”合作机制）、西亚（中阿合作论坛、中国—海合会合作机制）、中东欧（“16+1”合作机制）、非洲（中非论坛）、拉美（中拉论坛）及金砖国家等合作平台。同时与世界卫生组织、联合国难民署、红十字会和红新月会国际联合会、比尔及梅琳达·盖茨基金会、世界旅游组织、国际奥委会、联合国教科文组织等开展合作。

2．资源给予与项目承接

国际交流中，大型组织拥有丰厚的资源和宽广的视野，在维护成员利益、制定标准等方面都起到了重要作用。对于国际话语权的提升，需要大型组织的发声力量和组员基础，中医外交的扩大国际合作应当从这些大型国际健康组织入手，例如世界卫生组织、世界中医药学会联合会和世界针灸学会联合会等。首先，可以主动“以资源谋取话语权”，为中医药塑造良好的声誉。如宁波文具行业协会捐赠给联合国儿童基金会价值100余万元的文具学习用品，获得了国际舆论广泛肯定，直接促成了联合国在中国采购相关商品的契机。[①] 其次，可以“主动承接项目”甚至“主导某项全球健康治理活动”，进一步深化国际多边合作，例如主动参与世界卫生组织ICD-11项目，使中医药获得充分表达对有关问题的原则和立场的机会，通过将中医特色融入这类组织来提升中医药在国际上的支持者基数，提升自己的话语力量，壮大实力。

---

① 刘海潮：《全球治理理念下中国NGO的发展空间探讨》，《理论月刊》2014年第12期。

3. 基金资助与科研发展

比尔及梅琳达·盖茨基金会是全球公共卫生治理领域的典范，不惧超额风险，这也是其他基金会、非政府组织及政府间国际组织无法做到的。[①] 如果中医外交能背靠这棵“大树”，可以为双方带来很多机遇。中医药如能与该基金会合作开展全球性健康问题的防治研究，不仅能为人类卫生事业作出贡献，更能为中医赢得良好的口碑，成为外交领域的旗帜。盖茨基金会已经与中国政府以及非政府组织合作，承诺投入 5 000 万美元用于艾滋病预防领域。不仅如此，盖茨基金会还与中国卫生部建立了伙伴关系，在 2009 年至 2014 年为中国提供了 3 300 万美元资助，用于加强结核病的最新诊断和治疗。各中医院校可以通过该基金会全球健康项目（GCE）申请科研经费。在盖茨基金会的赞助下，全球烟草技术支持协会拨付给美国艾默利大学 1 400 万美元的资金，帮助其与中国的城市建立合作伙伴关系。

4. 国际合作与医疗旅游

（1）世界旅游组织

中医药医疗旅游是中医药与旅游紧密结合的产物，由于人们对健康长寿的追求，中医药作为以“治未病”为治疗理念的中国特色传统医学，与全球人民日益增长的绿色健康需求不谋而合。与世界旅游组织开展合作，可以有效加快中医药医疗旅游的成熟，有利于加强中医药的世界影响力。

设立可持续发展的中医药文化和健康旅游专项路线。中国的地大物博和优美风光是保障中医药医疗旅游进行的物质基础，正因如此，需要根据各地不同的本土现况，发掘符合当地特色的中医药旅游路线。

开展旅游管理与中医药复合人才的培养，为国际合作输入新鲜血液。国内的中医药人才大多数缺少旅游方面的专业知识，与世界旅游组织合作，打造好中医药旅游路线、基地和产业，需要有专业知识储备的人才共同参

---

① 雷晓宇：《盖茨基金会揭秘——看“21 世纪的新资本主义”如似“为人民服务”》，《中国企业家》2008 年第 13 期。

与。进行新型的专业规划和课程设计，有利于世界旅游组织中医药合作工作的推行。

开办短期治疗和长期康复相结合的医疗旅游中心。以短期治疗为主，以长期康复和养生为辅，长短结合，全方位地满足病人不同的需求。打造中医药健康文化旅游品牌。以韩国的“整容之旅”、日本的“抗癌之旅”为鉴，发挥中医“治未病”特色，打造中医药养生文化品牌，并以此作为旅游产品的设计重点，在弘扬中医药文化的同时，拉动旅游行业的经济增长。

（2）国际奥委会

奥运会作为全世界的盛会，是不同肤色、不同民族、不同文化的人群沟通交流、共同奋斗的平台。针对奥运会期间来往人群种类，如观众及志愿者、参会运动员和代表团随行人员等，可以设定不同的合作方案。由此，与国际奥委会的合作方式可有以下几种。

在奥运村中开设“中医小屋”。中医药在北京奥运会、南京青奥会以及里约奥运会中都刷足了存在感。运动员的用药诸多受限，针灸与拔罐的优势得以彰显，有此珠玉在前，可针对参会运动员配备专业的中医药团队。中医参与奥运医疗，必能为中医药带来高回报的国际声誉。

设立中医药特色医疗体验点。为观众及志愿者提供中医药体验服务，同时为需要医疗服务者提供帮助。这一方案既能让人们体验不同的医疗选择，同时能展现中医药的急症治疗能力。

在奥运会代表团中推广中医药。除了参会的运动员外，随行的医护人员和政要等也是中医药推广的极好对象。若得到专业人员以及领导的认同，就大大增加了中医药常驻每个代表团的可能性。

培养专病医护人员。奥运会作为一个重大场合，配备专病医护人员可为运动员提供针对性和专业性更为突出的诊疗服务。运动员的伤病很多时候都具有相似性，专病医护人员可整理出运动员的高发问题，快速落实精准治疗，提升诊疗效率。

5. 非遗传承与标准制定

为了秉承公平的原则，在联合国教科文组织、国际标准化组织中，中医尚未获得充分的话语权，但中医在这些组织中取得的成就，对推动其与全球其他国际组织的合作与交流产生了正面影响。

联合国教科文组织不是专注于医学的组织，然而在国际上，尤其是文化领域，它的影响力不容忽视。2010 年“中医针灸”申遗成功，标志着中医作为中华传统文化的一部分，在世界范围内，其丰富的内涵得到了肯定、传承的价值受到了尊重，为针灸在现代进一步的发展赢得了空间。

国际标准化组织是一个全球性的非政府组织（Non-Governmental Organizations）平台，赢得其支持与合作的机会，对中医药领域的标准化而言，是非常重要的一步。中医想在国际上健康且稳固的发展必须依托于国际标准化体系。2016 年 3 月，国际标准化组织发布了中药编码规则国际标准。① 该标准是我国主导完成的第一项中医药国际标准，它也是国际标准化组织内部两个委员会共同承担的首个国际标准。它不但巩固了中医药的特色和优势，还具有传承和创新发展的思维模式。②

（二）创新宣传模式

国家层面的公共外交需要利用好现代传媒。中医外交既要重视一些可以带来长期效应的传媒，如报纸、文献档案等，也要重视可以带来即时效果的传媒工具，如电视、互联网等。同时，在“外交社会化”的时代背景下运用“互联网 +”和新媒体技术进行中医药文化海外传播及非政府组织（NGO）平台的线上合作。此外，把握时下最为流行的社交网络平台，紧跟目前互动游戏体验的最新趋势，将中医药文化宣传进行融入。

1.“官民并举”与非政府组织平台的构建

吸纳非政府组织等民间力量参与是目前国际各主要援助大国的外交手段之一，可以提高对外发展援助的效率并促进公平。在美国的对外援助中，

---

① ISO, “ISO 18668-1:2016 Traditional Chinese Medicine — Coding System for Chinese Medicines: Part 1: Coding Rules for Chinese Medicines”, accessed February 26, 2025, https://www.iso.org/standard/63155.html.

② 任壮、丁洋、吴培凯等:《ISO 发布中药编码规则国际标准》,《中医药管理杂志》2016 年第 7 期。

大约有 41% 的海外发展援助资金是通过私人志愿组织这一渠道来执行的，在英国这一比例约为 12%。① 建立国际非政府组织联盟是一种新兴模式，通过联盟可以促使中医药开展更加广泛的合作，实现资源共享与压力分担，在未来这个集体也许能够注册成为一个单独的合法组织。② 尽管中国对外援助已经有 70 多年的历史，但是随着综合国力不断提升，以往的援外方式面临着被误解，甚至遭到故意曲解的风险，如被一部分带有偏见的外国媒体批评为“新殖民主义”，不利于中医外交版图的拓展。重视非政府组织的作用，不仅可以弱化政治色彩，并且能避免官方资源的重复利用，优化卫生领域的资源配置。如 2016 年在中国国家中医药管理局的支持下，世界中医药学会联合会成立了护理专业委员会，以非政府组织为载体，积极推动中医护理的海外传播。

针对国际上不同性质的非政府组织，中医药可以采取不同层次的合作策略。对中医药接受程度还不够深的国际非政府组织，可以构建松散型联盟，利用线上交流与多媒体信息技术，推广中医药。此外，可选择依赖型联盟，由中国的中医非政府组织主导该联盟，其他成员组织处于从属地位。有研究显示，发展中国家通常在国际环境事务中能够展现出更为显著的影响力，一些发达国家则倾向于用自身的资金和人力资源来进行交换。

国内中医药非政府组织可以与国外医疗类的非政府组织联合，或者先“中医化”后联合。虽然联合会限制组织的自治权力并且捆绑名誉，但是目前公益捐助越发稀少，通过“连锁行动”可以换取相对匮乏的资源和资金，特别是来自国际基金会的支持。除此之外，建立中医领域的非政府组织联盟可以统一标准、“统一口径”应对外交领域韩国、日本和印度对传统医学的非议，改变中医非政府组织作为个体游说的地位，使中医药参与国际事务的综合实力发展壮大。

---

① Mccleary, R. M., Barro, R. J., “Private Voluntary Organizations Engaged in International Assistance, 1939—2004”, in *Nonprofit & Voluntary Sector Quarterly*, Vol. 37, No. 3 (2007), pp. 512–536.

② 王玉生、罗丹:《国外 NGO 联盟研究述评》,《中国行政管理》2014 年第 3 期。

2. 紧跟“互联网 +”潮流

近年来，“互联网 + 中医”逐步成为学术界的研究热点，有望成为创新型外交手段之一。该模式并非近几年才得到发展，早在 20 世纪 90 年代互联网技术已经在中医的部分领域发挥着其独特的优势，到目前为止“互联网 + 中医”已经发展到第三个阶段（见表 5-7）。

表 5-7　“互联网 + 中医”发展历程

时　间	事　件
20 世纪 80—90 年代（客观化阶段）	第一批国家标准：部分高校攻克了基于传感器技术的脉诊客观化关键技术
20 世纪 90 年代—2010 年（数字化阶段）	新一代四诊仪：突破面舌诊识别关键技术，实现四诊信息融合，中医诊疗技术与方法客观化、数字化研究取得重要进展
2010 年至今（智能化阶段）	智慧中医：面对量大面广的健康服务需求，开展智能化、可穿戴健康产品研发，实现健康服务从医院到家庭最后“1 千米”的跨越。基于物联网—大数据的移动可穿戴健康服务，实现面向社区—家庭—个人“无处不在”“无时不在”的健康服务网络“前哨”。参加国际大型试验项目“火星—500”

随着“一带一路”建设的大力推进，可以看出“互联网 + 中医”不仅是简单的融合，而是通过现代技术给传统医学进行升级，让传统医学在满足社会需求的同时生长出更具生命力的内容。通过“互联网 + 中医”所带来的中医教育新体验、智慧健康与养老旅游产业的融合、中医药智能设备的研发和互联网中医远程医院的建立，可以扩大优质教育资源覆盖面、实现优质医疗资源更合理和更高效的配置并且推广全面量化健康生活新方式。

“互联网 + 中医”是中医药与现代医学体系并肩共行最重要的助力。随着“一带一路”建设的推进，“互联网 + 中医”完美契合中医药服务“全民健康”的目标，满足了现代亚健康人群对于多种健康服务（治疗与保健）的需求，是中医外交不可或缺的推进动力。中医药文化在“互联网 + 中医”的建设到实施整体过程中全面渗透，由此将中国优秀的医学精神与技术带入更多人的视野，在世界领域发光发热。

3. 网络平台的应用

（1）中医药专业性网站的创建

由于中医药的海外传播还处于发展的阶段，广告预算和推广资金相对有限，因此如何精准选择投放网站及投放形式，以达到物超所值，成为需要谨慎考虑的课题。① 在此之前就需要创建中医药专业性网站。专业性网站是专门为某一行业、某一专业服务的网站，专业性网站充分发挥专业特长，往往能做到深入、专业。②

（2）自媒体平台短视频的应用

中医药的海外传播还需要更有创意的形式去打动受众，吸引受众，才能为中医外交助力。对于中医药的一些潜在受众而言，中医药自身的信息量并不足以打动他们的关注，信息传播的形式已经逐渐比内容更重要。任何有关医学内容的学习，以及对人体的认识，视频是最佳方式。目前，国内外颇受欢迎的短视频具有受众年龄范围广、结合潮流、生活化、内容趣味性高等特点，且在国内外都已经有成熟的传播平台，例如国内的抖音在国外也备受欢迎，而国外则有 Instagram 和 Facebook 等。国内受众最为广泛的短视频平台“抖音”于 2016 年上线，相较于其他社交平台，抖音的生命力最为旺盛。“野蛮生长”的自媒体与短视频平台对人们碎片时间的侵略性占用反映了短视频的“能量”。短视频的时长安排更利于普罗大众接受，还可配动画特效、音乐等，非常适合中医药文化宣传。在各大社交平台注册官方账号，并在短视频平台上发布高质量、精练、生动有趣的中医学相关内容，是重塑公众对中医药认知的有效途径。

（3）AR 技术增强互动，游戏开发新式体验

近期火热的 AR 技术 ③ 也可以运用到中医药的推广实践中。AR 也就是增强现实技术，这种技术可以在屏幕上把虚拟世界套在现实世界中并进行

① 张媛媛：《浅析电子商务企业的网络广告营销策略——以凡客诚品为例》，《广东经济》2012 年第 11 期。

② 朱杰：《江苏 SD 公司网络营销策略分析》，硕士学位论文，上海大学，2007 年。

③ AR 技术是利用计算机生成一种逼真的视、听、力、触和动等感觉的虚拟环境，通过各种传感设备使用户“沉浸”该环境中，实现用户和环境直接进行自然交互。

互动。上海中医药博物馆的AR采药游戏广受好评，兼具趣味性和文化宣传作用。目前在移动设备上了解中医药的途径大多停留在文字和图片的层面上，如果通过AR技术将中药的气味、味道等虚拟信息与现实的文字与图片信息相结合，并开发类似的中医药小游戏，借助移动设备端的互动体验可以更直观地让受众去了解和认知中医药。有效地利用新兴技术，能够进一步扩大中医药的受众群体。角色扮演游戏（Role-playing game，RPG）风靡的今天，中医身份可使剧情复杂化，中医药文化可保证置景和游戏内涵的丰富性，由此衍生出来的游戏有望引领游戏潮流，带来中医药宣传的新式体验。

（4）培养“发声”的意见领袖

创新代理人是那些按照创新组织意愿，去影响受众对创新决策的个体。他们扮演着一个良好的连接者的作用，从受众那里获取反馈信息，并将这些信息反馈给创新组织，使沟通更为有效。同时还要处理信息过度的任务，帮助受众加工和利用信息，有针对性地将关键信息传递给受众。

要加强中医药传承创新代理人的培养。意见领袖是指那些在传播过程中处于主导地位，同时能影响他人决策的群体。[①] 近年来，随着众多偶像成长综艺的开发，大型社交网络平台上舆论风波迭起，明星与流量的关系，公众人物的社会价值与社会责任被反复地讨论。潜在原因是明星群体作为公众人物，对普通民众的价值判断与个人选择产生了十分强大的影响。如这些意见领袖作为中医药的传承创新代理人，发起具有影响力的公益活动，可扩大中医药的影响力。首先，意见领袖可以引起人们对中医药的关注。中医药若想在世界范围内发出声音，引起世界各地人民的注意是先决条件。意见领袖强大的号召力可以在极短的时间内完成中医药文化在一定比例人群中的快速传播。其次，意见领袖可以帮助受众认识与了解中医药的理念。根据精细加工可能性理论，受众对信息的接受和理解大致分为两种：一是具有信息加工能力，那么作为主体的语言文字起劝服作用的功能；二是不具备信息加工的动机或能力时，边缘的音响、画面、人物等起劝服作用的

① 苏婷：《自媒体时代意见领袖的社会功能研究》，硕士学位论文，重庆大学，2014年。

功能，让尽可能多的受众理解其信息内容。因此，宣传既要提供精确诱导的最主要的线路，又要提供广泛打击的边缘线路。[①] 中医药传承创新代理人可以用诚恳的态度为中医药发声，为中医药在现代科学环境下的面貌做出真实的阐述。所以我们需要培养这样一群意见领袖，可以在第一时间将中医药的新思想、新理念传达出去，让创新得以扩散。

4. 文创产业"高品质"与"时尚感"结合发展

创意文化的重要特色是主张文化要与商业挂钩，提倡"创意增值"。它提倡以刺激和鼓励消费为出发点，而其终极目标是通过促进更高层次的文化消费来创造效益。[②] 近年来，文创产业推广中华传统文化的成功案例屡见不鲜。例如，纪录片《舌尖上的中国》闻名海内外；综艺节目《国家宝藏》《上新了・故宫》将历史叙事进行了年轻化处理，较明确地勾勒出以青年为主的受众面貌，开拓出传统文化大众传播的细分路径[③]；动画片《草本家族》用魔幻题材讲述中医草本故事，2017 年在上海新国际博览中心所举办的中国授权展中，受到众多客商的追捧。中医药与文创影视产业的融合过程中，应当借鉴将历史叙事年轻化表达的方法，致力于打造高品质的"良心"影视剧或者纪录片，并且注重"时尚感"的融入。

四、结 语

中医药国际化发展所面临的挑战，本质上反映了中国在全球卫生领域竞争与合作格局中的外交议题。中医药要走向世界的诉求，也反映出中国要站在世界政治舞台核心的决心。中医药面对的竞争局面，与中华传统文化如何在全球范围内彰显其独特性这一长期议题相呼应。中医外交议题的

① 李娟：《浅析奢侈品在全球的广告营销策略》，《经济视角》2011 年第 5 期。

② 王海龙：《美国文化创意产业发展动力学因素探析》，《广西民族大学学报》（哲学社会科学版）2017 年第 6 期。

③ 常昕：《历史文化与消费市场的兼容——〈上新了・故宫〉传播逻辑分析》，《中国编辑》2019 年第 2 期。

提出，基于我国传统医药绵延千年的卓越医疗能力，以及中医药背后丰厚的中华文化内涵，还有以己之力尽己之责、尽世界之责的大国精神。维护人类健康，以全民健康为要义，推动中医药发展，是中医外交的目标。通过中医外交，扩大中医药的影响力，提高中国在国际社会的话语权，这正是大国在外交领域中所追求的核心利益。

主要参考文献

中文参考文献

一、中文专著、文集

1. 卞跃峰、宋欣阳：《现代中医外交实践及运用策略探讨》，转引自《复旦国际关系评论》（第 23 辑），上海人民出版社，2018 年。

2. 陈志敏、肖佳灵、赵可金：《当代外交学》，北京大学出版社，2008 年。

3. 丁树栋、管恩兰：《试论秦汉时期中医药的国内外交流》，转引自第七次全国中西医结合变态反应学术会议、辽宁省首届中西医结合变态反应学术会议、沈阳军区首届免疫学及变态反应学术会议论文汇编，2015 年。

4. 丁树栋：《试论明代中朝间的医药交流》，转引自第二十次全国儿科中西医结合学术会议资料汇编，2016 年。

5. 韩方明主编：《公共外交概论》（第 2 版），北京大学出版社，2012 年。

6. 贺平：《日本的"国际健康外交"辨析》，转引自《复旦国际关系评论》（第 19 辑），上海人民出版社，2016 年。

7. 侯惠荣：《推动优秀传统文化在"一带一路"沿线国家的交流与合作》，转引自《统一战线与"一带一路"：2019 统一战线前沿问题研究文集》，2019 年。

8. 李成文主编:《中医发展史》,人民军医出版社,2004 年。

9. 刘宝莱:《出使中东》,新华出版社,2009 年。

10. 卢启铉:《高丽外交史》,延边大学出版社,2002 年。

11. 鲁毅、黄金祺、王德仁:《外交学概论》,世界知识出版社,2004 年。

12. 罗斯坎、基克布施:《全球卫生谈判与导航:全球卫生外交案例研究》,郭岩译,北京大学医学出版社,2014 年。

13. 洛—贝尔:《创新卫生伙伴关系:多元化的外交》,北京大学医学出版社,2014 年。

14. 努巴河提·斯马胡勒、合达吾列提·阿力太编:《哈萨克族医学概论》,中医古籍出版社,2010 年。

15. 曲星、钟龙彪:《当代中国外交》,中国人民大学出版社,2012 年。

16. 商务部国际贸易经济合作研究院、中国驻塔吉克斯坦大使馆经济商务处、商务部对外投资和经济合作司:《对外投资合作国别(地区)指南—塔吉克斯坦》,2019 年。

17. 王慧英:《肯尼迪与美国对外经济援助》,中国社会科学出版社,2007 年。

18. 王守华:《浅析中国土地荒漠化生态治理现状、存在问题及对策》,转引自《〈联合国防治荒漠化公约〉第十三次缔约大会“防沙治沙与精准扶贫”边会论文集》,2017 年。

19. 吴彬才、韩忠、李楠:《中医药治疗男科疾病的优势述简》,转引自《中华中医药学会第十五次男科学术大会论文集》,2015 年。

20. 熊志勇等:《中国近现代外交史》,北京大学出版社,2014 年。

21. 杨天庆:《非洲兄弟》,太白文艺出版社,2018 年。

22. 杨肖光、陈文:《全球卫生治理视角下的中国经验与策略》,复旦大学出版社,2017 年。

23. 约瑟夫·S. 奈:《硬权力与软权力》,门洪华编译,北京大学出版社,2005 年。

24. 詹姆斯·帕门特:《21 世纪新公共外交:政策和实践的比较研究》,叶皓译,南京大学出版社,2016 年。

25. 张伯礼：《世界中医药教育概览》，中国中医药出版社，2019 年。

26. 张建忠、鲍超群、宋欣阳：《中医参与西亚北非卫生治理》，转引自《复旦国际关系评论》（第 21 辑），上海人民出版社，2018 年。

27. 赵钢：《科技外交的理论与实践》，时事出版社，2007 年。

28. 中华人民共和国国家质量监督检验检疫总局：《GB/T 20482-2006 土地荒漠化监测方法》，中国标准出版社，2006 年。

29. 周丽娟：《对外文化交流与新中国外交》，文化艺术出版社，2010 年。

30. 周亚滨、陈会君：《中医药在心血管疾病治疗中的独特作用》，转引自《中华中医药学会中医药学术发展大会论文集》，2005 年。

31.《〈纵横〉精品丛书》编委会：《共和国外交实录》，中国文史出版社 2002 年。

二、中文期刊

1. Woerdenbag，H.J.，Nguyen，T. M.，Van，Vu D.：《越南传统医药概况》，《亚太传统医药》2013 年第 11 期。

2. 阿布都米吉提・阿布力克木、葛拥晓、王亚俊等：《咸海的过去、现在与未来》，《干旱区研究》2019 年第 1 期。

3. 阿拉腾其木格：《"沙漠"定义的社会建构——以"沙漠"开发示范区恩格贝为例》，《环境与发展》2017 年第 7 期。

4. 白汪洋、杨宇洋、宋欣阳等：《中医药在白俄罗斯发展现状与策略》，《国际中医中药杂志》2020 年第 12 期。

5. 白云真：《"一带一路"倡议与中国对外援助转型》，《世界经济与政治》2015 年第 11 期。

6. 毕云：《西班牙中医药教育医疗现状及思考》，《云南中医学院学报》2006 年第 3 期。

7. 卞跃峰、思璎桀、宋欣阳等：《中医药在国际外交中的价值存在与发展展望》，《中医药导报》2017 年第 15 期。

8. 卞跃峰、宋欣阳：《中医药服务贸易在新加坡的发展现状》，《国际中医中药杂志》2018 年第 10 期。

9. 卞跃峰、魏浩然、宋欣阳等:《中医药对外交流合作示范基地现状与展望》,《中医药管理杂志》2017 年第 20 期。

10. 卞跃峰、魏浩然、宋欣阳:《中医药对外交流合作示范基地发展策略研究》,《世界中西医结合杂志》2017 年第 12 期。

11. 蔡捷恩:《中医药学在越南》,《北京中医》1993 年第 2 期。

12. 曹凯、张钟凯、韦慧等:《中东欧成中国外贸新增长点》,《中国名牌》2015 年第 13 期。

13. 曹玥:《从外交谈判角度审视中医药国际合作中的文化差异》,《北京中医药》2014 年第 9 期。

14. 常凯、王茂、马红敏等:《中医药标准体系表研究》,《中医杂志》2014 年第 2 期。

15. 常昕:《历史文化与消费市场的兼容——〈上新了 · 故宫〉传播逻辑分析》,《中国编辑》2019 年第 2 期。

16. 常学辉、位磊:《丝绸之路与中医药学》,《中医药管理杂志》2015 年第 20 期。

17. 陈德成:《美国针灸 40 年发展概要与趋势》,《中医药导报》2016 年第 3 期。

18. 陈红梅、石青青、王勤龙等:《宋朝与高丽间的医药文化交流及影响》,《中华医史杂志》2017 年第 2 期。

19. 陈金泉:《中医药在欧洲和中东地区的应用情况比较》,《中草药》1999 年第 2 期。

20. 陈小平、冯雅婷、王歆妍等:《"一带一路"战略视域中的中医文化智库研究》,《世界科学技术——中医药现代》2017 年第 19 期。

21. 陈业孟、李玲玲:《浅谈美国中医针灸教育论证》,《天津中医药》2017 年第 9 期。

22. 陈竺:《中国卫生外交》,《中国卫生人才》2012 年第 7 期。

23. 程勇、石云、蔡轶明:《中医药海外中心建设的现状与思考》,《中医药文化》2018 年第 5 期。

24. 迟福林：《以人民健康至上的理念推进公共卫生治理体系变革》，《行政管理改革》2020 年第 4 期。

25. 杜德安：《广药集团心脑血管中药国际（独联体）研究中心成立产学研销国际化新突破》，《中国中医药信息杂志》2011 年第 2 期。

26. 方洁、李方青、许建新等：《服务贸易：中国中医药国际化发展的新模式》，《全球化》2015 年第 2 期。

27. 方玲、刘公望：《古代文化交流与中医药学术之形成》，《天津中医学院学报》2004 年第 3 期。

28. 菲利普·赛博、谢婷婷：《中国公共外交战略与文化外交之我见》，《公共外交季刊》2012 年第 3 期。

29. 冯丹：《医师绩效管理 KPI 设计与展现》，《中国医院》2009 年第 10 期。

30. 冯立军：《古代中越中医中药交流初探》，《海交史研究》2002 年第 1 期。

31. 冯立军：《清代以前中泰中医药交流》，《南洋问题研究》2004 年第 4 期。

32. 冯新刚、范立君、李承花：《中药经典方的海外专利注册情况分析及保护建议》，《国际中医中药杂志》2019 年第 10 期。

33. 傅维康：《“过海大师”与中医药传日——鉴真东渡日本 1250 周年》，《上海中医药杂志》2003 年第 11 期。

34. 高潮：《中国—白俄罗斯工业园：“丝绸之路经济带”上的明珠》，《中国对外贸易》2015 年第 7 期。

35. 高伟浓：《中国东盟关系发展的民间机制与公共外交——以中国东盟友好协会为基础》，《东南亚纵横》2010 年第 11 期。

36. 高欣桐、严夏继、宋欣阳等：《卡塔尔中医药发展现状及策略探讨》，《国际中医中药杂志》2020 年第 1 期。

37. 高雅培、高金柱、苗青：《中医药在美国的发展现状》，《世界中医药》2013 年第 8 期。

38. 耿国彪：《为全球荒漠化治理贡献中国智慧》，《绿色中国》2017 年第

18 期。

39. 龚正:《故事的另一面：叙利亚难民在中东》,《世界知识》2015 年第 19 期。

40. 顾军花:《中美两国中医教学差异剖析》,《世界中西医结合杂志》2012 年第 4 期。

41. 顾怿丰、何艺韵、宋欣阳等:《通过 BSC 建立中医药海外中心考核指标体系研究》,《中医药管理杂志》2017 年第 19 期。

42. 顾英伟、李娟:《关键绩效指标（KPI）体系研究》,《现代管理科学》2007 年第 6 期。

43. 顾植山:《中华文明与〈黄帝内经〉》,《中医药文化》2016 年第 3 期。

44. 管清友、张媛、伍艳艳等:《中亚—西亚经济走廊投资风险评价：阿联酋风险最低，伊朗风险最高》,《中国经济周刊》2015 年第 23 期。

45. 郭楚:《品牌战略推动中医药走向越南》,《战略决策研究》2011 年第 2 期。

46. 郭静华、付晶莹:《中药在白俄罗斯》,《中医药管理杂志》1994 年第 5 期。

47. 郭萍:《从道教炼丹术看中国古代化学发展》,《青年与社会》(下）2013 年第 8 期。

48. 韩璐:《中国与白俄罗斯经贸关系：现状、问题及对策》,《俄罗斯中亚东欧市场》2013 年第 6 期。

49. 韩露、林梦、经蕊等:《中国—斯里兰卡经贸合作：现状与前景》,《国际经济合作》2017 年第 3 期。

50. 郝丽娜、胡镜清、刘保延等:《慢性非传染性疾病的防治管理现状和中医药的应用优势》,《天津中医药》2013 年第 2 期。

51. 何巍、赵英凯、李凤玲等:《对发达国家补充替代医学医疗现状的分析与思考》,《国际中医药杂志》2009 年第 3 期。

52. 何艺韵、宋欣阳、李海英等:《“一带一路”视域下中医药海外中心发展策略》,《中医杂志》2018 年第 12 期。

53. 贺灵慧、张新斐、林昀等:《低频电疗法的新进展》,《世界最新医学信息文摘》2017 年第 93 期。

54. 胡玮晔、李屹龙、宋欣阳:《瑞士联邦中医药服务贸易发展现状及策略》,《国际中医中药杂志》2020 年第 2 期。

55. 胡玮晔、杨弘光、宋欣阳:《依托中国—白俄罗斯工业园发展中医药产业的构想》,《中医药导报》2018 年第 23 期。

56. 黄建银、邱譽、税毅强等:《中国—东盟自由贸易区中医药服务贸易谈判要价研究》,《世界中医药》2014 年第 7 期。

57. 黄建银:《中医药在迪拜及阿联酋的发展》,《中医药国际参考》2013 年第 4 期。

58. 黄娟莉:《浅析财务指标在平衡计分卡中的作用》,《现代商业》2012 年第 11 期。

59. 黄梅波、韦晓慧:《援外管理机构：主要类型和演化趋势》,《国际经济合作》2013 年第 12 期。

60. 黄祎晨、卞跃峰、宋欣阳:《“一带一路”沿线荒漠化治理的中药种植指导系统》,《中华中医药杂志》2018 年第 10 期。

61. 黄祎晨、李绵绵、宋欣阳等:《中医药参与国际医疗多边合作策略分析》,《中医药导报》2017 年第 17 期。

62. 黄祎晨、邵沁、宋欣阳:《中医药服务贸易在西班牙王国的发展现状及策略》,《国际中医中药杂志》2020 年第 4 期。

63. 黄祎晨、王乘御、宋欣阳:《推动中医药服务贸易进入斯里兰卡的途径研究》,《国际中医中药杂志》2019 年第 1 期。

64. 纪彭:《美英列强破冰而来 只有永恒的国家利益》,《文史参考》2012 年第 22 期。

65. 江纪武:《墨西哥民族药》,《国际中医中药杂志》2006 年第 2 期。

66. 江纪武:《墨西哥民族药》(续二),《国际中医中药杂志》2006 年第 4 期。

67. 江纪武:《墨西哥民族药》(续三),《国际中医中药杂志》2006 年第 5 期。

68. 江纪武:《墨西哥民族药》(续四),《国际中医中药杂志》2006 年第

6期。

69. 姜英梅:《卡塔尔经济发展战略与“一带一路”建设》,《阿拉伯世界研究》2016年第6期。

70. 蒋继彪:《海外中医药中心发展策略研究》,《世界中西医结合杂志》2016年第4期。

71. 蒋菁:《俄罗斯经济现状与中俄经贸合作新动向》,《东北亚学刊》2016年第13期。

72. 焦骄:《以孔子学院为模式的中医药国际化发展思路研究》,《行政事业资产与财务》2011年第14期。

73. 金幼芳:《我国中医药产业技术性贸易壁垒现状及对策分析》,《社会科学动态》2013年第9期。

74. 晋继勇:《美国全球卫生治理的战略、实质及问题》,《美国研究》2011年第1期。

75. 靳丽霞:《富裕小国拥抱神奇中医——瑞士中医药概况》,《中医药导报》2016年第4期。

76. 康晓博:《行走于国家责任和商业利益之间:国机集团与中白工业园的第五年》,《中国机电工业》2016年第1期。

77. 郎涛、夏建新、吴才武等:《干旱荒漠区濒危药用植物资源保育模式研究》,《中国农业科技导报》2017年第6期。

78. 雷晓宇:《盖茨基金会揭秘——看“21世纪的新资本主义”如似“为人民服务”》,《中国企业家》2008年第13期。

79. 李安山:《中国援外医疗队的历史、规模及其影响》,《外交评论》2009年第1期。

80. 李昂、关晓光、王秋颖等:《黑龙江省中医养生产业发展的问题探讨》,《经济研究导刊》2017年第29期。

81. 李达、池迅由之、陈英耀:《日本全球卫生策略及特点》,《中国卫生政策研究》2017年第11期。

82. 李德杏、刘公望、王玉兴:《浅析中国与阿拉伯医药交流的实现途径》,《天津中医药大学学报》2004年第3期。

83. 李德杏、孙中堂:《浅析隋唐时期中外医药交流的若干实现途径》,《江西中医学院学报》2008 年第 4 期。

84. 李计筹、郭强:《近代来华医学传教士对〈达生编〉的翻译传播及对中国产科的评价》,《广州中医药大学学报》2016 年第 6 期。

85. 李娟:《浅析奢侈品在全球的广告营销策略》,《经济视角》2011 年第 5 期。

86. 李俊江、周华起:《构筑东北亚合作共赢的平台》,《中国经济时报》2005 年 12 月 28 日第 26 版。

87. 李绵绵、思璎桀、宋欣阳:《探中医学在阿联酋的疾病防治应用》,《中华中医药杂志》2018 年第 8 期。

88. 李娜、田原、刘桂荣:《明末清初中西医汇通思想的萌芽》,《医学与哲学》2017 年第 13 期。

89. 李其英:《中医在瑞士的现状及可持续发展的建议》,《中医药导报》2016 年第 21 期。

90. 李芮:《〈2018 年我国卫生健康事业发展统计公报〉出炉》,《中医药管理杂志》2019 年第 10 期。

91. 李思乐、顾赤、毛和荣:《我国"中医外交"初探》,《时珍国医国药》2016 年第 5 期。

92. 李未醉、余罗玉:《简论古代中越医药交流》,《东南亚纵横》2004 年第 6 期。

93. 李晓梅、许云飞:《〈联合国防治荒漠化公约〉第十三次缔约方大会闭幕取得五项重要成果》,《国土绿化》2017 年第 9 期。

94. 李晓梅:《中国荒漠化治理为全球提供范例》,《国土绿化》2017 年第 9 期。

95. 李心怡、朱亚、吴宗霖:《全民健康覆盖视角下的发展中国家卫生筹资机制比较》,《江苏预防医学》2017 年第 3 期。

96. 立军:《古代中越中医中药交流初探》,《海交史研究》2002 年第 1 期。

97. 梁红娇:《唐代中外科技史交流简析》,《沙棘》(教育纵横)2011 年第 4 期。

98. 梁勇:《徐福东渡，海上丝路前奏》,《当代人》2016 年第 5 期。

99. 刘海潮:《全球治理理念下中国 NGO 的发展空间探讨》,《理论月刊》2014 年第 12 期。

100. 刘良、卞兆祥:《中医药与老年医疗保健》,《中医杂志》2002 年第 7 期。

101. 刘清才、曲文娜:《中国文化外交的基本理念与开放格局》,《吉林大学社会科学学报》2013 年第 5 期。

102. 刘庭芳、焦雅辉、董四平等:《国际医疗旅游产业探悉及其对中国的启示》,《中国医院》2016 年第 5 期。

103. 刘仝彧:《浅谈中医药防治慢性非传染性疾病的契合点》,《中国医药指南》2011 年第 29 期。

104. 刘新民、赵畅:《中医药在阿拉伯联合酋长国的现状与前景》,《中草药》2000 年第 3 期。

105. 刘玉贞、阿里木江·卡斯木、阿布都米吉提·阿布力克木:《丝绸之路经济带沿线典型地区荒漠化动态变化遥感监测》,《中国水土保持科学》2017 年第 2 期。

106. 刘中民:《伊斯兰的国际体系观——传统理念、当代体现及现实困境》,《世界经济与政治》2014 年第 5 期。

107. 刘作奎:《中国与中东欧合作：问题与对策》,《国际问题研究》2013 年第 5 期。

108. 鲁毅:《与时俱进开拓创新进一步把中国的外交学学科建设好》,《外交学院学报》2002 年第 4 期。

109. 吕中杨:《中医药国际化发展面临的问题及对策》,《江苏中医药》2016 年第 6 期。

110. 罗王畅:《中美对非医疗援助比较分析》,《国际研究参考》2013 年第 10 期。

111. 罗艳华:《试论“全球卫生外交”对中国的影响与挑战》,《国际政治研究》2011 年第 2 期。

112. 马翠、姚萱、张向阳:《中国与俄罗斯医疗卫生状况的比较》,《新疆医科大学学报》2011 年第 7 期。

113. 马达:《历史上中医中药在越南的传播和影响》,《医学与哲学》(人文社会医学版) 2008 年第 5 期。

114. 马定科:《亚洲传统医药文化的地区特点》,《亚太传统医药》2013 年第 6 期。

115. 马定科:《亚洲中医药文化的地区特点》(下),《中国中医药报》2010 年第 8 期。

116. 马丽蓉:《新中国与中东的文化交流》,《西亚非洲》2010 年第 4 期。

117. 马颂德:《对新时期科技外交的思考》,《外交评论：外交学院学报》2006 年第 1 期。

118. 毛艳、甘钧先:《白俄罗斯推进"一带一路"：优势、挑战与前景》,《西伯利亚研究》2019 年第 4 期。

119. 毛泽东:《论中医——中国对世界有三大贡献，第一是中医》,《今日科苑》2010 年第 7 期。

120.《"2016 年中国北戴河医疗气功养生保健国际学术研讨会"成功举办》,《河北中医》2016 年第 7 期。

121. 聂平香:《我国中医药服务贸易发展路径选择及对策》,《国际贸易》2016 年第 5 期。

122. 潘淼、李雪梅:《中医文化教育对中医药教育国际化的作用探讨》,《教育观察》(上半月) 2016 年第 8 期。

123. 钱超尘:《〈灵枢〉回归北宋考》,《北京中医药大学学报》2007 年第 1 期。

124. 秦悦、唐珺:《"一带一路"建设面临的风险、挑战与对策建议》,《发展研究》2017 年第 9 期。

125. 邱增辉、蒋祎、刘娅莉等:《"一带一路"国家公共卫生与卫生服务现况》,《中国公共卫生》2020 年第 12 期。

126. 任壮、丁洋、吴培凯等:《ISO 发布中药编码规则国际标准》,《中医药管理杂志》2016 年第 7 期。

127. 邵沁、宋欣阳：《中医药服务贸易在荷兰的发展现状及路线分析》，《国际中医中药杂志》2020 年第 8 期。

128. 沈泉源：《中医中药在墨西哥》，《世界科学技术》2002 年第 3 期。

129. 沈玉洁：《两宋时期中日、中韩、中阿诸国医药学交流研究》，《中国医药导报》2011 年第 4 期。

130. 施雪斐、陈佳乐、张建忠等：《俄罗斯中医药服务贸易发展现状》，《国际中医中药杂志》2019 年第 2 期。

131. 施雪斐、宋欣阳：《中医药海外发展的模式分析》，《甘肃医药》2017 年第 2 期。

132. 施雪斐、张建忠、宋欣阳等：《中东欧 16 国中医药发展脉络与策略研究》，《中华中医药杂志》2019 年第 3 期。

133. 石磊、罗晖、鞠思婷：《中美科技创新合作历程与展望》，《中国软科学》2015 年第 8 期。

134. 石炜弘、韩昀希、赵颖等：《中医药在黎巴嫩共和国的发展现状与挑战》，《国际中医中药杂志》2020 年第 9 期。

135. 司聃：《21 世纪海上丝绸之路战略构架下深化中国—斯里兰卡经济合作研究》，《兰州财经大学学报》2016 年第 2 期。

136. 思璎桀、步金洋、宋欣阳等：《中医药学在墨西哥的发展现状与建议》，《国际中医中药杂志》2020 年第 11 期。

137. 宋晓芹：《日内瓦会议：新中国多边外交的初步尝试》，《当代中国史研究》2004 年第 6 期。

138. 宋欣阳、李绵绵：《中医药参与海合会国家卫生治理述论》，《阿拉伯世界研究》2017 年第 5 期。

139. 宋欣阳、杨弘光、杨洁如：《我国中药产业国际竞争力提升策略研究》，《国际经济合作》2020 年第 2 期。

140. 宋志辉、马春燕：《斯里兰卡的经济发展与中印在斯的竞争》，《南亚研究季刊》2011 年第 4 期。

141. 苏成吉：《新加坡中医药发展概况》，《天津中医药》2011 年第 1 期。

142. 苏敏、杨金生：《针灸在美国的立法进程及现状研究》，《世界中医药》2013 年第 2 期。

143. 苏全有、周丹娅：《对中国近代中医史研究的回顾与反思》，《辽宁医学院学报》（社会科学版）2012 年第 3 期。

144. 苏芮、孙鹏、张子隽等：《促进传统医学发挥初级卫生保健服务作用相关政策研究》，《中国中医药信息杂志》2018 年第 9 期。

145. 孙洪波：《古巴的医疗外交》，《拉丁美洲研究》2007 年第 5 期。

146. 孙治安、李相中：《中国和越南传统医药交流探讨》，《中医学报》2011 年第 5 期。

147. 唐天瀛、宋欣阳、李海英：《国际学术平台背景下中医药学术发展特点研究》，《中华中医药杂志》2018 年第 6 期。

148. 铁铮、田阳：《中国沙漠闯出精准扶贫路》，《绿色中国》2017 年第 18 期。

149. 汪万发、于宏源：《环境外交：全球环境治理的中国角色》，《环境与可持续发展》2018 年第 6 期。

150. 王安、王丽：《西班牙缩紧支出驱动的医疗体制改革》，《国外医学：卫生经济分册》2014 年第 3 期。

151. 王超、叶天乐：《“一带一路”背景下中白工业园发展研究》，《俄罗斯学刊》2019 年第 6 期。

152. 王方、吴滨江：《加拿大安大略省中医针灸发展概述》，《中国针灸》2012 年第 4 期。

153. 王国强：《“六先六后”推动中医药“一带一路”发展》，《中医药通报》2016 年第 6 期。

154. 王果：《中医药治疗肥胖的研究近况》，《浙江临床医学》2009 年第 6 期。

155. 王海龙：《美国文化创意产业发展动力学因素探析》，《广西民族大学学报》（哲学社会科学版）2017 年第 6 期。

156. 王晶、宋钦福、李美虹：《对墨西哥中医药近期发展情况的思考》，《世界中医药》2013 年第 5 期。

157. 王立军、任毅、左悦：《孔子学院和孔子课堂的网络新闻信息影响力分析》,《图书馆学研究》2017 年第 18 期。

158. 王立元、万红娇、马广强等:《加快中医药国际化人才培养路径初探》,《中医药管理杂志》2016 年第 22 期。

159. 王尚勇、孔丹妹:《中医药在世界各国和地区的现状》(下),《亚太传统医药》2006 年第 10 期。

160. 王硕、宋欣阳、韦进深等:《"一带一路"倡议下俄罗斯中医药发展前景分析》,《中国医药导报》2018 年第 15 期。

161. 王颂吉、白永秀:《中国—中亚—西亚经济走廊建设:进展、问题与对策》,《贵州社会科学》2016 年第 8 期。

162. 王霞:《2011 年全国中医药工作会议在京召开》,《中国当代医药》2011 年第 5 期。

163. 王欣、崔华峰、单秋华:《试述神与针刺》,《实用中医药杂志》2006 年第 3 期。

164. 王欣彤、蒋辰雪:《"一带一路"倡议助推白俄罗斯中医药的新发展》,《世界中医药》2019 年第 9 期。

165. 王鑫、王艳翚:《中药标准化问题与对策研究》,《中华中医药杂志》2018 年第 1 期。

166. 王玉生、罗丹:《国外 NGO 联盟研究述评》,《中国行政管理》2014 年第 3 期。

167. 王云屏、金楠、樊晓丹:《中国对外援助医疗卫生机构的历史、现状与发展趋势》,《中国卫生政策研究》2017 年第 8 期。

168. 王占义:《世界防治荒漠化的"中国方案"——库布其模式解析(下)》,《北方经济》2018 年第 7 期。

169. 王志永、宋欣阳、王硕:《中美中医药交流合作现状及发展趋势分析》,《中华中医药杂志》2020 年第 9 期。

170. 魏建和、屠鹏飞、李刚等:《我国中药农业现状分析与发展趋势思考》,《中国现代中药》2015 年第 2 期。

171. 魏亮:《中东,难民问题"重灾区"》,《世界知识》2014 年第 24 期。

172. 文庠:《初级卫生服务"中国样板"的重塑:赤脚医生与中医药研究

述评与展望》,《南京中医药大学学报》(社会科学版)2019 年第 3 期。

173. 吴冰冰:《乌玛观念与伊斯兰宗教共同体的构建》,《阿拉伯世界研究》2007 年第 3 期。

174. 吴昌华、任珊:《亿利资源：建设沙漠上的家园》,《管理学家》(实践版)2014 年第 10 期。

175. 吴富贵:《中医药合作与交流：盛开在阿拉伯世界的奇葩》,《国际经济合作》2004 年第 1 期。

176. 吴青、蒋明佳、林建平:《中医药专业人才国际交流能力要素探讨》,《国际中医中药杂志》2012 年第 10 期。

177. 武锋、金今花:《中医药服务贸易面临的问题与发展对策探讨》,《北京中医药》2015 年第 1 期。

178. 熊琛然:《欧亚经济联盟对"丝绸之路经济带"战略认知及利益诉求分析》,《学术探索》2016 年第 3 期。

179. 熊季霞、陈娟:《中药企业国际化经营的 SWOT 分析》,《南京中医药大学学报》(社会科学版)2011 年。

180. 许伯钧、陈铭洪、叶维晋:《中医药治疗 SARS》,《华夏医药》2004 年第 1 期。

181. 许永璋:《中医中药在东南亚的传播和影响》,《黄河科技大学学报》2004 年第 1 期。

182.《亚太传统医药》编辑部:《草药在墨西哥的应用与发展》,《亚太传统医药》2017 年第 9 期。

183. 严耀中:《古代中国医药及养生术里的婆罗门教影响》,《传统中国研究集刊》2014 年第 1 期。

184. 杨德利、刘家瑛:《中医药在巴林》,《中医杂志》2006 年第 11 期。

185. 杨逢柱、王芳:《中医药国际服务贸易发展战略刍议——以"一带一路"为例》,《湖南科技学院学报》2016 年第 4 期。

186. 杨福顺:《越南中药市场商机无限》,《中国现代中药》2006 年第 1 期。

187. 杨富学:《佛教"四大"与维吾尔医学》,《五台山研究》2008 年第

1 期。

188. 杨刚、朱珠:《斯里兰卡汉语快速传播：小国经验的大启示》,《印度洋经济体研究》2015 年第 3 期。

189. 杨弘光、施建蓉、宋欣阳等:《论势在必行的中医药供给侧改革》,《中国医药导报》2018 年第 4 期。

190. 杨继红、宋强:《中医药在非洲的发展概况》,《世界中西医结合杂志》2013 年第 2 期。

191. 杨洁如、杨弘光、万嘉瑶等:《中国与越南传统医学交流现状及发展策略探讨》,《国际中医中药杂志》2019 年第 8 期。

192. 杨晶鑫:《近世日本汉方医学的变迁》,《日本学论坛》2006 年第 3 期。

193. 杨丽华:《中国与中东欧国家服务贸易合作前景分析》,《俄罗斯中亚东欧市场》2012 年第 10 期。

194. 杨然:《越南天然药材的开发与利用》,《东南亚纵横》1991 年第 1 期。

195. 杨宇洋、姜东:《世界针联与土中友好协会共同推动土耳其针灸医学发展》,《中医药国际参考》2008 年第 1 期。

196. 姚大学、张甜甜:《唐代中国与吐火罗的文明交往及启示》,《内蒙古民族大学学报》(社会科学版) 2019 年第 1 期。

197. 姚月明:《中医院走向“一带一路”的国际化策略分析》,《江苏卫生事业管理》2018 年第 5 期。

198. 叶小文:《大国崛起的软硬实力——中华民族伟大复兴的关键支撑》,《人民论坛》2015 年第 23 期。

199. 佚名:《黑山共和国总统会见中国中医药代表团》,《中医药管理杂志》2017 年第 12 期。

200. 佚名:《揭秘“中医外交”》,《福建党史月刊》2017 年第 3 期。

201. 佚名:《科学实验首揭针灸神秘面纱》,《科学生活》2010 年第 11 期。

202. 佚名:《李肇星谈“中医外交”》,《国际人才交流》2015 年第 4 期。

203. 佚名:《“神奇中医药”走向世界越走越宽》,《亚太传统医药》2018

年第 2 期。

204. 佚名：《我国中药产业国际竞争力提升策略研究》，《国际经济合作》2020 年第 2 期。

205. 佚名：《中阿椰枣研究中心成立》，《吉林农业》2015 年第 18 期。

206. 佚名：《中医药在迪拜及阿联酋的发展》，《中医药国际参考》2013 年第 4 期。

207. 尹成国：《库布其模式国际治沙的“中国名片”》，《西部大开发》2016 年第 5 期。

208. 尹仁芳：《中药种植治理荒漠化现状》，《中国中医药信息杂志》2010 年第 A1 期。

209. 尹相宜、李绵绵、宋欣阳：《阿拉伯联合酋长国中医药服务贸易发展现状及建议》，《国际中医中药杂志》2019 年第 6 期。

210. 余南平、周生升：《后金融危机时代中东欧欧盟国家的政党政治结构变迁》，《俄罗斯研究》2014 年第 1 期。

211. 余泳：《中国对阿拉伯国家的公共外交：实践与评估》，《辽宁大学学报》（哲学社会科学版）2014 年第 3 期。

212. 袁南生：《中国千年外交的历史轨迹》，《同舟共进》2011 年第 8 期。

213. 袁月：《带着医疗队走进切尔诺贝利核电站》，《抗癌之窗》2011 年第 3 期。

214. 曾士林、许金水：《针灸在突尼斯》，《中国针灸》2013 年第 4 期。

215. 詹德斌：《韩国文化战略与文化外交》，《国际研究参考》2013 年第 11 期。

216. 张春梅、王兰、周微等：《越南传统药品管理及注册政策的分析》，《现代药物与临床》2012 年第 3 期。

217. 张春：《医疗外交与软力量培育——以中国援非医疗队为例》，《现代国际关系》2010 年第 3 期。

218. 张存悌：《名人与中医》（1），《辽宁中医药大学学报》2008 年第 1 期。

219. 张芙婧、谌侃：《中日两国中药 PCT 专利申请比较研究》，《中国医药生物技术》2017 年第 1 期。

220. 张海滨:《中国环境外交的演变》,《世界经济与政治》1998 年第 11 期。

221. 张建忠、卞跃峰、宋欣阳:《中医在国际组织中的话语权现况与提升策略》,《中医药导报》2017 年第 16 期。

222. 张清敏:《外交转型与全球卫生外交》,《国际政治研究》2015 年第 2 期。

223. 张群策、陈业孟、李蕙等:《顺势疗法和中医学诊治特点的比较与思考》,《国际中医中药杂志》2010 年第 5 期。

224. 张思孝、刘光蓉、肖新民:《男性中老年保健的几个问题》,《中国性科学》2007 年第 1 期。

225. 张雯、谢雁鸣、宇文亚:《中医药科研成果向技术规范转化的路径探讨》,《中国中药杂志》2014 年第 18 期。

226. 张西平:《简论孔子学院的软实力功能》,《国际汉语教学动态与研究》2007 年第 3 期。

227. 张永安、尚宇红:《"一带一路"框架下中国—中东欧合作的希望与挑战》,《国际商务研究》2016 年第 4 期。

228. 张媛媛:《浅析电子商务企业的网络广告营销策略——以凡客诚品为例》,《广东经济》2012 年第 11 期。

229. 张中朋、汪建芬:《我国中药贸易现状及思考》,《中国现代中药》2017 年第 2 期。

230. 张宗明:《中医药文化是中华文化"走出去"的先锋》,《南京中医药大学学报》(社会科学版)2020 年第 2 期。

231. 赵畅、刘新民:《中医药在阿联酋——阿联酋协和医药中心概要》,《世界科学技术》2000 年第 2 期。

232. 赵会荣:《白俄罗斯与"一带一路"》,《欧亚经济》2017 年第 4 期。

233. 赵进喜、王世东、黄为均:《中医药防治糖尿病及其并发症研究述评》,《世界中医药》2017 年第 1 期。

234. 赵臻、杨海丰、孙扬波等:《中医药标准化信息技术支撑体系的构建》,《中南民族大学学报》(自然科学版）2009年第2期。

235. 郑晨:《预期寿命的地区差异和经济社会影响因素分析》,《中国集体经济》2010年第19期。

236. 郑晓瑛、韩优莉、Ilona Kickbusch等:《全球健康外交：公共卫生全球化和现代外交发展的结合》,《人口与发展》2011年第5期。

237. 郑扬康、詹杰:《提高中医孔子学院教学质量，推动中医药国际化发展——伦敦中医孔子学院教学引发的思考》,《时珍国医国药》2018年第5期。

238. 钟培源、惠冰:《35亿美元投资健康产业——希诺国际健康城落户永宁》,《宁夏画报》(时政版）2012年第5期。

239. 钟雪:《我国科技外交的发展历程及其未来展望》,《林区教学》2015年第6期。

240. 周冰、南继红、陈茅等:《西班牙中医服务与医疗保险覆盖现状》,《世界中医药》2017年第9期。

241. 周明忻:《我国近代中西医汇通史》,《中医文献杂志》2001年第4期。

242. 周培源:《国际关系视域下对公共外交的理解》,《学理论》2014年第16期。

243. 周伟民、胡冬裴:《中医学对越南传统医学的影响——兼论越南传统医学的医家医著现状》,《中医药文化》2013年第2期。

244. 朱安宁、孟宪军、黄俊等:《针灸在荷兰的现状与发展》,《中国针灸》2016年第10期。

245. 朱德明:《古代中国和非洲的医药交流》,《中华医史杂志》1997年第2期。

246. 朱虹:《从伊拉克战争看单边反恐行动的负面影响》,《理论前沿》2004年第23期。

247. 朱佳卿、李强:《亚太地区传统医药（中医药）治疗艾滋病的现状及问题研究》,《亚太传统医药》2005年第3期。

248. 竹立家:《改革需要什么样的“顶层设计”》,《人民论坛》2011年第2期。

249. 驻波兰经商参处:《波兰中医药服务贸易发展情况》,《服务外包》2015 年第 7 期。

三、学位论文

1. 程龙:《开拓与传通——中医学的中东之旅》，博士学位论文，北京中医药大学，2007 年。

2. 韩伟:《中医技术标准推行现状分析及问题研究》，硕士学位论文，北京中医药大学，2007 年。

3. 何中顺:《新时期中国经济外交研究：理论与实践》，博士学位论文，中共中央党校，2005 年。

4. 纪小新:《中国与白俄罗斯经贸合作法律风险防控》，硕士学位论文，黑龙江大学，2019 年。

5. 贾擎:《针刺与局部麻醉用于慢性鼻炎下鼻甲肥大射频消融术的对照研究》，硕士学位论文，中国中医科学院，2010 年。

6. 金阿宁:《中医学“卓越医生”培养模式研究》，博士学位论文，中南大学，2013 年。

7. 晋继勇:《全球公共卫生治理中的国际机制分析》，博士学位论文，复旦大学，2009 年。

8. 林灯辉:《全球治理视角下的中国卫生外交探析——以埃博拉为例》，硕士学位论文，外交学院，2016 年。

9. 刘哲:《中医理论的发展特点及其思想文化基础研究》，博士学位论文，北京中医药大学，2017 年。

10. 阮明俊:《中越进出口贸易研究》，硕士学位论文，北京交通大学，2015 年。

11. 苏婷:《自媒体时代意见领袖的社会功能研究》，硕士学位论文，重庆大学，2014 年。

12. 汪丽娟:《基于平衡记分卡的非营利性医院绩效评价指标体系研究》，硕士学位论文，山东大学，2006 年。

13. 武香江：《越南中药贸易与产业发展研究》，硕士学位论文，广州中医药大学，2011 年。

14. 叶辉鹏：《中药专利保护法律问题研究》，硕士学位论文，复旦大学，2008 年。

15. 余康慧：《中国卫生外交探析》，华中师范大学，硕士学位论文，2019 年。

16. 张鹏：《中国对外关系展开中的地方参与研究》，博士学位论文，上海外国语大学，2013 年。

17. 张鹏：《中国在中东欧国家开展农业投资的研究》，硕士学位论文，对外经济贸易大学，2014 年。

18. 张晓静：《穆巴拉克时期美国对埃及的公共外交研究》，硕士学位论文，郑州大学，2014 年。

19. 赵跃丽：《中医的中外交流历史与现状研究》，硕士学位论文，南京中医药大学，2007 年。

20. 朱杰：《江苏 SD 公司网络营销策略分析》，硕士学位论文，上海大学，2007 年。

四、其他

1. 北方网健康频道：《弘扬中医振兴针灸公益活动》，http://www.sohu.com/a/277382173_355356，访问日期：2018 年 3 月 29 日。

2. 北京世针联中医微创针法研究院：《中医筋骨三针法远播印度尼西亚》，http://www.wczf.com.cn/xwzx/rdxw/345.html，访问日期：2016 年 12 月 7 日。

3. 车海刚：《中海自贸区将成为双方合作里程碑》，http://theory.people.com.cn/n1/2017/0210/c83853-29072764.html，访问日期：2017 年 5 月 12 日。

4. 陈宁、黄慧仙、于伟：《与多个国家地区合作浙江中医不远万里“走出去”》，《浙江新闻》2018 年 1 月 23 日第 2 版。

5. 戴铭、夏琰：《唐宋元明之际中国与印度尼西亚的传统医药交流》，人类健康理念国际论坛，学术年会，2009 年。

6. 丁栋:《中国推进“一带一路”防治荒漠化合作》, http://www.chinanews.com/sh/2016/06-17/7908376.shtml，访问日期：2017 年 4 月 25 日。

7. 东南网:《俄罗斯中医药立法与发展高峰论坛举办》, http://nd.fjsen.com/2015-06/12/content_16227177.htm，访问日期：2018 年 3 月 29 日。

8. 杜尚泽:《习近平晤白俄总统：共建中白工业园》, http://henan.people.com.cn/n/2015/0511/c351638-24816731.html，访问日期：2020 年 3 月 22 日。

9.《俄罗斯龙报》:《来俄罗斯看牙还是去中国瞧中医，跨境医疗游中俄各取所需》, http://www.sohu.com/a/156897695_290563，访问日期：2018 年 3 月 29 日。

10. 高畅:《医改推进等利好叠加外资看好中国医疗旅游业前景》, http://news.xinhuanet.com/fortune/2015-11/23/c_128456631.htm，访问日期：2017 年 7 月 2 日。

11. 高路:《中医在巴勒斯坦方兴未艾》, https://china.chinadaily.com.cn/shizheng/2015-03/06/content_19738550.htm，访问日期：2020 年 6 月 5 日。

12. 广东省中医院:《治未病中心》, http://www.gdhtcm.com/sitecn/departmentsList.aspx?zkid=DK1048，访问日期：2015 年 1 月 1 日。

13. 国际合作司（港澳台办公室）:《“一带一路”卫生合作稳步推进，“健康丝绸之路”成果丰硕》, http://www.nhfpc.gov.cn/zhuz/xwfb/201705/862119c3357442a9ae66ce998da292da.shtml，访问日期：2020 年 6 月 5 日。

14. 国家中医药管理局对台港澳中医药交流合作中心:《中心简介》, http://www.tgatcm.com/e/action/ShowInfo.php?classid=2&id=19，访问日期：2013 年 6 月 12 日。

15. 国家中医药管理局:《关于公布中医优势病种协作组组长单位（第一批）名单的通知》, http://www.natcm.gov.cn/yizhengsi/gongzuodongtai/2018-03-24/2863.html，访问日期：2024 年 3 月 22 日。

16. 国家中医药管理局:《国家正式启动中医药健康旅游示范区（基地、项目）创建工作 3 年建成 10 个示范区、100 个示范基地、1000 个示范项目》, http://www.satcm.gov.cn/e/action/ShowInfo.php?Classid=33&id=22637，访问日期：2017 年 2 月 27 日。

17. 国家中医药管理局：《国家中医药管理局办公室关于公示 2016 年拟新增全国中医药文化宣传教育基地的通知》, http://www.satcm.gov.cn/e/action/ShowInfo.php?classid=193&id=23537，访问日期：2017 年 2 月 27 日。

18. 国家中医药管理局：《海南三亚中医院国际友好中医疗养院启用》, http://www.natcm.gov.cn/xinxifabu/gedidongtai/2018-03-24/4870.html，访问日期：2025 年 2 月 25 日。

19. 国家中医药管理局：《中国的中医药》白皮书（全文），2016 年。

20. 国家中医药管理局：《中医药国际合作专项项目简介》, http://www.satcm.gov.cn/e/action/ShowInfo.php?classid=257&id=21605，访问日期：2015 年 7 月 30 日。

21. 国家中医药管理局：《中医药"一带一路"发展规划（2016—2020 年）》，2017 年。

22. 国务院公报：《中共中央 国务院关于促进中医药传承创新发展的意见》, http://www.gov.cn/gongbao/content/2019/content_5449644.htm，访问日期：2020 年 4 月 4 日。

23. 国务院：《国务院关于促进健康服务业发展的若干意见》, http://www.gov.cn/zwgk/2013-10/14/content_2506399.htm，访问日期：2017 年 6 月 3 日。

24. 何春中：《中医药健康服务产业 2020 年总规模将达 3 万亿人民币》, http://news.cyol.com/content/2015-09/22/content_11642914.htm.，访问日期：2017 年 8 月 2 日。

25. 黑龙江省人民政府办公厅：关于印发《黑龙江省对俄服务贸易中长期规划（2014—2023）》的通知, http://www.hlj.gov.cn/wjfg/system/2014/06/18/010663596.shtml，访问日期：2018 年 3 月 29 日。

26. 黄建银：《中医药在阿联酋发展潜力大》,《中国中医药报》2013 年 5 月 10 日第 3 版。

27. 贾岩：《"一带一路"拓市场中东欧需要中国药》,《医药经济报》2016 年 6 月 27 日第 1 版。

28. 卡塔尔卫生部：《草药产品、膳食补充剂和药用化妆品的注册要求》, https://www.moph.gov.qa/about-us/Documents/Product Registration Requirements.

pdf，访问日期：2019 年 3 月 3 日。

29. 卡塔尔医疗保健从业者委员会：《补充医学指南》，http://www.qchp.org.qa/en/Documents/Guideline for Complementary Medicine.pdf，访问日期：2019 年 3 月 3 日。

30. 孔子学院总部：《孔子学院先进名单》，http://conference.hanban.Org/confucius/ad-vanced.html，访问日期：2017 年 2 月 27 日。

31. 黎巴嫩海关：《对外服务贸易》，http://www.customs.gov.lb/Trade_Statistics/Yearly/Country_HS_Results.aspx?Report=By_Country，访问日期：2019 年 5 月 20 日。

32. 李辉、刘伟洪：《中国医药外贸 2017 全年数据放送：出口增幅创五年最高！》，http://www.sohu.com/a/224906707_100115409，访问日期：2018 年 3 月 29 日。

33. 李瑶：《中国—东盟卫生合作升级传统医学借势走出去》，《医药经济报》2016 年 10 月 31 日第 7 版。

34. 李志晖、张锰：《中医走进阿曼王室》，http://news.xinhuanet.com/world/2010-11/06/c_12745722.htm，访问日期：2020 年 6 月 5 日。

35. 李子干：《2017 年俄罗斯医药产业市场规模统计分析》，http://www.chyxx.com/industry/201703/501938.html，访问日期：2018 年 3 月 29 日。

36. 梁珊：《伦敦会来华传教士伊博恩与他的中医药研究》，转引自多学科视野下的中国基督教本土化研究学术研讨会，2012 年。

37. 廖海金：《中药专利亟待保护》，《光明日报》2017 年 4 月 1 日第 10 版。

38. 栾海：《俄罗斯经济上半年增长 1.7%》，http://news.china.com/finance/11155042/20170914/31390982.html.2017-09-14/，访问日期：2018 年 3 月 29 日。

39. 南如卓玛、高莹：《埃及前总理甘肃行：把中医带回去》，http://www.chinanews.com/sh/2016/08-21/7979579.shtml，访问日期：2020 年 6 月 5 日。

40. 齐征：《中医药发展正处于“天时、地利、人和”的大好时机》，《中国青年报》2017 年第 5 期。

41. 祁营洲、麻永怀：《让中医药伴随体育赛事走向世界》，《中国中医药报》，http://paper.cntcm.com.cn/html/content/2011-08/12/node_8.htm，访问日期：

2020 年 6 月 5 日。

42.《人民日报》:《优势互补，中企加大对西班牙医疗投资》, http://paper.people.com.cn/rmrb/html/2017-04/06/nw.D110000renmrb_20170406_1-22.htm，访问日期: 2019 年 2 月 9 日。

43. 人民网:《第九届全球健康促进大会召开　众多嘉宾深入交流“中医药发展”》, http://health.people.com.cn/n1/2016/1123/c398004-28890560/html，访问日期: 2017 年 2 月 27 日。

44. 人民网:《忆往昔合作辉煌路，怀共赢愿景再出发》, http://world.people.com.cn/n1/2017/0122/c1002-29041974.html，访问日期: 2020 年 3 月 22 日。

45. 任壮:《引领中药材种植走向规范化》,《中国中医药报》2012 年 8 月 31 日第 7 版。

46. 瑞士联邦统计局：“Bevölkerung”, https://www.bfs.admin.ch/bfs/de/home/statistiken/bevoelkerung/stand-entwicklung/bevoelkerung.html，访问日期: 2019 年 1 月 28 日。

47. 瑞士联邦统计局：“Volkswirtschaft”, https://www.bfs.admin.ch/bfs/en/home/statistiken/volkswirtschaft.html，访问日期: 2018 年 8 月 31 日。

48. 瑞士联邦委员会：“Verordnung des EDI über Leistungen in der obligatorischen Krankenpflegeversicherung”, https://www.admin.ch/opc/de/classified-compilation/19950275/index.html，访问日期: 2019 年 2 月 12 日。

49. 瑞士替代医学执业组织：“Bildungsanbieter”, http://www.oda-am.ch/de/ausbildung/bildungsanbieter/，访问日期: 2019 年 2 月 12 日。

50. 瑞士中医师协会：“Schulen und Weiterbildung”, https://tcm-fachverband.ch/schulen-weiterbildung/，访问日期: 2019 年 2 月 12 日。

51. 瑞士中医师协会：“TCM FACHVERBAND SCHWEIZ”, https://tcm-fachverband.ch/，访问日期: 2019 年 2 月 11 日。

52. 三亚市中医院:《三亚市中医院“中医药健康旅游国际示范基地建设”接受专家组验收》, http://www.syzhy.com/Acticle/yydt/20160805162113_1234.html，访问日期: 2017 年 2 月 27 日。

53. 三亚中医:《我院中医药温泉医疗项目获吉尔吉斯斯坦前总理夫妇肯

定》, http://www.syzhy.com/Acticle/yydt/20151118104445_1075.shtml，访问日期：2015 年 11 月 18 日。

54. 商务部国际贸易经济合作研究院、中国驻乌兹别克斯坦大使馆经济商务处、商务部对外投资和经济合作司：《对外投资合作国别（地区）指南—乌兹别克斯坦》，2018 年。

55. 上海市商务委员会：《上海大力发展中医药服务贸易》，http://www.scofcom.gov.cn/swdt/239495.htm.2015-12-23/，访问日期：2018 年 3 月 29 日。

56. 世界银行：《东南亚人口老龄化速度全球最快》，https://data.worldbank.org.cn/indicato/，访问日期：2018 年 2 月 24 日。

57. 世界中医药科技信息专题服务：《阿联酋》，http://210.76.97.27/zyy/ContentDetail?id=1312&father=1，访问日期：2018 年 4 月 11 日。

58. 世界中医药学会联合会：《世界中医药科技信息专题服务 · 吉尔吉斯斯坦》，http://tcmi.ncmi.cn/ContentDetail?id=1314&father=1，访问日期：2018 年 5 月 14 日。

59. 世界中医药学会联合会：《世界中医药科技信息专题服务 · 卡塔尔》，http://www.wfcms.org/zyy/ContentDetail?id=1303&father=1，访问日期：2019 年 3 月 3 日。

60. 苏里南《中华日报》：《国侨办中医关怀团在广义堂举行义诊活动》，http://www.chungfadaily.com/info.asp?id=13142，访问日期：2018 年 4 月 17 日。

61. 外交部：《国家概况》，https://www.fmprc.gov.cn/web/gjhdq_676201/gj_676203/yz_676205/1206_676668/1206x0_676670/，访问日期：2019 年 5 月 20 日。

62. 外交部：《中国同新加坡关系》，https://www.fmprc.gov.cn/web/gjhdq_676201/gj_676203/yz_676205/1206_677076/sbgx_677080/，访问日期：2018 年 2 月 24 日。

63. 王迪：《西班牙医疗产业吸引中资》，http://www.fx361.com/page/2017/0614/1898183.shtml，访问日期：2019 年 2 月 9 日。

64. 王晓兵：《阿中合作，打造迪拜中医药医疗健康服务新天地》，http://www.ccpit.org/Contents/Channel_3920/2016/0419/633347/content_633347.htm，

访问日期：2018 年 4 月 11 日。

65. 王泽议：《广州中医药大学非洲抗疟取得——科摩罗副总统亲赴我国为两位专家授总统奖章》,《中国医药报》2013 年 8 月 29 日第 8 版。

66. 五大连池旅游：《俄罗斯游客的最佳康养胜地——五大连池》, http://www.sohu.com/a/157576683_621258，访问日期：2018 年 3 月 29 日。

67. 习近平：《弘扬丝路精神　深化中阿合作——在中阿合作论坛第六届部长级会议开幕式上的讲话》,《人民日报》2014 年 6 月 6 日第 2 版。

68. 习近平：《凝心聚力　务实笃行　共创上海合作组织美好明天》,《光明日报》2019 年 6 月 15 日第 2 版。

69. 习近平：《中华人民共和国和白俄罗斯共和国关于进一步发展和深化全面战略伙伴关系的联合声明》,《人民日报》2015 年 5 月 11 日第 2 版。

70. 新华社：《白俄罗斯首家独立中医中心揭牌》, http://hlj.people.com.cn/n2/2017/0904/c369794-30691455.html，访问日期：2020 年 3 月 18 日。

71. 新华网：《中医药的外国朋友圈越来越大》, http://www.xinhuanet.com//world/2017-01/20/c_129454675.htm，访问日期：2019 年 2 月 11 日。

72. 新华网：《中医药亮相"一带一路"国际合作高峰论坛》, http://www.xinhuanet.com/health/2017-05/15/c_1120974007.htm，访问日期：2019 年 5 月 20 日。

73. 新加坡统计局：《历年旅游收入》, http://www.tablebuilder.singstat.gov.sg/publicfacing/createDataTable.action?refId=15280，访问日期：2018 年 2 月 24 日。

74. 新加坡统计局：《人口与人口结构》, https://www.singstat.gov.sg/find-data/search-by-theme/population/population-and-population-structure/latest-data/，访问日期：2018 年 2 月 24 日。

75. 新加坡统计局：《死亡和预期寿命》, https://www.singstat.gov.sg/find-data/search-by-theme/population/death-and-life-expectancy/latest-data/，访问日期：2018 年 2 月 24 日。

76. 新加坡中医管理委员会：《新加坡各区执业中医师名单》, https://prs.moh.gov.sg/prs/internet/profSearch/mgetSearchSummaryByRegion.action/，访问日期：2018 年 2 月 24 日。

77. 新浪医药:《“一带一路”将如何影响中国制药企业扩张?》, http://www.cccmhpie.org.cn/Pub/1773/167209.shtml.,访问日期:2020 年 6 月 5 日。

78. 徐建光:《中医药国际化如何创新发展》,《中国中医药报》2016 年 12 月 28 日第 3 版。

79. 徐兴泽:《俄罗斯传统医学与中医药》, http://blog.globalimporter.net/article_6055-14270.htm,访问日期:2018 年 3 月 29 日。

80. 佚名:《塔吉克斯坦总统应习近平邀请赴三亚休息疗养》, http://www.hinews.cn/news/system/2014/05/18/016675618.shtml,访问日期:2014 年 5 月 18 日。

81. 佚名:《中药在国际市场处于不利局面》,《中国经济时报》2014 年 8 月 15 日,第 2 期。

82. 越南卫生部:《关于规定持有由外国颁发医类本科文凭的人补充培训的通知》, 2018 年 2 月 6 日。

83. 越南中国商会:《商会介绍》, http://www.vietchina.org/shjs/hczc/,访问日期:2018 年 10 月 23 日。

84. 张智勇:《中东欧国家如何实现“发达梦”》,《光明日报》2013 年 12 月 23 日第 8 版。

85. 郑怀林:《医药卫生人类学视野语境中的回族医药文化》,第三届全国回医药学术论坛暨中国民族医药学会回医药分会成立大会,2013 年。

86. 中阿合作论坛:《中国—阿拉伯国家合作论坛 2016 年至 2018 年行动执行计划》, http://www.cascf.org/chn/wjk/bzjhywj/dqjbzjhy/t1374609.html,访问日期:2017 年 6 月 15 日。

87. 中国产业经济信息网:《2018 年中国中药贸易进出口总额达 57.68 亿美元》, http://www.cinic.org.cn/xw/tjsj/523550.html,访问日期:2019 年 5 月 5 日。

88. 中国国际贸易促进委员会驻海湾代表处:《2020 年阿联酋医疗健康市场预计达 195 亿美元》, http://www.ccpit.org/Contents/Channel_3920/2016/0217/581352/content_581352.htm,访问日期:2019 年 3 月 3 日。

89. 中国领事服务网:《卡塔尔:物价医疗》, http://cs.mfa.gov.cn/zggmcg/ljmdd/yz_645708/kte_646702/wjyl_646742/,访问日期:2019 年 3 月 3 日。

90. 中国新闻网:《探究美国“针灸热”:由好奇到认同　由非法到合

法》, http://chinanews.com.cn/hr/2014/05-26/6212417.shtml，访问日期：2020年5月31日。

91. 中国一带一路网：《2017年中国赴斯里兰卡游客超26万　斯政府期待深入两国交流》, https://www.yidaiyilu.gov.cn/xwzx/hwxw/42843.htm，访问日期：2018年4月10日。

92.《中国与世卫组织签署合作备忘录：用“一带一路”连接卫生和经济发展》, http://health.sohu.com/20170119/n479113212.html，访问日期：2017年2月27日。

93. 中国自由贸易区服务网：《中国—斯里兰卡自贸区谈判举行取得积极进展》, http://fta.mofcom.gov.cn/article/chinasri/chinasrigfguandian/201701/34108_1.html，访问日期：2018年4月10日。

94. 中华人民共和国商务部对外援助司：《中国的对外援助（2014）》白皮书（全文）, http://www.yws.mofcom.gov.cn/article/m/policies/2014/200822172.shtml，访问日期：2024年5月10日。

95. 中华人民共和国商务部：《黎巴嫩是个什么样的国家？》, http://www.mofcom.gov.cn/aarticle/i/jyjl/k/201103/20110307466841.html，访问日期：2019年5月20日。

96. 中华人民共和国商务部：《商务部召开例行新闻发布会》, http://www.mofcom.gov.cn/article/ae/slfw/201702/20170202517107.shtml，访问日期：2018年4月10日。

97. 中华人民共和国外交部：《瑞士国家概况》, https://www.fmprc.gov.cn/web/gjhdq_676201/gj_676203/oz_678770/1206_679618/1206x0_679620/，访问日期：2019年2月12日。

98. 中华人民共和国外交部：《中国同阿联酋的关系》, http://www.fmprc.gov.cn/web/gjhdq_676201/gj_676203/yz_676205/1206_676234/sbgx_676238，访问日期：2018年7月13日。

99. 中华人民共和国外交部：《驻迪拜总领事李凌冰出席海上中医（迪拜）医疗中心开幕和“中国—阿联酋中医药中心”授牌仪式》, http://www.fmprc.gov.cn/web/zwbd_673032/gzhd_673042/t1514585.shtml，访问日期：2018

年 7 月 13 日。

100. 中华人民共和国驻卡塔尔国大使馆经济商务参赞处:《中国与卡塔尔互免签证协定将于 2018 年 12 月 21 日生效》, http://qa.mofcom.gov.cn/article/ddfg/sshzhd/201812/20181202817234.shtml，访问日期：2019 年 3 月 4 日。

101. 中华人民共和国驻黎巴嫩共和国大使馆经济商务参赞处:《黎巴嫩行业信息》, http://lb.mofcom.gov.cn/article/d/ac/201711/20171102672512.shtml，访问日期：2019 年 5 月 20 日。

102. 中华人民共和国驻黎巴嫩共和国大使馆经济商务参赞处:《黎巴嫩行业信息》, http://lb.mofcom.gov.cn/article/d/ac/201711/20171102672512.shtml，访问日期：2019 年 5 月 20 日。

103. 中华人民共和国驻瑞士联邦大使馆经济商务参赞处:《瑞士 2017 年出口创历史新高　中国超英国成为瑞士第五大出口市场》, http://ch.mofcom.gov.cn/article/jmxw/201801/20180102706166.shtml，访问日期：2018 年 10 月 10 日。

104. 中华人民共和国驻西班牙大使馆:《中西关系概况》, http://es.chineseembassy.org/chn/zxgx/gk/t7362.htm，访问日期：2019 年 2 月 9 日。

105. 中商产业研究院:《2018 年上半年中国中药行业上市公司利润排行榜》, http://top.askci.com/news/20180904/1650481131044.shtml，访问日期：2020 年 6 月 6 日。

106. 中商产业研究院:《2018 年中药企业研发费用排行榜 TOP10》, https://baijiahao.baidu.com/s?id=1615954066231894104&wfr=spider&for=pc，访问日期：2020 年 6 月 6 日。

107. 中医药局网：国家旅游局　国家中医药管理局关于开展国家中医药健康旅游示范区（基地、项目）创建工作的通知，http://www.cnta.gov.cn/zwgk/tzggnew/gztz/201607/t20160728_779051.shtml，访问日期：2017 年 4 月 16 日。

108. 中展环球:《2017 年俄罗斯货物贸易及中俄双边贸易概况》, http://www.cewgroup.cn/2017nianeluosihuowumaoyijizhongeshuangbianmaoyigaikuang/，访问日期：2018 年 3 月 29 日。

109. 周雪松:《“中医药外交”助力中医药国际化》,《中国经济时报》2017 年 1 月 6 日第 6 版。

110. 驻迪拜总领馆经商室：《阿联酋医疗市场规模2021年将达280亿美元》，http://www.mofcom.gov.cn/article/i/jyjl/k/201703/20170302543774.shtml，访问日期：2018年4月11日。

111. 驻迪拜总领馆经商室：《阿联酋自由区2017年出口增长6.6%》，http://www.mofcom.gov.cn/article/i/jyjl/k/201804/20180402729342.shtml，访问日期：2018年7月13日。

112. 驻哈巴罗夫斯克总领馆经商室：《俄远东地区对华贸易情况》，http://khabarovsk.mofcom.gov.cn/article/ztdy/201802/20180202711096.shtml，访问日期：2018年3月29日。

113. 驻斯里兰卡经商参处：《斯外贸表现情况》，http://lk.mofcom.gov.cn/article/ddgk/201709/20170902645117.shtml，访问日期：2018年4月10日。

114. 邹志强：《卡塔尔断交危机对油价影响有限》，《中国石油报》2017年6月13日第2版。

英文参考文献

一、专著、文集

1. Ayush，"AYUSH in India 2018"，New Delhi：Ministry of Ayush，Government of India，2019.

2. Peter Hays Gries，*China's New Nationalism: Pride, Politics, and Diplomacy*，University of California Press，2004.

3. Richardson，Rechel，B.，Richardson，E.，Mckee，M.，Erica，Bernd，Richard，McKee，Martin，*Trends in Health Systems in the Former Soviet Countries*，Copenhagen：WHO Regional Office for Europe，2014.

4. Chan，K.，Lee，H.，*The Way Forward for Chinese Medicine*，Oxfordshire：Taylor & Francis.

5. Rechel，B.，Richardson，E.，Mckee，M.，*Trends in Health Systems in the*

Former Soviet Countries, Copenhagen: WHO Regional Office for Europe, 2014.

二、期刊

1. Abdulmalik, M., Alkatheri, et al., "Pharmacy Educators' Knowledge of Medication Safety and Their Perception Toward Its Integration into the Doctor of Pharmacy Curriculum in Saudi Arabia", in *American Journal of Pharmaceutical Education*, Vol. 81, No. 2 (2017), p. 30.

2. Alshammari, T. M., Alshakka, M., Aljadhey, H., "Pharmacovigilance System in Saudi Arabia", in *Saudi Pharmaceutical Journal*, Vol. 25, No. 3 (2017), pp. 299–305.

3. Anderson, J. L., "Cubas Ebola Diplomacy", in *The New Yorker*, November 4, 2014.

4. Arne, R., Ronald, L., Raphael, L., et al., "Global Health Diplomacy: A Critical Review of the Literature", in *Social Science and Medicine*, No. 155, (2016), pp. 61–72.

5. Arthur Yin Fan, Sarah Faggert, "Distribution of Licensed Acupuncturists and Educational Institutions in the United States in Early 2015", in *Journal of Integrative Medicine*, Vol. 16, No. 2 (2018), p. 1.

6. Arthur Yin Fan, Steven, H. Stumpf, et al., "Distribution of Licensed Acupuncturists and Educational Institutions in the United States at the Start of 2018", in *Complementary Therapies in Medicine*, Vol. 41, No. 2 (2018), p. 295.

7. Ben-Arye, E., et al., "Integration of Herbal Medicine in Primary Care in Israel: A Jewish-Arab Cross-Cultural Perspective", in *Evidence-Based Complementary and Alternative Medicine*, 14 February 2011.

8. Burton, A., Smith, M., Falkenberg, T., "Building WHO's Global Strategy for Traditional Medicine", in *European Journal of Integrative Medicine*, Vol. 7, No. 1 (2015), pp. 13–15.

9. Charlie Changli Xue, "Traditional, Complementary and Alternative

Medicine: Policy and Public Health Perspectives", in *Bull World Health Organ*, Vol. 86, No. 1 (2008), pp. 77–78.

10. De Jonge, P., Wardenaar, K. J., Hoenders, H. R., et al., "Complementary and Alternative Medicine Contacts by Persons with Mental Disorders in 25 Countries: Results from the World Mental Health Surveys", in *Epidemiol Psychiatr Sci*, Vol. 27, No. 6 (2018), pp. 552–567.

11. Dominis, S., Yazbeck, A. S., Hartel, L. A., "Keys to Health System Strengthening Success: Lessons from 25 Years of Health System Reforms and External Technical Support in Central Asia", in *Health Systems & Reform*, 2018, pp. 162–169.

12. Frenk, J., Moon, S., "Governance challenges in global health", in *New England Journal of Medicine*, Vol. 368, No. 10 (2013), pp. 936–42.

13. GARVEYM, "The Transmission of Chinese Medicine in Australia", in *Journal of Multidisciplinary International Studies*, Vol. 8, No. 2 (2011), Portal.

14. Gerson-Cwillich, R., Serrano-Olvera, A., & Villalobos-Prieto, A., "Complementary and Alternative Medicine (CAM) in Mexican Patients with Cancer", in *Clin Transl Oncol*, 2006, ID: 16648120.

15. Ibraimova, A., Akkazieva, B., Ibraimov, A., et al., "Kyrgyzstan: Health System Review", in *Health Systems in Transition*, Vol. 13, No. 3 (2011), pp. xiii, xv–xx, 1–152.

16. Jakab, M., Smith, B., Sautenkova, N., et al., "Better Non-communicable Disease Outcomes: Challenges and Opportunities for Health Systems: Kyrgyzstan Country Assessment: Focus on Cardiovascular Disease", in *Tribology International*, Vol. 44, No 7 (2014), pp. 764–771.

17. Julian Agyeman and Yelena Ogneva-Himmelberger, eds., "Environmental Justice and Sustainability in the Former Soviet Union", in *Soviet & Post Soviet Review*, Vol. 39, No. 2 (2012), pp. 273–276.

18. Kickbusch, I., "Global Health Governance Challenges 2016 — Are We Ready?", in *International Journal of Health Policy & Management*, Vol. 5, No. 6

(2016), p. 349.

19. Kickbusch, I., Silberschmidt, G., Buss, P., "Global Health Diplomacy: The Need for New Perspectives, Strategic Approaches and Skills in Global Health", in *Bulletin of the World Health Organization*, No. 85, No. 3 (2007), pp. 230–232.

20. Mccleary, R. M., Barro, R. J., "Private Voluntary Organizations Engaged in International Assistance, 1939—2004", in *Nonprofit & Voluntary Sector Quarterly*, Vol. 37, No. 3 (2007), pp. 512–536.

21. Parkash, J., Younis, M. Z., Ward, W., "Healthcare for the Aging Populations of Countries of Middle East and North Africa", in *Aging International*, Vol. 40, No. 1 (2015), pp. 3–12.

22. Pei-Kai WU, Liao Li-Ping, Mei-Qu XU, et al., "Comparison of National Standard GB/T31774 and International Standard ISO18668 for Chinese Medicines Coding System", in *China Journal of Chinese Materia Medica*, No. 14 (2017), pp. 25–27.

23. Ramses, A., Wessel, Jan Klabbers, "The Constitutionalization of International Law", in *The Yearbook of International Organizations*, 1st edition, Oxford University Press: Oxford, United Kingdom, Vol. 5 (2009), p 3.

24. Shaikh, F., Ji Q., Fan, Y., et al., "Modelling an Optimal Foreign Natural Gas Import scheme for China", in *Journal of Natural Gas Science & Engineering*, Vol. 40 (2017), pp. 267–276.

25. Smith, M., Burton, A., Falkenberg, T., "World Health Organization Traditional Medicine Strategy 2014—2023", in *Herbalgram*, Vol. 102 (2014), p. 24.

26. Sommer, S., Zucca, C., "Application of Indicator Systems for Monitoring and Assessment of Desertification form National to Global Scales", in *Land Degradition & Development*, Vol. 22, No. 2 (2011), pp. 184–197.

27. Stenström, M. L., "Education and Inequality—International Encyclopedia of Education (Third Edition) ", in *International Encyclopedia of Education*, Vol. 409, No. 1 (2010), pp. 272–281.

28. Van Gameren E.，"Health Insurance and Use of Alternative Medicine in Mexico"，in *Health Policy*，Vol. 98，No. 1.（2010），pp. 50–57.

29. Winston I. Lu，Dominic P. Lu，"Impact of Chinese Herbal Medicine on American Society and Health Care System：Perspective and Concern"，in *Evidence-Based Complementary and Alternative Medicine*，Vol. 2（2014），p. 65.

三、其他

1. Akbar，Syed，"Old Citys Unani Medicine Stores Target Export Market with New Formulations"，accessed January 7，2017，http://timesofindia.indiatimes.com/city/hyderabad/old-citys-unani-medicine-stores-target-export-market-with-new-formulations/articleshow/56386945.cms.

2. Zorgwijzer，"Chinese Geneeswijzen"，accessed July 19，2020，http://www.zorgwijzer.nl/vergoeding/chinese-geneeswijzen.

3. International Post Corporation，"Cross-Border E-Commerce Shopper Survey 2018：The Global Insight into Consumer Preferences and Experiences"，accessed December 12，2019，https://www.ipc.be/services/markets-and-regulations/cross-border-shopper-survey.

4. Expatica，"Study in Spain"，accessed February 9，2019，https://www.expatica.com/es/education/higher-education/study-101452/.

5. Geeson，N.，Brandt，J.，et al.，"Desertification Indicator System for Mediterranean Europe (DIS4ME)"，accessed December 24，2013，https://www.researchgate.net/publication/291774725_Desertification_indicator_system_for_Mediterranean_Europe_DIS4ME.

6. Health Consumer Powerhouse，"Euro Health Consumer Index 2017"，accessed July 19，2020，https://healthpowerhouse.com/media/EHCI-2017/EHCI-2017-report.pdf.

7. ISO，"ISO 18668-1:2016 Traditional Chinese Medicine — Coding System for Chinese Medicines：Part 1：Coding Rules for Chinese Medicines"，accessed February

26, 2025, https://www.iso.org/standard/63155.html.

8. Isabekova, Gulnaz, "Overview of Development Aid to Healthcare in Central Asia", accessed June 5, 2020, http://caspianet.eu/2018/09/24/overview-development-aid-healthcare-central-asia/.

9. Médecins Sans Frontières (MSF), *International Activity Report 2015*, 2nd p. 8, accessed July 7, 2016, http://www.msf.org/sites/ msf.org/files/international_activity_report_2015_en_2nd_ed_0.pdf.

10. Middle East Health, "DHCC Comes to Life", accessed June 5, 2020, http://www.middleeasthealthmag.com/cgi-bin/index.cgi?http://www.middleeasthealthmag.com/jan2007/ feature9.htm.

11. Mikulic, Matej, "Research and Development Expenditure of Total U. S. Pharmaceutical Industry from 1995 to 2018", Statista, accessed July 31, 2019, https://www.statista.com/statistics/265085/research-and-development-expenditure-us-pharmaceutical-industy.

12. Ministry of AYUSH, "Guidelines for Central Government Nomination (CGN) to MD. (Ayurveda/Unani/Siddha Homoeopathy) Courses for Academic Session", accessed May 26, 2017, http://ayush.gov.in/education/education-policies.

13. Park, Mary, "Middle East Welcomes Korean Doctors, Medicine", Business Korea, accessed June 5, 2020, http://www.businesskorea.co.kr/english/news/industry/9430-medical-exports-middle-east-welcomes-korean-doctors-medicine.

14. Persistence Market Research Pvt.Ltd, "Topical Antibiotic Pharmaceuticals Market to Witness Comprehensive Growth by 2022", accessed April 3, 2017, https://www.medgadget.com/2017/04/topical-antibiotic-pharmaceuticals-market-to-witness-comprehensive-growth-by-2022.html.

15. Wetten Overheid, "Regeling Geneesmiddelenwet", accessed July 19, 2020, https://wetten.overheid.nl/BWBR0022160/2020-04-01/?VergelijkMet=BWBR0022160%3fg%3d2019-02-09%26v%3d0#Hoofdstuk3_Paragraaf3_Artikel3.14.

16. RTE, "Spain Moves to Ban Alternative Medicine", accessed February 9, 2019, https://www.rte.ie/amp/1010939/.

17. UNHCER, "Global Report 2016", accessed July 7, 2017, http://reporting.unhcr.org/ sites/default/files/gr2016/pdf/Book_GR_2016_ENGLISH_complete.pdf.

18. "WHO Global Report on Traditional and Complementary Medicine 2019", accessed December 12, 2019, https://apps.who.int/iris/bitstream/handle/10665/312342/9789241515436-eng.pdf?ua=1.

19. World Health Organization, "Who Global Report on Traditional and Complementary Medicine 2019", accessed March 22, 2020, https://www.who.int/traditional-complementary-integrative-medicine/Who Global Report On Traditional And Complementary Medicine 2019.pdf.

20. World Health Organization, "WHO Traditional Medicine Strategy, 2002—2005", accessed February 27, 2017, http://www.who.int/medicines/publications/traditionalpolicy/en/.

21. World Association of Non-Governmental Organizations, "Worldwide NGO Directory: Western Asia", accessed May 3, 2009, http://www.wango.org/resources.aspx?section= ngodir&sub=region&regionID=145&col=51ae63.

22. Hoeflich, H. L., "Complementary and Alternative Medicine Use Among Mexican-Americans for General Wellness and Mental Health", accessed February 26, 2025, https://www.semanticscholar.org/paper/Complementary-and-Alternative-Medicine-Use-Among-Hoeflich/03463f20fd321210af175b62c56c428ea9b2afea.

致 谢

在书稿写作中，宋欣阳负责书稿基本框架的拟定、逻辑体系和篇章的安排，完善中医外交的概念界定，参与多个章节的撰写，统稿。特别感谢外交学院张建老师对本书理论方面的支持和贡献。多位同仁和学生先后参与了书稿写作工作，本书各章的主要参与者如下：万嘉瑶、王志永、王乘御、王硕、卞跃峰、尹相宜、石炜弘、白汪洋、刘祎、严夏继、李屹龙、李绵绵、杨弘光、杨洁如、步金洋、何艺韵、张建、张建忠、张颖、陈佳乐、邵沁、郑芬、闻露、胡玮晔、柳奕诚、思璎桀、施雪斐、顾怿丰、高欣桐、黄祎晨、韩昀希、鲍超群、魏浩然等。

图书在版编目(CIP)数据

中医外交：传统、对话与善意／宋欣阳等著. -- 桂林：广西师范大学出版社，2025.5
ISBN 978-7-5598-6869-5

Ⅰ. ①中… Ⅱ. ①宋… Ⅲ. ①中国医药学-文化传播-研究 Ⅳ. ①R2-05

中国国家版本馆 CIP 数据核字(2024)第 070706 号

中医外交：传统、对话与善意
ZHONGYI WAIJIAO：CHUANTONG、DUIHUA YU SHANYI

出 品 人：刘广汉
策划编辑：尹晓冬
责任编辑：韦 莹
装帧设计：佚舒玉晗

广西师范大学出版社出版发行
(广西桂林市五里店路9号 邮政编码：541004
网址：http://www.bbtpress.com)
出版人：黄轩庄
全国新华书店经销
销售热线：021-65200318 021-31260822-898
山东临沂新华印刷物流集团有限责任公司印刷
(临沂高新技术产业开发区新华路1号 邮政编码：276017)
开本：690 mm×960 mm 1/16
印张：22 字数：330 千
2025 年 5 月第 1 版 2025 年 5 月第 1 次印刷
定价：98.00 元
